European Paediatric Advanced Life Support

ERC Leitlinien 2015 EDITION

Edition 5

European Paediatric Advanced Life Support

German translation

Herausgeber

Patrick Van de Voorde

Autoren

Dominique Biarent
Antonio Rodríguez-Núñez
Sophie Skellett
Elizabeth Norris

Christos Apostolidis
Fotini Danou
Anne Debeer
Annick De Jaeger
Nieves de Lucas
Evelyn Dhont
Christoph Eich
Mojca Groselj-Grenc
Miguel Félix
Monika Grunfeld
Balázs Hauser
Hrafnhildur Jonsdottir
Sylvia Hunyadi-Anticevic
Torsten Lauritsen
Jesus Lopez-Herce
Ovidiu Popa
Corsino Rey
Fréderic Tits
Zeinab Salah
Andras Szell
Wim Thies
Ann Verrijckt
Jef Willems
Michal Wojdak

Acknowledgements

Wir danken Oliver Meyer für die Vorbereitung digitaler EKG Rhythmusstreifen.
An De Waele und Annelies Picke (ERC) für die administrative Koordination.

Thomas Dorscht für die Erstellung von Videos und Bilder
Elizabeth Norris für die Korrektur in englischer Sprache
Dem RC UK und Elizabeth Norris, dass wir als Grundlage für das 5. Kapitel den Text über Non-Technical Skills" nutzen durften.

Robert Bingham, Ian Maconochie und Francis Leclerc für Ihren Rat und Anleitung.

Zeichnungen von Jean-Marie Brisart, Het Geel Punt bvba, Belgium (hgp@hetgeelpunt.be) und Mooshka&Kritis, Belgium
Deckblatt und Layout von Studio Grid, Belgium (info@studiogrid.be).

Veröffentlicht durch European Resuscitation Council vzw, Emile Vanderveldelaan 35, 2845 Niel, Belgium.
ISBN 9789492543394
Depot nr D/2016/11.393/052

European Paediatric Advanced Life Support

deutsche Übersetzung

Autoren

Gudrun Burda
Francesco Cardona
Elisabeth Gruber
Uwe Klingkowski
Susanne Markgraf-Niedersuess
Raimund Kraschl
Jens Schwindt
Michael Sasse

Diese Publikation ist eine Übersetzung des englischen Originalmanuals "European Paediatric Advanced Life Support (ISBN 978909157808). Die Übersetzung wurde unter der Aufsicht des Austrian Resuscitation Councils (ARC- Österreichischer Rat für Wiederbelebung,office@arc.or.at +43 316 316254 p.a. conventa Villefortgasse 22, 8010 Graz) durchgeführt und ist alleine für den Inhalt verantwortlich. Sollte es zu Fragen bezüglich der Genauigkeit des übersetzten Textes kommen, verweisen Sie auf das englische Manual, das die einzige offizielle Version ist. Jegliche übersetzungsbedingten Abweichungen oder Widersprüche können nicht mit dem European Resuscitation Council in Verbindung gebracht werden und haben keine rechtliche Auswirkung zum Zweck der Einhaltung oder Geltendmachung.

This publication is a translation of the original manual European Paediatric Advanced Life Support (ISBN 9789079157808). The translation is made by and under supervision of the National Resuscitation Council Austrian Resuscitation Councils (ARC- Österreichischer Rat für Wiederbelebung,office@arc.or.at +43 316 316254 p.a. conventa Villefortgasse 22, 8010 Graz), solely responsible for its contents. If any questions arise related to the accuracy of the information contained in the translation, please refer to the English version of the manual which is the official version of the document. Any discrepancies or differences created in the translation are not binding to the European Rescuscitation Council and have no legal effect for compliance or enforcement purposes.

Glossar

AED	Automatisierter externer Defibrillator
ALS	Weiterführende lebensrettende Maßnahmen- Advanced Life Support
BBB	Verhalten - Atmung - Hautkolorit
BE	Basendefizit
BLS	Lebensrettende Sofortmaßnahmen - Basic Life Support
BMV	Beutel-Maske-Beatmung
BP	Arterieller Blutdruck
CAT	Reanimationsteam
CO	Herzzeitvolumen
CO	Kohlenmonoxid
CO_2	Kohlendioxid
CPP	Zerebraler Perfusionsdruck
CPR	Kardiopulmonale Wiederbelebung
ECG	Elektrokardiographie
EEG	Elektroenzephalographie
EMS	Emergency Medical Service
$ETCO_2$	Endtidales Kohlendioxid
FBAO	Fremdkörperverlegung der Atemwege
FiO_2	Inspiratorische Sauerstoffkonzentration
GCS	Glasgow Koma Skala
HR	Herzfrequenz
ICP	Intrakranieller Druck
IHCA	Innerklinischer Atem-Kreislaufstillstand
IO	Intraossärer Zugang
IV	Intravenöser Zugang
J/kg	Joules pro Kilogramm
L/min	Liter pro Minute
LMA	Larynxmaske
MAP	Mittlerer arterieller Blutdruck
Mμg/kg	Mikrogramm pro Kilogramm
MET	Innerklinisches Notfallsteam
Ml/h	Milliliter pro Stunde
Ml/kg	Milliliter pro Kilogramm
O_2	Sauerstoff
OHCA	Präklinischer Atem-Kreislaufstillstand
PaO_2	Arterieller Sauerstoffpartialdruck
PEA	Pulslose elektrische Aktivität
PEEP	Positiver endexpiratorischer Druck
PICU	Pädiatrische Intensivstation
PRC	Erythrozytenkonzentrat
pVT	Pulslose ventrikuläre Tachykardie
ROSC	Wiederherstellung eines Spontankreislaufs
RR	Atemfrequenz
RSI	Notfallsintubation
RSVP	Ursache, Story, Vitalzeichen, Plan
SB	Standardbikarbonat
SpO_2	Transkutane arterielle Sättigung
SV	Schlagvolumen
SVR	Systemwiderstand
VF	Kammerflimmern

Inhaltsverzeichnis

Um den Inhalt des Manuals besser zu verinnerlichen, wurden wichtige Information hervorgehoben. Andere Teile dienen als Hintergrundinformation um Inhalte verständlicher zu machen bzw. sind nur für einige Leser von Interesse, die im Spezialgebiet tätig sind. Dieser Text erscheint kleiner und ist grau gehalten.

Der Inhalt dieses Manuals basiert auf den ERC Leitlinien 2015, dem Inhalt früherer Manuale, bereits vorhandener wichtiger Literatur, vorhandenen Leitlinien und Konsensusberichten von Experten.

Kapitel 0.

Einleitung zum EPALS Kurs

Die Aufgabe des European Resuscitation Council (ERC) ist die Prävention des Atem-Kreislaufstillstandes und die Verbesserung des Outcomes nach einem Herz-Kreislaufstillstand. Er baut auf Wissen (Wissenschaft), Ausbildung (praktische Ausbildung) und Umsetzungsstrategien (Standardprozeduren) auf [Utstein Formel des Überlebens]

Die Rettungskette bei Kindern illustriert die Bedeutung von Prävention und koordinierter Notfallversorgung. *(Bild 0.1)*

Bild 0.1
Die Rettungskette bei Kindern enthält die entscheidenden Punkte für ein optimales Outcome

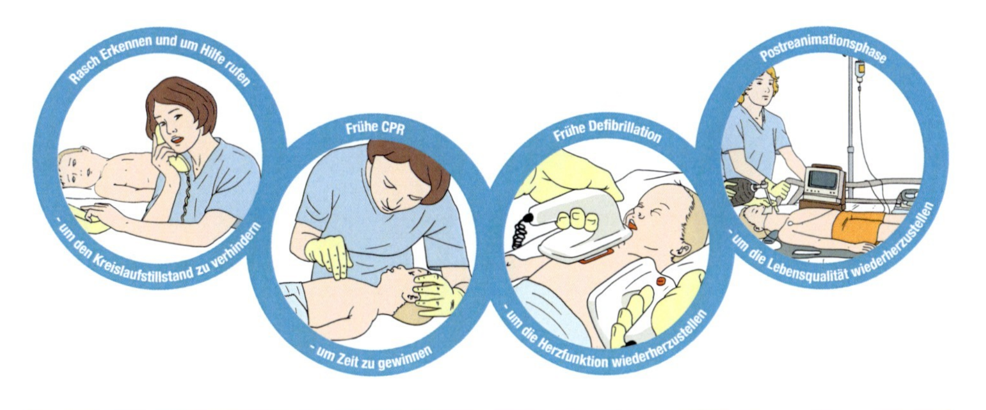

Der "Paediatric Life Support" Kurs des ERCs (EPALS/EPILS) will professionellen Helfern die Ausbildung im Erkennen kritisch kranker Kinder nahebringen und Wissen und Fertigkeiten, mit dem Ziel einer angemessenen Notfallversorgung für den Patienten, vermitteln. Es wird empfohlen als Teil einer lebenslangen Lernkurve regelmäßige Wiederholungen verpflichtend durchzuführen.

Der Schwerpunkt des EPALS/EPILS Kurses liegt im systematischen Vorgehen: Atemwege (A), (Be-) Atmung (B), Kreislauf (C), Bewusstseinslage (D), Umgebung (E)] bei der Erkennung und Behandlung des kritisch kranken Kindes und des Kindes im Atem-Kreislauf-Stillstand. Die Prinzipien des ABCDE Vorgehens sind:

- Den lebensbedrohlichen Zustand zu erkennen und lebenserhaltende Maßnahmen anzuwenden. Beides parallel und kontinuierlich durchzuführen verhindert die Verschlechterung bis zum Atem- Kreislauf-Stillstand.
- Die auf Dringlichkeit basierende Standardisierung der initialen Beurteilung und des Managements steigert die Sicherheit und die Leistung des Teams.

Die Erkrankungen und pathophysiologischen Abläufe des pädiatrischen Patienten unterscheiden sich von denen des Erwachsenen. So wie in diesem Kapitel und dem gesamten Manual wird die unterschiedliche Vorgangsweise diskutiert. Es ist äußerst wichtig, dass professionelle Helfer, die sich um kranke Kinder kümmern, im Erkennen des kritisch kranken Kindes und den notwendigen Fertigkeiten in der Notfallversorgung trainiert sind.

1. Besonderheiten bei Kindern

Das Wort "Kind" wird in diesem Manual für zwei Begriffe gleichermaßen verwendet, dem Säugling (< 1. Lebensjahr) und dem Kind vom 1. Lebensjahr bis zur Pubertät. Neugeborene sind Kinder bis zur 4. Lebenswoche. Die Anwendung des Neugeborenenalgorhitmus gilt nur für unmittelbar Neugeborene (im Kreissaal)

1.1. Größe und Gewicht

Säuglinge, Kinder und Erwachsene unterscheiden sich in Größe und Gewicht. Da Volumen und Medikamente pro kg Körpergewicht verabreicht werden, ist das Gewicht in der Pädiatrie besonders wichtig. In Notfallsituationen steht es allerdings häufig nicht zur Verfügung.

Es gibt verschiedene Hilfsmittel das Gewicht des Kindes, die Dosierung der Notfallmedikamente und die Größe des Notfallequipments zu bestimmen (siehe entsprechende Kapitel). Das Gewicht kann mittels Formel errechnet werden.

Ein Neugeborenes wiegt ungefähr 3 kg bei der Geburt, 6 kg im 6. Lebensmonat, 10 kg mit 1 Jahr. Für die Altersgruppe zwischen 1 und 14 Jahre gilt folgende Formel zur ungefähren Annäherung des Gewichts:

Gewicht (kg) = [Alter in Jahre + 4]*2

Bei Jugendlichen die für ihr Alter zu groß sind, wird auf die nächste Dezimalstelle aufgerundet z.B. 40 ist bei einem großen 12-Jährigen wahrscheinlicher als die errechneten 32.

Wenn das errechnete Gewicht 50 kg überschreitet, wird vorzugsweise auf das Erwachsenen-Dosierungsschema gewechselt oder 50 kg werden als das oberste Limit zur Berechnung verwendet.

Das „Broselow Tape" ist ein Band, das Länge und Gewicht des Kindes in Beziehung setzt und die entsprechende Dosis des Notfallmedikamentes und die korrekte Größe des Equipements definiert.

Welche Methode auch immer gewählt wird, der Helfer muss mit dem Umgang vertraut sein.

1.2. Anatomische und physiologische Besonderheiten

Wesentliche Unterschiede mit direkter Auswirkung auf die Notfallversorgung werden beim auf Prioritäten basierenden Zugang des ABCDE berücksichtigt.

1.2.1. A=Airway=Atemwege

- Im Vergleich zum Körper ist der Kopf des Säuglings groß. Zusammen mit dem prominenten Hinterkopf kommt es in Rückenlage zu einer Flexion des Kopfes, die zu einer Obstruktion im Bereich der Weichteile des Kehlkopfs führen kann. Mit zunehmendem Alter verändern sich die Proportionen. Der Kopf wird im Verhältnis zum restlichen Körper kleiner, der Hals länger und der Larynx stabiler auf Druck von außen.
- Das Gesicht und der Mund des Säuglings sind klein. Im Verhältnis dazu ist die Zunge relativ groß. Beim bewusstlosen Säugling kann diese daher leicht die Atemwege verlegen. Der Mundboden ist leicht komprimierbar. Ein Druck auf die Weichteile des Mundbodens muss daher bei den Manövern zum Öffnen der Atemwege vermieden werden, da dies zu einer Obstruktion der oberen Atemwege führen kann.
- In den ersten 6 Lebensmonaten atmen die Säuglinge vorwiegend durch die Nase. Eine Verlegung der Nase z.B. durch reichlich zähes Sekret im Rahmen eines respiratorischen Infektes, angeborene Fehlbildungen des Nasen-Rachen-Raumes, oder durch in die Nase eingebrachte Magensonden, können zu einer deutlich erhöhten Atemarbeit führen und schließlich zum respiratorischen Versagen.
- Adenoide und/oder Hypertrophie der Tonsillen sind eine häufige Diagnose im Alter zwischen 2-6 Jahre. Sie führen zur Obstruktion der oberen Atemwege und erschweren so auch die Beutel-Masken-Beatmung.
- Der Kehlkopf liegt beim Säugling höher (2. Halswirbel) als bei größeren Kindern und Erwachsenen (4.-5. Halswirbel); die Epiglottis hat eine U-Form und steht in einem Winkel von etwa 45° in den Rachen vor; die Stimmbänder sind kurz. Bei Kindern unter 8 Jahren ist der Kehlkopf trichterförmig und die engste Stelle liegt im Bereich des Ringknorpels und nicht wie beim Erwachsenen im Bereich der Stimmritze. Bei älteren Kindern ist der Kehlkopf zylindrisch. Die engen Atemwege beim Säugling sind besonders gefährdet zu obstruieren z.B. durch ein Ödem.

Diese anatomischen Besonderheiten machen die endotracheale Intubation beim Kind schwierig!

1.2.2. B= Breathing= Atmung

- Bei der Geburt ist die Lunge noch unreif. Die Austauschfläche zwischen Luft- und Alveole beträgt 3m² im Gegensatz zu 70 m² beim Erwachsenen. Die Anzahl der kleinen Atemwege nimmt von der Geburt bis ins Erwachsenenalter um das 10fache zu. Bei Frühgeborenen kann die Öffnung der Alveolen nach der Geburt durch einen Surfactantmangel behindert sein. Eine Verabreichung von exogenem Surfactant kann zum Öffnen und Offenhalten der Alveolen notwendig sein.
- Auch die Atemmechanik verändert sich mit dem Heranwachsen. Kinder atmen überwiegend mit dem Zwerchfell. Während der Einatmung entsteht ein Vakuum, das die Luft in die oberen Atemwege und die Lungen saugt. Pathologische intestinale Veränderungen (Überblähung, Pneumoperitoneum, Ileus), aber auch pulmonale Probleme (Lungenüberblähung z.B. bei Bronchiolitis, Asthma oder Fremdkörperaspiration) führen zu Störungen der Zwerchfellbewegung und können eine ineffiziente Atmung zur Folge haben.
- Bei forcierter Exspiration kollabieren bei Säuglingen die kleinen, unteren Atemwege leichter.
- Das Thoraxskelett des Säuglings ist weich und elastisch. Die interkostale Muskulatur ist relativ schwach und im Gegensatz zum Zwerchfell als Atemhilfsmuskulatur noch ineffektiv. Bei älteren Kindern ist die Interkostalmuskulatur besser entwickelt und übernimmt zunehmend Anteil an der Atemarbeit. Der Thorax gewinnt durch die Verknöcherung der Rippen an Stabilität. Interkostale und sternale Einziehung bei älteren Kindern sind deshalb ein ernstes Zeichen einer respiratorischen Funktionsstörung. Beim Säugling findet man Einziehungen viel früher.
- Bei Säuglingen und Kleinkindern ist die Atemfrequenz höher als beim Erwachsenen. Ein höherer Grundmetabolismus und Sauerstoffverbrauch sind die Ursache.
- 40% des Herzzeitvolumens wird bei Kindern für die Atemarbeit benötigt.
- Kinder haben durch eine kleine funktionelle Residualkapazität weniger respiratorische Reserven. Ein Sättigungsabfall entsteht rascher. Das zeigt sich v.a. in Rückenlage.

1.2.3. C = Circulation= Kreislauf

- Ein Neugeborenes hat ein zirkulierendes Blutvolumen von 80ml/kg. Bis in das Erwachsenenalter kommt es zu einer Abnahme auf 60-70ml/kg. Ein Neugeborenes mit 3 kg Körpergewicht besitzt ein Gesamtblutvolumen von 240 ml; Im Alter von 6 Monaten, bei einem Gewicht von etwa 6 kg liegt das zirkulierende Blutvolumen bei 480 ml. Auf Grund des niedrigen Gesamtvolumens sind Kinder anfälliger auf Flüssigkeitsverlust oder Dilution.
- Auf Grund des höheren Grundmetabolismus sind Herzzeitvolumen und Herzfrequenz *(Tabelle 0.1)* bei Kinder höher als bei Erwachsenen. Das Herzzeitvolumen wird hauptsächlich durch die Herzfrequenz bestimmt, da das Schlagvolumen nicht wie bei Erwachsenen zunimmt.
- Der Blutdruck *(Tabelle 0.1)* ist bei Säuglingen und Kleinkindern niedriger als bei größeren Kindern oder Jugendlichen.

Tabelle 0.1
Normwert für Atemfrequenz, Herzfrequenz und Blutdruck von Säuglingen und Kindern. Die Werte entsprechen der altersabhängigen 50th Perzentile

Alter	Normwert Atemfrequenz (Obergrenze) pro Minute	Normwert Herzfrequenz (Obergrenze) pro Minute	Normwert Systole (Untergrenze) mmHg	Normwert mittlerer Blutdruck (Untergrenze) mmHg
1 Monat	35 (55)	120 (175)	60 (50)	45 (35)
1 Jahr	30 (40)	110 (170)	80 (70)	55 (40)
2 Jahre	25 (30)	100 (160)	90+2* Alter (70+2*Alter)	55+1.5* Alter (40+1.5*Alter)
6 Jahre	20 (25)	90 (130)	90+2* Alter (70+2*Alter)	55+1.5* Alter (40+1.5*Alter)
12 Jahre	15 (20)	80 (100)	120 (90)	80 (65)

2. Entstehung des Atem-Kreislauf-Stillstand

Der Atem-Kreislauf-Stillstand ist bei Kindern viel seltener als beim Erwachsenen. Die Ursachen des kindlichen kardiorespiratorischen Versagens unterscheiden sich auf Grund physiologischer, anatomischer und pathologischer Besonderheiten von den Ursachen im Erwachsenenalter. Diese Unterschiede sind im Neugeborenen-, Säuglings-, Kindes- und Jugendalter unterschiedlich ausgeprägt und verändern sich bis zum Erwachsenenalter.

Der primäre Herzstillstand ist im Gegensatz zu Erwachsenen bei Kindern selten. Er setzt plötzlich und unvorhersehbar ein und ist häufig Folge einer Herzerkrankung. Da häufig ein schockbarer Rhythmus zugrunde liegt (Kammerflimmern/ pulslose Kammertachykardie) ist die sofortige Defibrillation gefragt. Jede Minute einer verzögerten Defibrillation senkt signifikant die Wahrscheinlichkeit einen spontanen Kreislauf wieder zu erreichen.

Der sekundäre Herzstillstand ist im Kindesalter häufiger und stellt meist den Endpunkt einer zunehmenden klinischen Verschlechterung im Rahmen einer Erkrankung oder Verletzung dar. Der Herzstillstand ist die Folge einer schweren Hypoxie, die eine myokardiale Funktionsstörung verursacht. Die Hypoxie kann durch respiratorisches Versagen mit inadequater Oxygenierung oder durch ein Kreislaufversagen mit Hypoperfusion verursacht werden. In dieser Situation werden zunächst Kompensationsmechanismen aktiviert, um Herz und Gehirn vor einer Hypoxie zu schützen. Mit Fortschreiten der Erkrankung, weiterer klinischer Verschlechterung oder als direkte Verletzungsfolge kann der Zustand der Kompensation des respiratorischen oder zirkulatorischen Versagens schließlich nicht mehr aufrechterhalten werden. Es kommt zur respiratorischen und/oder zirkulatorischen Dekompensation. Je nach Ursache können respiratorisches und zirkulatorisches Versagen gleichzeitig vorliegen.

Der terminale Rhythmus ist häufig nicht schockbar: pulslose elektrische Aktivität oder Asystolie

Das Outcome, besonders nach einem lange andauernden Atem- und Kreislaufstillstand, ist schlecht. Daher sind das rasche Erkennen einer zunehmenden klinischen Verschlechterung und das Einleiten geeigneter Maßnahmen von entscheidender Bedeutung. Wird ein Atemstillstand, der gewöhnlich den Endpunkt einer respiratorischen Dekompensation darstellt, rechtzeitig erkannt, und es besteht noch eine Herzaktion, liegt die neurologisch gute Langzeitüberlebenswahrscheinlichkeit bei 50%. Ist bereits ein Herzstillstand eingetreten, so ist ein gutes neurologisches Outcome, selbst in reichen Ländern, viel unwahrscheinlicher. Das ist der Grund, warum EPILS/EPALS Kurse das Erkennen von kritischen Situationen und das sofortige Management von effektiven Maßnahmen an oberste Stelle setzen, mit dem Ziel eine weitere Verschlechterung zu verhindern.

Kapitel 1.

Erkennen des kritisch kranken Kindes

Die Beurteilung des kritisch kranken Kindes im Notfall ist schwierig. Unter Zeitdruck und manchmal auch von Helfern mit wenig Erfahrung im Umgang mit kritisch kranken Kindern werden komplexe Informationen eingeholt und Therapieentscheidungen getroffen.

Wie bei jedem medizinischen Notfall, steigert ein systematisches und prioritätenbasierendes Vorgehen die Zuverlässigkeit der Diagnostik und verbessert Kommunikation und Teamwork.

Die Beurteilung von Kindern jeglichen Alters im Notfall erfolgt in **4 Stufen**:

1. *Ersteinschätzung durch Beobachtung – Kurzer Blick (Quick Look)*
2. *Physiologische Erstbegutachtung unter Verwendung von ABCDE*
3. *Klinische Zweitbegutachtung mit Fokus auf Krankengeschichte und genauer körperlicher Untersuchung.*
4. *Ergänzende Drittbegutachtung mit Labor, Bildgebung und ergänzenden Untersuchungen*

Dieses Kapitel (und dieser Kurs) deckt Stufe 1 und 2 ab, in denen ein potentiell lebensbedrohlicher Zustand erkannt wird und entsprechend lebensrettende Maßnahmen begonnen werden. Beide Vorgänge erfolgen parallel und kontinuierlich um den Atemkreislaufstillstand zu verhindern.

Das Hauptziel dieses Kapitels ist das Erkennen und Management des kritisch kranken Kindes. Obwohl beides gleichzeitig erfolgt, wird aus didaktischen Gründen das Management des Atemkreislaufstillstandes bei den thematisch entsprechenden Kapiteln abgehandelt.

Sobald ein lebensbedrohliches Problem erkannt wird, muss es behandelt werden, bevor die nächste Stufe folgt. Dies ist der wichtigste Bestandteil des systematischen Vorgehens: „Treat as you go" Zugang

1. Ersteinschätzung durch Beobachtung: Der kurze Blick

Während der "Quick Look"- Begutachtung wird innerhalb weniger Sekunden entschieden, ob ein Kind bedrohlich krank ist oder nicht und ob unmittelbar lebenserhaltende Maßnahmen und zusätzliche Hilfsmittel notwendig sind. Die Beurteilung ist in weniger als 30 Sekunden abgeschlossen. Es werden ohne technische Hilfsmittel nur visuelle und akustische Hinweise verwendet. Verhalten – Atmung – Hautkolorit werden getrennt beurteilt unter Verwendung vordefinierter Kriterien *(siehe unten)*.

Jede Veränderung bedeutet ein instabiles Kind, das sofort Hilfe benötigt und eine Erstuntersuchung entsprechend des ABCDE Schemas.

1.1. Verhalten

Die Beurteilung des Verhaltens schließt den Muskeltonus sowie die Bewusstseinslage ein und ist Ausdruck einer durch die Funktion des Kreislaufes und der Atmung entsprechenden Gehirnfunktion. Auffällige Zeichen sind:

- fehlende Spontanbewegung, kann nicht sitzen oder stehen
- Eingeschränkte Wachheit oder reduzierte Interaktion mit dem Arzt oder Betreuer; kein Widerstand bei der Untersuchung
- Keine Interaktion bzw. Augenkontakt mit der Umgebung, Spielzeug oder Gegenständen
- Untröstlich, beruhigt sich nicht
- Kraftloses Schreien/Wimmern; nicht altersentsprechende Sprache
- Abnorme Körperhaltung; Sitzen bevorzugt
- Krampfanfall; abnormes Bewegungsmuster

1.2. Atmung

Beschreibt die respiratorische Situation v.a. das Ausmaß der Atemarbeit zur Oxygenierung und Ventilation.

- **Abnorme Atmung, Atemgeräusche:** Schnarchen, Heiserkeit, Stridor, Giemen, Stöhnen, Jammern, Knörksen
- **Einziehungen:** supraklavikulär, interkostal oder substernal; „head bobbing" (Kopfnicken)
- Nasenflügeln bei Inspiration

1.3. Hautkolorit

Beschreibt die Kreislauffunktion des Kindes v.a. in Hinblick auf die Hautperfusion.

- **Blässe:** weiße oder fahle Haut oder Schleimhaut
- **Marmoriert:** fleckig verfärbte Haut als Folge von Vasokonstriktion
- **Zyanose:** bläulich verfärbte Haut und Schleimhaut

2. Erstbegutachtung: ABCDE

Nach der allgemeinen raschen Begutachtung, wird jedes kranke oder verletzte Kind nach dem standardisierten ABCDE Schema beurteilt. Atemwege, Atmung, Kreislauf und Bewusstsein werden untersucht und entsprechende Maßnahmen gesetzt.

Regelmäßige Wiederholung der Erstuntersuchung ist wichtig v.a. um die Effizienz der Maßnahme zu überprüfen und nach Veränderungen des Allgemeinzustandes des Patienten zu schauen.

Ist das Kind beim ersten Eindruck reaktionslos, so wird vor der Beurteilung der Atemwege kurz das Bewusstsein durch Ansprache und Berührung überprüft.

2.1. A= Airway = Atemwege

Die Erstbegutachtung beginnt mit der Überprüfung der Atemwege. Dies erfolgt mit: **Sehen, Hören, Fühlen**

Bild 1.1
Sehen, Hören, Fühlen. Die offenen Atemwege werden durch Beobachten der Thoraxbewegung, durch Hören des Atemgeräuschs und Fühlen des Atemstroms über Mund und Nase überprüft.

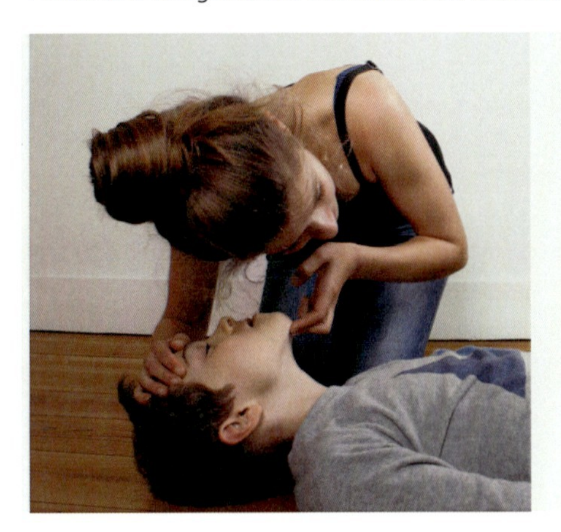

SEHEN Thorax (& Bauch) Bewegungen

HÖREN von Atemgeräuschen über Mund und Nase (oder Auskultation)

FÜHLEN des Atemstroms über Mund und Nase

Die Atemwege können dabei offen – gefährdet oder verlegt sein (teilweise oder komplett).

Die Atemwege sind wahrscheinlich offen, wenn ein Atemstrom über Mund und Nase gefühlt werden kann, Thoraxbewegungen gesehen werden und ein normales Atemgeräusch und/oder normale Sprache gehört wird. Abnorme Atemgeräusche (wie z.B. Stridor, Gurgeln) können Hinweise auf eine teilweise Obstruktion geben. Der Atemweg kann durch Sekret, Ödem oder einen Fremdkörper verlegt sein. Kindern mit eingeschränkter Bewusstseinslage sind prädestiniert für eine Atemwegeobstruktion. Durch den fehlenden pharyngealen Muskeltonus fällt die Zunge nach hinten und obstruiert so die Atemwege.

Bewusstseinsklare Kinder mit eingeschränkter Atmung nehmen spontan eine Position ein, die die Atemfunktion verbessert. Sind die oberen Atemwege obstruiert, ist dies häufig eine Schnüffelposition. Sind die Atemwege nicht offen oder gefährdet, muss sofort eingegriffen werden noch bevor die Beurteilung der Atmung stattfindet. Diese Maßnahmen werden in Kapitel 2 besprochen (Absaugen, Manöver zum Öffnen der Atemwege/Hilfsmittel)

2.2. B=Breathing = (Be-) Atmung

2.2.1. Respiratorisches Versagen

Eine normale respiratorische Funktion beinhaltet einen ausreichenden pulmonalen Gastransport zur Kohlendioxidelimination [CO_2] **(Ventilation)** sowie einen adequaten Gasaustausch von Sauerstoff [O_2] **(Oxygenierung)** an der alveolar-kapillaren Membran.

Ein akutes respiratorisches Versagen kann durch jede Erkrankung ausgelöst werden, die den pulmonalen Gastransport oder Gasaustausch beeinträchtigt.

- Versagen der Ventilation
  Eine Verminderung der Atemfrequenz (Opioid-Überdosierung) oder des Atemhubvolumens (Atemwegeobstruktion, neuromuskuläre Erkrankung) führen zu einer unzureichenden Ventilation.

- Versagen des Gasaustausches
  Eine Funktionsstörung der alveolar- kapillaren Membran als Folge von Flüssigkeitsansammlung in den Alveolen führt zum Absinken des arteriellen Sauerstoffpartialdrucks und einer Zunahme der Lungensteifheit (Abnahme der Compliance). Der verminderte Sauerstoffpartialdruck aktiviert das Atemzentrum und die Atemfrequenz steigt. Der Anstieg der Atemfrequenz und die verminderte Lungencompliance erhöhen die Atemarbeit.

2.2.2. Beurteilung und Maßnahmen

Nach der Beurteilung der Atemwege und der Durchführung der notwendigen Maßnahmen diese zu öffnen, wird die Atmung begutachtet.

Evaluiert werden:

- Atemfrequenz
- Atemarbeit
- Atemhubvolumen (Tidalvolumen)
- Oxygenierung

Der Zustand der Atmung wird in ein kompensiertes oder dekompensiertes respiratorisches Versagen eingeteilt.

Die Einteilung erfolgt durch die Gesamtheit der Auffälligkeiten und nicht durch eine einzige.

1

Die Maßnahmen hängen vom Grad des Atemversagens ab und werden noch vor der Kreislaufbeurteilung durchgeführt.

2.2.3. Atemfrequenz

Die Atemfrequenz ändert sich mit dem Alter, Aufregung, Angst und Fieber *(Tabelle 0.1)*. Die Beobachtung der Atemfrequenz und v.a. die Veränderung im Verlauf ist nützlicher als ein einzelner Wert.

Die Atemfrequenz kann zu schnell sein (Tachypnoe), zu langsam (Bradypnoe) oder fehlen (Apnoe).

- Der Anstieg der Atemfrequenz ist der physiologische Kompensationsmechanismus zur Aufrechterhaltung des Atemminutenvolumens bei Verschlechterung der Atemfunktion. Die Tachypnoe ist häufig mit Zeichen erhöhter Atemarbeit verbunden.
- Ein Absinken der Atemfrequenz tritt bei Hypothermie und Dämpfung des ZNS auf.

Tachypnoe ohne Atemnot weist auf eine nicht-pulmonale Ursache hin. (z.B. Kreislaufversagen, diabetische Ketoazidose)

Ein plötzliches Absinken der Atemfrequenz bei einem akut kranken Kind weist auf Erschöpfung hin und ist ein bedrohliches Zeichen.

2.2.4. Atemarbeit

Zeichen erhöhter Arbeit *(Bild 1.2)* sind: Interkostale, sternale und subkostale Einziehungen, Nasenflügeln, Kopfnicken und Schaukelatmung

Bild 1.2
Kind mit erhöhter Atemarbeit

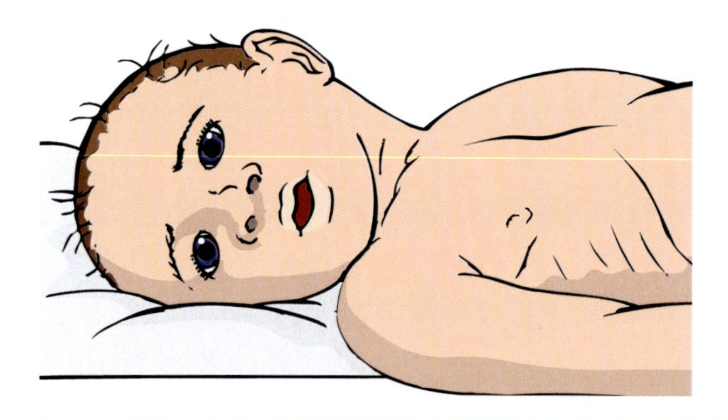

Das Ausmaß der gesteigerten Atemarbeit ist proportional zur Schwere des Atemversagens außer in jenen Situationen, wo Zeichen erhöhter Atemarbeit fehlen z.B. Neuromuskuläre Erkrankung, Dämpfung des ZNS, Erschöpfung (dekompensiertes respiratorisches Versagen).

- **Einziehungen**

Einziehungen sind bei Säuglingen und Kleinkindern aufgrund der hohen Elastizität der Thoraxwand leicht zu erkennen. Die Tiefe der Einziehungen kann Hinweise auf die Schwere der Atemnot geben. Bei Kindern über 5 Jahren, bei denen die Thoraxwand weniger elastisch ist, weisen Einziehungen auf eine schwere Atemstörung hin.

- **Kopfnicken & Schaukelatmung**

Bei steigender Atemarbeit kann der M. sternokleidomastoideus als Atem-Hilfsmuskel eingesetzt werden. Bei Kindern kann dies zu einem Kofpnicken mit jedem Atemzug führen und die Effizienz der Atmung verschlechtern.

Eine Schaukelatmung bezeichnet eine paradoxe Bewegung des Abdomens bei der Einatmung. Während sich die Bauchwand mit der Zwerchfellkontraktion vorwölbt, kommt es zu einer Einwärtsbewegung der Thoraxwand. Diese Art der Atmung ist wegen des reduzierten Atemhubvolumens trotz steigender Muskelarbeit nicht effektiv.

- **Inspiratorisches und exspiratorisches Geräusch**

Bei der Einatmung verengen sich die extrathorakalen Atemwege, während sich die intrathorakalen erweitern. In der Ausatmungsphase kehrt sich dieses Verhältnis um.

Wann und wo ein abnormes Atemgeräusch auftritt, lässt Rückschlüsse auf den Ort der Atemwegeobstruktion zu. Ein hochfrequentes inspiratorisches Geräusch (Stridor) ist für eine partielle extrathorakale Verengung der oberen Atemwege charakteristisch. Es wird durch einen schnellen, turbulenten Luftstrom in einem verengten Abschnitt der extrathorakalen oberen Atemwege verursacht. Ein biphasischer (in- und exspiratorisch) Stridor weist auf eine Obstruktion der oberen Trachea hin. Befindet sich die Obstruktion weiter distal (untere Trachea) so ist das Geräusch vornehmlich in der Exspirationsphase zu hören. Giemen bezeichnet ein verlängertes exspiratorisches Atemgeräusch, das mit oder auch ohne Stethoskop hörbar sein kann. Es zeigt eine Verengung der unteren kleinen, intrathorakalen Atemwege, der Bronchien oder der Bronchiolen, an. Das Geräusch wird mit zunehmender Verengung der Atemwege lauter. Ein wieder abnehmendes Geräusch kann auf eine komplette Obstruktion der Atemwege oder auf eine Erschöpfung des Kindes hinweisen.

- **Stöhnen/Jammern/Raunzen/Knörksen**

Stöhnen (Knörksen) tritt bei Neugeborenen, manchmal auch bei Säuglingen und Kleinkindern auf. Das Kind atmet gegen eine teilweise geschlossene Glottis aus, um einen positiven endexspiratorischen Druck zu erzeugen. Damit wir das Residualvolumen vergrößert. Es tritt vor allem bei Säuglingen auf, bei denen ein Kollaps der Alveolen zu einer Verringerung der alveolären Oberfläche führt (z.B. akutes Atemnotsyndrom ARDS, Pneumonie, Atelektasen oder Lungenödem). Des Weiteren wird es bei anderen Erkrankungen des oberen und unteren Respirationstraktes, bei kardialen Erkrankungen, schweren Infektionen wie Sepsis und Meningitis, und intestinalen Obstruktionen beobachtet. Stöhnen ist Zeichen einer ernsten Erkrankung.

2.2.5. Atemhubvolumen

Das Atemhubvolumen bleibt über das Lebensalter hinweg mit 7ml/kg Körpergewicht gleich. Es kann qualitativ beurteilt werden:

- Thoraxbewegungen
- Auskultation der Lunge

Ein Fehlen von Atemgeräuschen (sog. silent chest) ist ein bedrohlicher Hinweis auf ein dramatisch reduziertes Atemhubvolumen

2.2.6. Oxygenierung

Eine Zyanose ist ein unsicheres und spätes Zeichen eines respiratorischen Versagens. Sie zeigt sich klinisch am deutlichsten an der Mundschleimhaut und tritt erst bei Sättigungswerten <80% auf. Ein Fehlen bedeutet nicht, daß die paO_2 Werte normal sind. Eine Hypoxie kann eine Vasokonstriktion und Hautblässe verursachen, die eine Zyanose verschleiert, ebenso wie eine schwere Anämie. Eine auf die Extremitäten beschränkte Zyanose (periphere Zyanose) ist im Gegensatz zur respiratorisch bedingten zentralen Zyanose meist durch eine Kreislaufinsuffizienz verursacht.

Deshalb wird bei Verdacht eines respiratorischen Versagens (auch bei fehlender Zyanose) zur Messung der Sauerstoffsättigung die Pulsoxymetrie als zuverlässigere Methode bevorzugt. Sie ist ein unbezahlbares Hilfsmittel in der Überwachung des respiratorischen Versagens und wird zur transkutanen Messung der arteriellen Sättigung eingesetzt (SpO_2). Der gemessene Wert darf nur unter Berücksichtigung der inspiratorischen Sauerstoffkonzentration interpretiert werden – 95% Sättigung bei Raumluft ist nicht besorgniserregend, während es unter 60% Sauerstoffgabe bereits ein bedrohliches Zeichen sein kann. Pulsoxymeter werden bei Sättigungen unter 70% ungenau. Dasselbe gilt bei schlechter peripherer Perfusion (z.B. Schock, Hypothermie) und Carboxy- oder Methämoglobinämie. Ebenso gibt es bei 100% Sättigung keine Korrelation mit dem arteriellen Sauerstoffgehalt (paO_2). Es besteht die Gefahr eine Hyperoxiämie nicht zu erkennen.

2.2.7. Auswirkungen des respiratorischen Versagens auf andere Organe

- Eine Atemstörung wird von einer kompensatorischen Tachykardie begleitet
- Eine Veränderung der Bewusstseinslage ist das Zeichen für Dekompensation. Wenn ein respiratorisches Versagen fortschreitet, wird das Kind anfänglich unruhig (kämpft mit der Sauerstoffmaske) oder schläfrig. Zum Schluss verliert es das Bewusstsein.

2.3. Kreislauf

2.3.1. Kreislaufversagen

Als Schock wird ein klinischer Zustand bezeichnet, in dem der Blutfluss und die Versorgung des Gewebes mit energiereichen Substraten nicht dem metabolischen Bedarf entspricht. Die unzureichende Substratzufuhr, insbesondere Sauerstoff und Glucose, und der ungenügende Abtransport zellulärer Metaboliten führt zu einem anaeroben Stoffwechsel mit einer Anhäufung von Laktat und zu einer Zellschädigung. Der Verlauf kann unterschiedlich schwer sein von kompensiertem bis dekompensiertem Kreislaufversagen.

Ein kompensierter Schock beschreibt die Frühphase eines Schockgeschehens ohne erniedrigten arteriellen Blutdruck.

Um die Perfusion lebenswichtiger Organe sicherzustellen, können Kompensationszeichen beobachtet werden, wie z.B. Tachykardie, verminderte periphere Perfusion (kühle Extremitäten, verlängerte Rekapillarisierungszeit), schwacher peripherer Puls und verminderte Harnausscheidung (Zentralisation).

Ein dekompensierter Schock liegt vor, wenn sich eine arterielle Hypotonie entwickelt und die Perfusion vitaler Organe (Herz, Gehirn) beeinträchtigt ist

Ein Schock kann bei erhöhtem, normalen oder erniedrigtem Herzzeitvolumen bzw. arteriellem Blutdruck auftreten.

Die Blutdruckmessung hilft zur Bestimmung des Kreislaufzustandes nur wenig. Im kompensierten Zustand bleibt der Blutdruck lange normal; sinkt er ab, tritt die

Dekompensation bereits ein. Das Ziel in der Schockbehandlung ist die Prävention der Dekompensation, die rasch zum irreversiblen Schock und Tod führen kann.

Zusammenhänge im Herz-Kreislauf-System: (Bild 1.3.)

Die Organperfusion hängt vom Herzzeitvolumen und vom Blutdruck (insbesondere vom mittleren arteriellen Blutdruck) ab. Der Blutdruck wird vom Herzzeitvolumen (HZV) und peripheren systemischen Gefäßwiderstand bestimmt. Das Herzzeitvolumen wird von Herzfrequenz und Schlagvolumen (SV) (das Blutvolumen, das pro Kontraktion des Herzmuskels ausgeworfen wird) bestimmt, die wiederum von Vorlast, Nachlast und Kontraktilität des Herzens beeinflusst werden. Als Vorlast wird das Füllungsvolumen des Herzens bezeichnet; die Nachlast wird vorwiegend durch den Gefäßwiderstand bestimmt.

Eine Erhöhung der Herzfrequenz kann bei reduziertem Schlagvolumen das Herzzeitvolumen aufrechterhalten. Sinkt das Herzzeitvolumen ab, kann eine Vasokonstriktion (d.h. eine Erhöhung des systemischen Gefäßwiderstandes SVR) zur Stabilisierung des Blutdrucks führen. Diese zwei Kompensationsmechanismen erklären die Frühzeichen eines kompensierten Schocks: Tachykardie und verminderte Hautdurchblutung. Einige der Variablen, wie Puls und Blutdruck, die das Herzzeitvolumen beeinflussen oder von ihm beeinflusst werden, können auf einfache Weise gemessen werden. Andere (Schlagvolumen und SVR) müssen indirekt durch Beurteilung der Amplitude und der Qualität des Pulses, sowie einer ausreichenden Perfusion der Organe abgeschätzt werden (Bewusstseinslage, kapillare Füllungszeit, Hauttemperatur, Urinausscheidung). Ein niedriger peripherer Gefäßwiderstand kann vermutet werden, wenn der diastolische Blutdruck unterhalb der Altersnorm liegt.

Bild 1.3
Zusammenhänge im Herz-Kreislauf- System

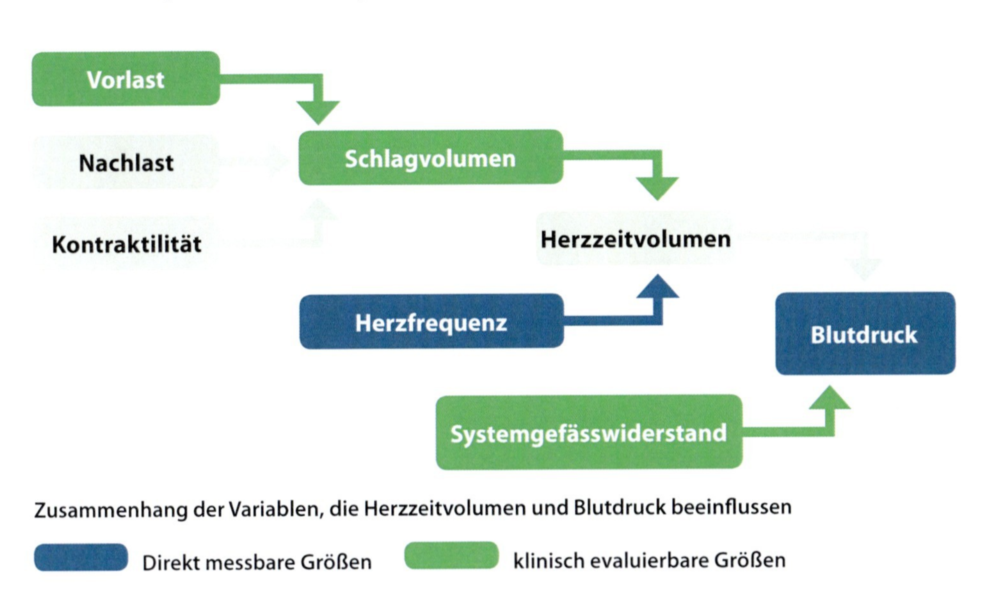

2.3.2. Beurteilung und Maßnahmen

Sobald die Überprüfung der Atmung und die notwendigen Maßnahmen zur Verbesserung der Oxygenierung und Ventilation durchgeführt sind, wird die Kreislauffunktion evaluiert:

1. Puls - Herzfrequenz
2. Periphere Perfusion
3. Pulsqualität
4. Blutdruck
5. Vorlast

Die Kreislauffunktion lässt sich in normal und kompensiertes oder dekompensiertes Kreislaufversagen (Schock) einteilen.

Es ist wichtig alle Zeichen des Schocks einfließen zu lassen, denn kein Einzelzeichen bestätigt die Diagnose. Zum Beispiel:

- *Die Rekapillarisationszeit alleine reicht nicht aus für die Diagnose der Kreislaufstörung. Sie ist verlängert bei niederer Umgebungstemperatur, Vasokonstriktion durch Fieber usw. In Kombination mit Tachykardie und schwachem peripheren Puls weist es auf eine Kreislaufstörung hin.*
- *Ein schwacher Puls ist immer ein Zeichen für Schock; beim anaphylaktischen, neurogenen oder bei einigen Formen des septischen Schocks kann der Puls auch hämmernd sein.*

Die Schockbeurteilung ist erst nach einer Rhythmusevaluation vollständig.

Die Maßnahmen werden dem Grad der Kreislauffunktionsstörung angemessen durchgeführt und sind in Kapitel 3 besprochen.

2.3.3. Herzfrequenz

Eine Sinustachykardie wird häufig durch Fieber oder Angst verursacht, kann aber auch bei Hypoxie, Hyperkapnie, Hypovolämie oder Schmerzen beobachtet werden. Wenn dieser Anstieg der Herzfrequenz nicht ausreicht, um eine ausreichende Gewebeoxygenierung zu gewährleisten, kommt es infolge der Hypoxie und Azidose zu einer Bradykardie, die einen unmittelbar bevorstehenden Atem-Kreislauf-Stillstand anzeigt.
Neugeborene verfügen nur über eine begrenzte kardiale Reserve. Sie erhöhen das Herzzeitvolumen hauptsächlich durch eine Steigerung der Herzfrequenz, kaum über eine Erhöhung des Schlagvolumens. Eine Bradykardie als Reaktion auf eine Hypoxie entwickeln sie schneller als ältere Kinder.

2.3.4. Periphere Perfusion

Der systemische periphere Gefäßwiderstand kann durch die Beurteilung der kapillaren Füllungszeit, der Hauttemperatur und durch die Messung des diastolischen Blutdruckes abgeschätzt werden. Bei gesunden Kindern ist die Haut warm, trocken und rosig vom Scheitel bis zur Sohle, außer die Umgebungstemperatur ist niedrig. Die Perfusion wird durch die Rekapillarisationszeit bestimmt. Eine Verlängerung ist ein frühes Zeichen eines Schocks. Für 5 Sekunden wird fest auf ein Hautareal (z.B. Fingerkuppe oder Sternum) gedrückt. Um eine venöse Stase auszuschließen, soll der Untersuchungsort auf Herzhöhe (oder leicht darüber) liegen. Weniger als 2 Sekunden nach dem Loslassen soll die normale Hautfarbe wieder sichtbar sein. Eine verlängerte kapilläre Füllungszeit weist auf eine periphere Vasokonstriktion als frühes Schockzeichen hin. Ein weiteres Symptom für eine zunehmende periphere Vasokonstriktion ist eine sich von den Akren zentralwärts bewegende Kalt-Warm-Grenze der Haut. Marmorisierung, Blässe und periphere Zyanose sind weitere Zeichen einer verminderten Hautperfusion bei reduziertem Herzzeitvolumen.

2.3.5. Pulsqualität

Das Schlagvolumen kann durch das Tasten der Pulsamplitude beurteilt werden. Sinkt das Schlagvolumen, nimmt die Pulsamplitude ab. Diese spiegelt die Differenz von systolischem und diastolischem Blutdruck wider. Im Schock vermindert sich der Pulsdruck. Der Puls wird sehr flach und ist schließlich nicht mehr tastbar. Der Pulsdruck der peripheren Pulse verringert sich schneller als der der zentralen Pulse. Ein Vergleich zwischen peripheren und zentralen Pulsen kann hilfreich sein. Die peripheren Pulse können auch bei Fieber, Unterkühlung oder Angst abgeschwächt sein. Abgeflachte zentrale Pulse sind immer ein Warnzeichen für einen unmittelbar drohenden Atem-Kreislauf-Stillstand.

2.3.6. Blutdruck

Bei Hypovolämie sinkt das Schlagvolumen. Initial steigt die Herzfrequenz und der periphere Widerstand (SVR) um den Blutdruck aufrecht zu halten. Versagen die Kompensationsmechanismen, sinkt der Blutdruck und Dekompensation ist die Folge. Die Tachykardie bleibt solange aufrecht bis die endogenen Katecholamine (stimulieren Myokard) aufgebraucht sind.

Das Absinken des Blutdrucks tritt besonders beim hypovolämischen Schock spät auf (nach ungefähr 40% Blutverlust). Bei allen Schockformen ist die Hypotension das Zeichen der physiologischen Dekompensation und muss ebenso energisch behandelt werden wie das Kreislaufversagen, da der Kreislaufstillstand unmittelbar bevorsteht.

Der Mittlere Arterielle Blutdruck (MAP) wird besser als der Systolische Blutdruck zur Bestimmung der Gewebeperfusion herangezogen und die Aufrechterhaltung über eine altersspezifische Grenze als sehr wichtig erachtet. Der normale MAP kann ungefähr abgeschätzt werden ***[55 + 1.5*Alter (Jahre)]****, die 5er Perzentile entspricht* ***[40 + 1.5*Alter(Jahre)].***

MAP Richtwerte: [Diastole + 1/3(Systole-Diastole)]- bei schwerer Tachykardie entspricht eher [1/2(Systole+Diastole)]

2.3.7. Vorlast

Die klinische Beurteilung der Vorlast hilft einen kardiogenen Schock von anderen Schockformen zu unterscheiden. Bei einem gesunden Kind sind die Jugularvenen kaum sichtbar und der Leberrand ist maximal 1 cm unterhalb des Rippenbogens tastbar. Ist die Vorlast signifikant erhöht – wie z.B. bei Überwässerung oder Herzversagen-, nimmt die Lebergröße zu, die Jugularvenen sind prominent sichtbar und feuchte Atemgeräusche (Knistern) über der Lunge auskultierbar.

2.3.8. Auswirkung auf andere Organe

Die Organperfusion ist vom Herzzeitvolumen und dem Perfusionsdruck abhängig. Haut, Niere und Gehirn reflektieren die Qualität der Organperfusion am besten.

- Tachypnoe ist ein Kompensations-Mechanismus bei Kreislaufdysfunktion
- Im Schock ist die Abnahme der Harnproduktion auf < 1 ml/kg/Stunde ein Zeichen für inadequate renale Perfusion, und somit eine nützliche Überwachung für den Schockverlauf und Therapie.
- Die Zeichen einer zerebralen Minderperfusion variieren mit der Schwere und der Dauer des Ereignisses. Sobald eine Kreislaufstörung die zerebrale Funktion eines Kindes beeinträchtigt, liegt ein dekompensiertes Kreislaufversagen vor.
  - Wenn die zerebrale Minderperfusion plötzlich eintritt wie bei einer Arrhytmie, so sind die ersten Zeichen Bewusstseinsverlust, Krampfanfall oder weite Pupillen.
  - Wenn die Minderperfusion langsam fortschreitet wird Unruhe, Reizbarkeit, Lethargie oder Schläfrigkeit beobachtet.

2.4 Bewusstseinslage – Neurologische Probleme (D)

Die Kompensationsmechanismen während des respiratorischen oder hämodynamischen Versagens dienen vorzugsweise der Versorgung von Gehirn und Herz. Die Beurteilung der Gehirnfunktion ist deshalb der wichtigste Parameter zur Bestimmung des physiologischen Status des Kindes. Die neurologische Untersuchung sollte nach dem angemessenem ABC Management und idealerweise vor der Gabe von Beruhigungsmitteln durchgeführt werden.

Atem- und Kreislaufprobleme können Ursache für neurologische Symptome sein; andererseits können ZNS Erkrankungen (z.B. Meningitis, Status epileptikus oder dekompensierter Hirndruck) schwerwiegende Folgen für Atmung und Kreislauf haben. Dieser Zustand muss während der Erstbegutachtung erkannt werden, da eine sofortige Therapie notwendig ist.

- Die rasche Beurteilung der Bewusstseinslage eines Kindes kann unter Verwendung des AVPU Scores erreicht werden:

Tabelle 1.1
AVPU score

A-lert	Normale Reaktion
V-oice	Reaktion auf Ansprache
P-ain	Reaktion auf Schmerz
U-nresponsible	Keine Reaktion auf äußere Reize

Ein Schmerzreiz wird durch Druck auf das Sternum oder Stirnbein (Austrittsstelle des Nervus frontalis) gesetzt. Ein Kind das lediglich auf einen Schmerzreiz reagiert, ist neurologisch schwer beeinträchtigt und entspricht einem GCS Score von 8 (= Definition von Koma)

- Die Glasgow Coma Scale (GCS) *(Tabelle 1.2)* ist eine genauere Alternative zur raschen Ersteinschätzung. Aufgrund der entwicklungsbedingten Unreife zur Kommunikation, ist die GCS für Kinder unter 5 Jahren modifiziert. „Koma" wird durch eine Gesamtzahl von 8 definiert. Die Durchführung des gesamten GCS ist jedoch komplex, sodass der motorische Score alleine als nützlicher und leichter zu merkende Alternative gesehen wird. Dieser 6-stufige Score beinhaltet nahezu alle Informationen des gesamten GCS (auch Schmerzreaktion und Körperhaltung)- Der Schmerzreiz wird durch kräftiges Drücken mit dem Daumen auf das Stirnbein verursacht (supraorbitale Kerbe, am medialen Ende der Augenbraue). Ausgenommen ist die Testung von M4, die durch eine Nagelbettreizung mit einem Stift erfolgt. Ist das Ergebnis nicht eindeutig oder besteht eine Seitendifferenz, dann wird die bestmögliche Antwort genommen. Eine Gesamtzahl von 4 und darunter entspricht einem „Koma".
- Pupillengröße und Reaktivität werden durch Medikamente, kongenitale Fehlbildungen und zerebrale Läsionen beeinflusst. Eine stark reduzierte Bewusstseinslage mit auffälligen Pupillen kombiniert, ist ein Zeichen für einen Hirndruck, der eine sofortige Therapie bedarf.

Tabelle 1.2
Glasgow Coma Score

	> 5 JAHRE	< 5 JAHRE
Augenöffnen		
E4	Spontan	Spontan
E3	Auf Ansprache	Auf Ansprache
E2	Auf Schmerz	Auf Schmerz
E1	Keine	Keine
C	Augen geschlossen (durch Schwellung oder Verband)	Augen geschlossen (durch Schwellung oder Verband)
verbale Reaktion		
V5	Orientiert (auf Person, Ort oder Adresse)	Wach, plaudert, girren, einzelne Worte oder Sätze altersentsprechend (normal)
V4	Wach, plaudert, girren, einzelne Worte oder Sätze altersentsprechend (normal)	Nicht altersentsprechend, Irritiertes Schreien
V3	verwirrt	Schreit
V2	Unverständliche Laute	Jammern nach Schmerzreiz
V1	Keine Schmerzreaktion	Keine Schmerzreaktion
T	Intubiert	Intubiert
motorische Reaktion		
M6	Befolgt Anweisungen	Spontanbewegungen
M5	Supraorbitaler Schmerzreiz wird lokalisiert (> 9. Lebensmonat) oder Fluchtreaktion auf Berührung	Supraorbitaler Schmerzreiz wird lokalisiert (> 9. Lebensmonat) oder Fluchtreaktion auf Berührung
M4	Fluchtreaktion nach Nagelbettreizung	Fluchtreaktion nach Nagelbettreizung
M3	Beugung auf supraorbitalen (Trigeminus) Schmerzreiz (Dekortikation)	Beugung auf supraorbitalen (Trigeminus) Schmerzreiz (Dekortikation)
M2	Streckreaktion auf supraorbitalen (Trigeminus) Schmerzreiz (Dezerebration)	Streckreaktion auf supraorbitalen (Trigeminus) Schmerzreiz (Dezerebration)
M1	Keine Antwort auf supraorbitalen (Trigeminus) Schmerzreiz (schlaff)	Keine Antwort auf supraorbitalen (Trigeminus) Schmerzreiz (schlaff)

2.5 Umgebungsbedingung – Entkleiden / komplette Untersuchung

Am Ende der Erstbeurteilung wird eine rasche Untersuchung durchgeführt, ob es Hinweise für den Zustand des Patienten gibt. Die Würde des Kindes beachtend, ist ein angemessenes Entkleiden notwendig. Fieber, Verletzungen, Hautrötungen usw. sollten erkannt werden. Wichtig ist die Vermeidung einer Hypothermie, da bei Kleinkindern die Temperaturregulation noch unreif ist. Nach der anfänglichen ABCDE Stabilisierung, müssen Schmerz und Angst, sobald erkannt, behandelt werden. Suche nach Hinweisen in der Umgebung um das Problem/die Krankheit zu verstehen.

AMPLE ist ein hilfreiches Akronym um äußere Umstände einer Erkrankung oder Verletzung zu erkunden:

Allergie?

Medikamente?

Frühere Krankengeschichte? (**P**ast History)

Letzte Mahlzeit?

Umgebungsbedingungen/**E**ntkleiden?

3. Kombiniertes Atem- und Kreislaufversagen

Zu den Zeichen eines kombinierten Atemkreislaufversagens gehören Bewusstseinsveränderung, niedriger Blutdruck, Tachykardie, schwacher zentraler und fehlender distaler Puls. Bradykardie, arterielle Hypotonie, Bradypnoe. Schnappatmung und Apnoe sind die terminalen Ereignisse und gehen einem Atem- und Kreislaufstillstand unmittelbar voraus.

Das unmittelbare Erkennen des Kreislaufstillstands ist sehr wichtig, da Reanimationsmaßnahmen erforderlich sind.

Bild 1.4
Systematisches Vorgehen bei der Beurteilung und Behandlung eines kritisch kranken Kindes

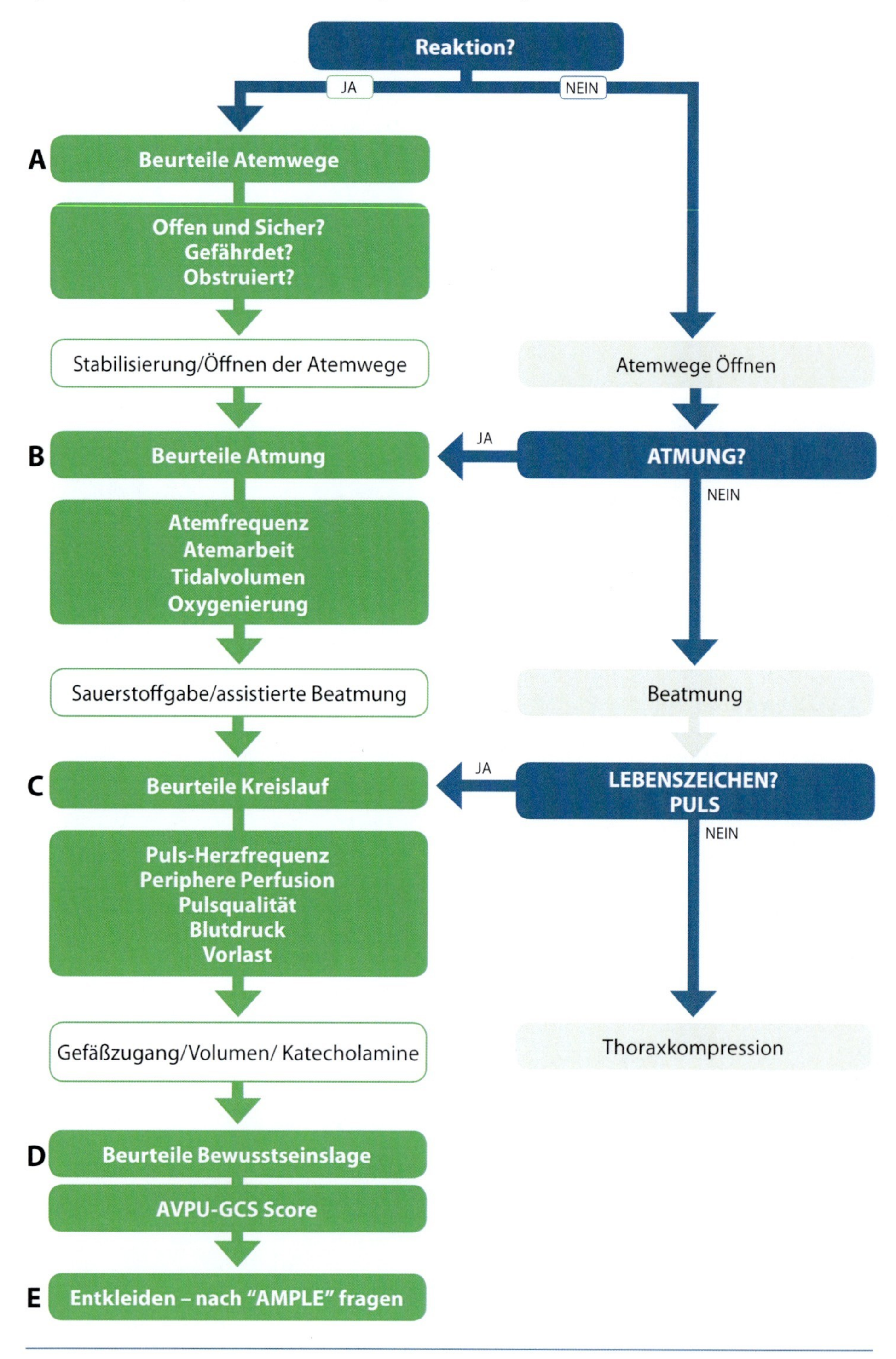

Kapitel 2.

Atemwege und Atmung

1. Offene Atemwege

Die Verlegung der kindlichen Atemwege, während einer Reanimation ist häufig. Sie kann dabei der primäre Grund für den Atem-Kreislauf-Stillstand sein (z.B. bei Fremdkörperaspiration) oder in Folge einer Erkrankung (z.B. Hypoxie, Trauma), die zur Bewusstseinseinschränkung führt. Bei einem bewusstlosen Kind kann die Zunge nach hinten absinken und dabei den Atemweg verlegen *(Abb. 2.1)*. Diese Verlegung der Atemwege muss schnell erkannt und behoben werden, um hypoxische Schäden zu verhindern.

Bild 2.1
Atemwegsverlegung durch die nach hinten gefallene Zunge bei einem bewusstlosen Kind.

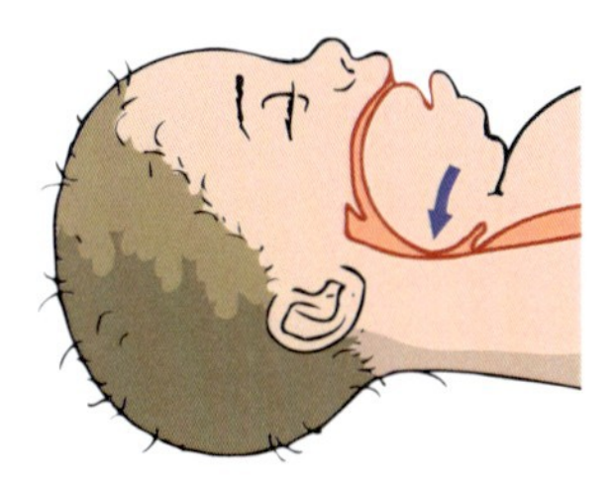

2.1. Beurteile die Atemwege

Die Beurteilung der Atemwege erfolgt unter Spontanatmung mittels „Sehen, Hören und Fühlen"

Thoraxbewegung alleine garantiert keine freien Atemwege

2.2. Atemwegsmangment

2.2.1. Das bewusstseinsklare Kind

Wenn ein krankes oder verletztes Kind spontan ausreichend atmet, soll es in einer ihm angenehmen Position verbleiben, die es selbst einnimmt, um die Atemwege offen zu halten. Es soll nicht gezwungen werden sich hinzulegen oder eine Position einzunehmen, die es nicht toleriert, da Angst und Stress den Sauerstoffverbrauch erhöhen. Alle medizinischen Maßnahmen sollen möglichst ruhig durchgeführt werden. Sauerstoff soll angefeuchtet und falls nötig so verabreicht werden, dass es das Kind toleriert. Die Eltern sollten ermutigt werden bei ihrem Kind zu bleiben.

2.2.2. Das bewusstlose Kind

Bei einem bewusstlosen Kind mit oder ohne erhaltener Spontanatmung ist der nicht gesicherte Atemweg das Hauptproblem. Es besteht die Gefahr, dass die Zunge zurückfällt und die Atemwege verlegt. Eine ausreichende Oxygenierung und Beatmung (Ventilation) kann und wird nur bei einem gesicherten, offenen Atemweg erreicht.

Das Öffnen der Atemwege beginnt mit der Positionierung des Kopfes. Dabei wird die Halswirbelsäule altersentsprechend überstreckt und das Kinn angehoben oder ein Esmarch Handgriff (Jaw-thrust) durchgeführt *(Abbildung 2.3 - 2.4)*. Für die korrekte Kopfposition sind sowohl Alter als auch individuelle Besonderheiten zu berücksichtigen. Jüngere Kinder benötigen meist eine Neutralposition des Kopfes während bei älteren Kindern eine Überstreckung der Halswirbelsäule nötig ist. Allerdings können eine zu starke Überstreckung sowie auch die Beugung der Halswirbelsäule zur Atemwegsverlegung führen *(Abbildung 2.2)*.

Bild 2.2
Öffnen der Atemwege: Die zu starke Überstreckung und die Beugung der Halswirbelsäule können zur Atemwegeverlegung führen.

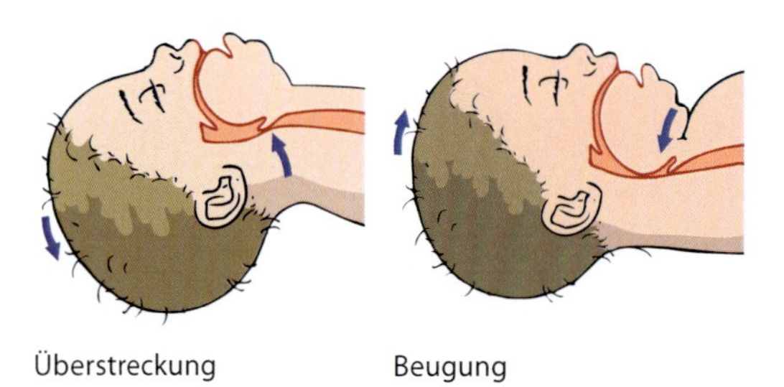

- **Überstrecken der Halswirbelsäule – Kinn anheben *(Abbildung 2.3)*:** Der Helfer nähert sich dem Kind von der Seite und dreht es, wenn nötig, vorsichtig auf den Rücken. Anschließend legt er eine Hand auf die Stirn des Kindes und streckt vorsichtig die Halswirbelsäule. Beim Säugling wird der Kopf in die Neutralposition gebracht (die Längsachse der Ohrmuschel ist mit dem Brustkorb auf einer Linie). Beim Kind ist eine deutlichere Überstreckung des Halses in die so genannte Schnüffelposition notwendig.

Zum Anheben des Kinns werden die Fingerspitzen der anderen Hand auf den knöchernen Teil des kindlichen Kinns gelegt und heben dieses an.

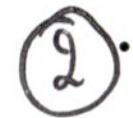

- **Esmarch-Handgriff *(Abbildung 2.4)*:** dies ist die empfohlene Technik, wenn die Halswirbelsäule immobilisiert werden muss. Von der Kopfseite des Kindes halten beide Hände des Helfers jeweils eine Seite des Kopfes. Zwei bis drei Finger werden von hinten an den Unterkieferwinkel gelegt, und der Unterkiefer wird nach oben geschoben, während die Daumen vorsichtig auf den Wangenknochen liegen. Die Ellbogen des Helfers bleiben dabei auf der Unterlage abgestützt, auf der das Kind liegt, um eine weitere Stabilisierung zu erreichen.

Bild 2.3
Öffnen der Atemwege: Halswirbelsäule überstrecken – Kinn anheben

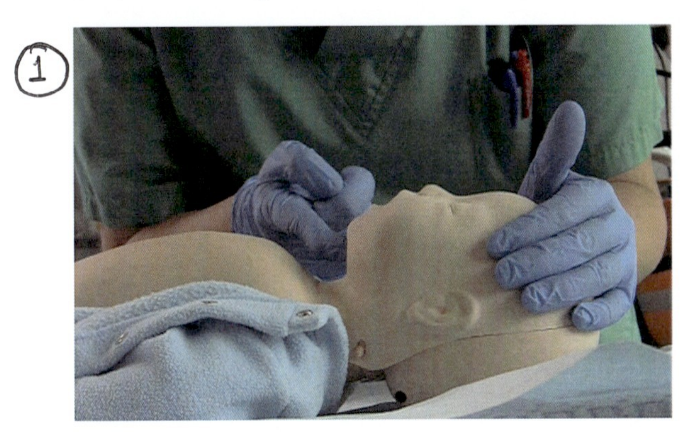

Bild 2.4
Öffnen der Atemwege: Esmarch –Handgriff: Methode der Wahl bei Verdacht auf Verletzung der Halswirbelsäule

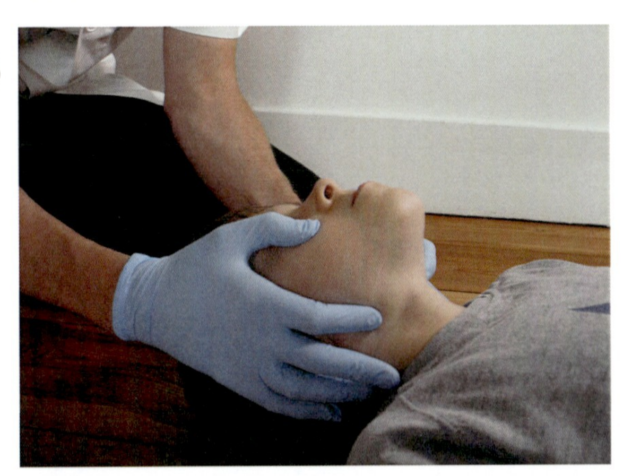

Vermeide die übermäßige Überstreckung und die Beugung des Halses, und übe keinen Druck auf die Weichteile unter dem Kinn aus, da die Atemwege verlegt werden.

Wenn das Kind nicht in der Lage ist, Sekret, Erbrochenes oder Blut aus den oberen Atemwegen selbst zu entfernen, ist eine Absaugung nötig.

Starre und große Absaugkatheter (z.B. Yankauer-Katheter) eignen sich vor allem zum Entfernen von Erbrochenem und viel oder zähem Sekret. Bei kleinen Kindern oder Säuglingen sind flexible und weniger traumatisierende Absaugkatheter besser geeignet. Ihre Absaugleistung ist begrenzt und sie verstopfen leicht.

Der Absaugvorgang muss grundsätzlich sehr vorsichtig durchgeführt werden. Bei intaktem Würgereflex kann Erbrechen ausgelöst werden und zur Aspiration oder zum Laryngospasmus führen. Prolongiertes Absaugen kann durch einen Vagusreiz eine Bradykardie auslösen. Wann immer es möglich ist, sollte die Absaugung unter Sicht erfolgen, da dies die Effizienz erhöht und das Risiko für Verletzungen reduziert. Mittels eines Y-Adapters oder einer seitlichen Öffnung, die intermittierend verschlossen wird, kann der Absaugdruck reguliert werden.

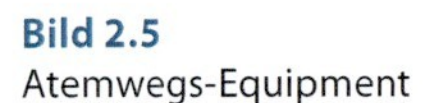

Bild 2.5
Atemwegs-Equipment

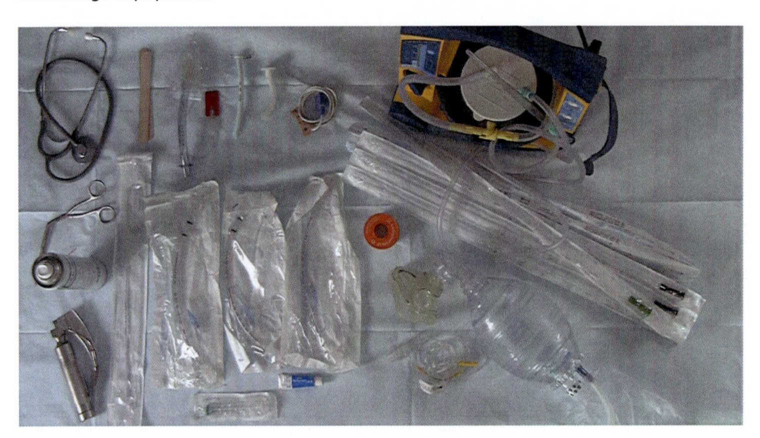

2.2.3. Hilfsmittel zum Öffnen der Atemwege

- **Oropharyngealer Tubus**

Oropharyngeale Tuben (z.B. Guedel- oder Mayo-Tuben) werden eingesetzt, um einen Luftkanal zwischen Zungengrund und Rachenhinterwand aufrecht zu erhalten. Sie verhindern, dass die Halsweichteile und die Zunge den oberen Atemweg verlegen. Verschiedenen Größen von 00 (Frühgeborene) bis 5 (Erwachsene) sind verfügbar.

Es ist sehr wichtig einen Guedel-Tubus der passenden Größe zu benutzen, da ein nicht angepasster Tubus zu Verletzungen, Laryngospasmus oder zur weiteren Atemwegsverlegung führen kann. Der passende Guedel-Tubus wird am Gesicht des Kindes abgemessen und reicht von den Schneidezähnen bis zum Kieferwinkel. Bei Zweifeln, ob die Größe richtig ist, wird zunächst die kleinere versucht und nach dem Einführen des Tubus wird der Sitz nochmals kontrolliert.

Das Einführen des Oropharyngeal-Tubus *(Abbildung 2.6)* muss vorsichtig und ohne Gewalt erfolgen, um eine Verletzung des weichen Gaumens zu vermeiden. Er kann direkt über die Zunge (mit der Wölbung nach unten) eingeführt werden. Unter Verwendung eines Holz- oder Laryngoskopspatels kann die Zunge auf den Mundboden gedrückt werden. Dies hat den Vorteil, dass der Oropharynx eingesehen und der Guedel- Tubus kontrolliert platziert werden kann. Bei größeren Kindern und Erwachsenen wird er mit der Spitze nach oben eingeführt (mit der Wölbung nach oben) bis zum Kontakt mit dem weichen Gaumen, dann um 180° gedreht und weiter vorgeschoben. Das Tubusende sollte vor den Schneidezähnen des Kindes zu liegen kommen.

2

Bild 2.6
Oropharyngealer Tubus: Mess- und Einführungstechnik

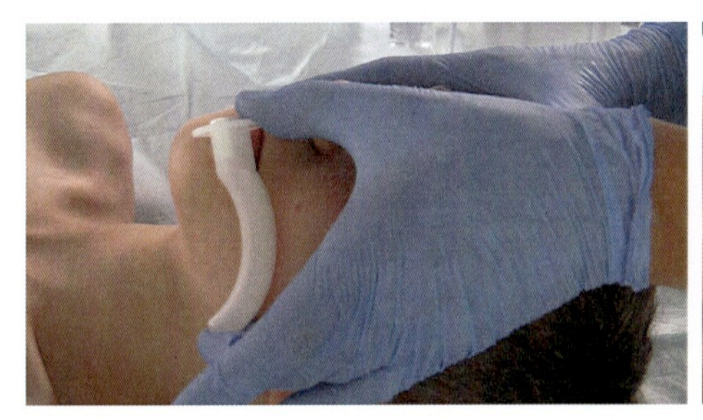
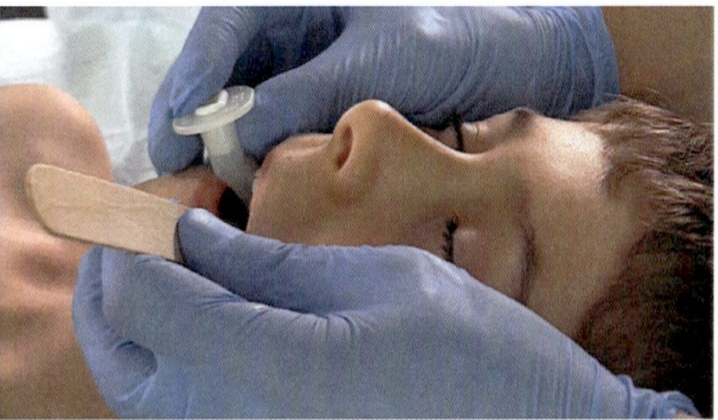

Oropharyngeale Tuben werden von wachen oder somnolenten Kindern nicht toleriert. Da das Einführen zum Erbrechen oder Laryngospasmus führen kann, ist der Einsatz nur im Koma indiziert. Der Guedel-Tubus reduziert nicht die Aspirationsgefahr. Nach Einführen eines oropharyngealen Tubus muss die Durchgängigkeit des Atemweges neu beurteilt und ausreichend Sauerstoff verabreicht oder eine Beatmung durchgeführt werden.

Bild 2.7
Nasopharyngealer Tubus: Mess- und Einführungstechnik

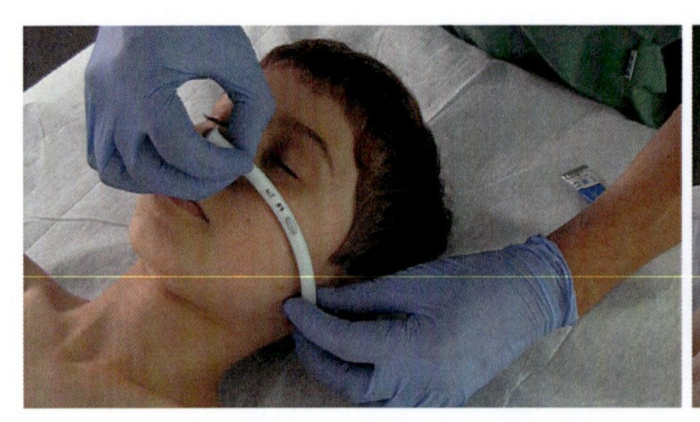
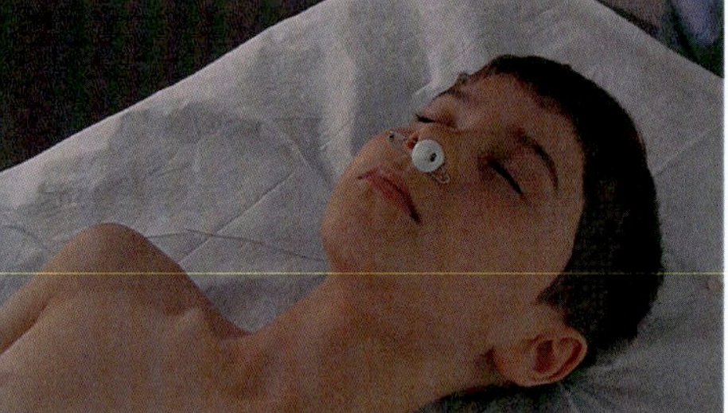

- **Nasopharyngealer Tubus**

Der nasopharyngeale Tubus (Wendl-Tubus) *(Abbildung 2.7)* ist aus flexiblem Gummi oder Silikon gefertigt und sichert den Luftweg zwischen Naseneingang und Rachen. Kleinere Größen für Kinder sind nicht immer erhältlich, daher können auch gekürzte Trachealtuben benutzt werden (eine Sicherheitsnadel am äußeren Ende des Tubus verhindert ein zu tiefes Hineingleiten in die Nase).

Die richtige Länge eines Wendl-Tubus wird durch den Abstand zwischen Nasenspitze und Tragus an der Ohrmuschel bestimmt und er sollte so gut in das Nasenloch passen, dass es zu keinem Abblassen des Gewebes am Nasenloch kommt. Der richtige Durchmesser kann näherungsweise anhand der Dicke des kleinen Fingers des Kindes abgeschätzt werden.

Unter Verwendung eines Gleitmittels wird der Tubus sanft rotierend in den unteren Nasengang eingeführt (senkrechtes Einführen beim liegenden Kind). Führe den Tubus nicht nach oben ein, um Verletzungen und Blutungen zu vermeiden.

Nasopharyngeal-Tuben werden von wachen Kindern besser toleriert als Oropharyngeal-Tuben. Er ist das Atemwegehilfsmittel der Wahl bei einem wachen, spontanatmenden Patienten mit offensichtlicher Einschränkung der oberen Atemwege durch eine Zungenschwellung. Sie sind kontraindiziert, wenn eine Schädelbasisfraktur vermutet wird (außer es gibt keine sichere Alternative zur Öffnung der Atemwege) oder im Fall einer schweren Gerinnungsstörung. Sie bieten keinen Aspirationsschutz von Erbrochenem. Nach Einführung eines nasopharyngealen Tubus müssen die Durchgängigkeit der Atemwege beurteilt und Sauerstoff verabreicht werden.

2. Oxygenierung und Beatmung

Im ersten Kapitel haben wir die Bedeutung der frühzeitigen Erkennung und die Maßnahmen bei kompensiertem und dekompensiertem respiratorischen Versagen beschrieben.
In der Sprache des ABCDE steht B für (Be)Atmung, was die Oxygenierung (Aufnahme von Sauerstoff in das Blut) und die Ventilation (Abtransport von CO_2 aus dem Blut) beinhaltet. Dieser Prozess des Gasaustausches wird durch verschiedene Variablen beeinflusst. Ein

Problem in jedem dieser Variablen kann ein respiratorisches Versagen hervorrufen und entsprechende Maßnahmen können den Zustand des Patienten auch wieder verbessern. Es ist wichtig zu erkennen, dass die Oxygenierung und die Ventilation bis zu einem gewissen Maß zwei verschiedene Funktionen des Atemsystems sind.

2.1. Sauerstoffgabe

Einem kritisch kranken oder verletzten Kind mit Zeichen eines kompensierten oder dekompensierten respiratorischen Versagen muss möglichst schnell Sauerstoff in der höchsten verfügbaren Konzentration verabreicht werden. Dies kann über eine Wandversorgung oder eine transportable Sauerstoffquelle mit Flowmeter und einem Fluss von mindestens 12-15 l/min verabreicht werden. Idealerweise wird der Sauerstoff befeuchtet, um ein Austrocknen der Schleimhäute zu verhindern, und er wird angewärmt, um Auskühlung und Bronchospasmus zu vermeiden. Die geeignete Art der Sauerstoffapplikation muss in Abhängigkeit vom Zustand und der Akzeptanz des Kindes gewählt werden. Eine Pulsoxymetrie überwacht die Sauerstoffsättigungswerte.

Bedenken über die Sauerstofftoxizität sind zu Beginn der Reanimation eines Kindes bedeutungslos und dürfen nicht dazu führen, dass kein hochkonzentrierter Sauerstoff gegeben wird; initial wird eine inspiratorische Sauerstoffkonzentration [FiO_2] von 100% empfohlen (z.B. Sauerstoffmaske mit Reservoir). Nach der Stabilisierung des Kindes kann die weitere Sauerstoffgabe so titriert werden, dass die SpO_2 im Bereich von 94-98 % liegt. Bei Rauchgasinhalation (Kohlenmonoxid [CO] oder Zyaniden) oder schwerer Anämie ist die Therapie mit einer FiO_2 von 100% über einen längeren Zeitraum empfohlen.

Kinder entwickeln im allgemeinen keinen sogenannten „hypoxic drive" (der Atemantrieb erfolgt dabei über die Sauerstoff-abhängigen Chemorezeptoren anstelle der CO_2 Rezeptoren) d.h. zu viel Sauerstoff führt nicht zur Hypoventilation und CO_2 Narkose (CO_2 Retention führt zum Koma), wie es bei erwachsenen COPD Patienten der Fall ist.

2.1.1. Sauerstoffmaske mit Reservoirbeutel

Die Sauerstoffmaske mit Reservoir *(Abbildung 2.8a)* ist die erste Wahl bei der Versorgung des kritisch kranken und spontan atmenden Kindes. Diese Masken sind mit Ein-Weg-Ventilen zwischen dem Reservoir und der Maske und an den Einatmungsöffnungen ausgestattet. Diese Ventile garantieren maximale Sauerstoffkonzentration während der Einatmung, erlauben die Ausatmung und verhindern die Rückatmung. Fehlen eines oder beide Ventile so führt dies zu einer reduzierten Sauerstoffkonzentration *(Abbildung 2.8b)*. Bei dichtem Sitz der Maske erlaubt dies eine Sauerstoffkonzentration von mehr als 90%.

Der Sauerstofffluss muss immer ausreichend hoch sein um den Kollaps des Reservoirs während der Inspiration zu verhindern (z.B. 12-15 l/min)

Bild 2.8a
Sauerstoffmaske mit Reservoirbeutel

Bild 2.8b
Sauerstoffmaske mit Reservoirbeutel. Wird das Ein-Weg-Ventil entfernt, strömt während der Einatmung Raumluft ein und reduziert die Sauerstoffkonzentration.

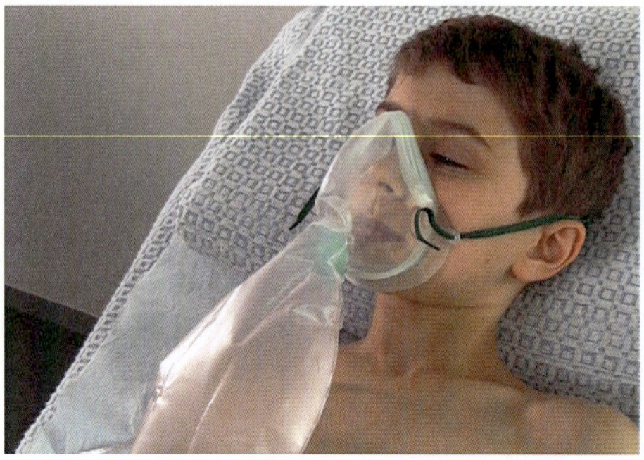

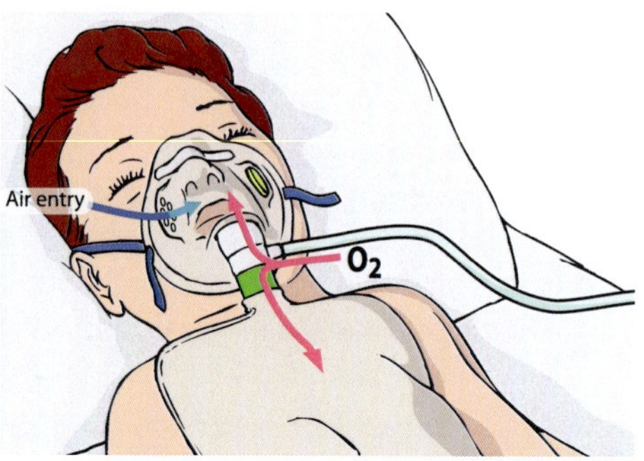

Bild 2.9
Einfache Sauerstoffmaske ohne Reservoirbeutel

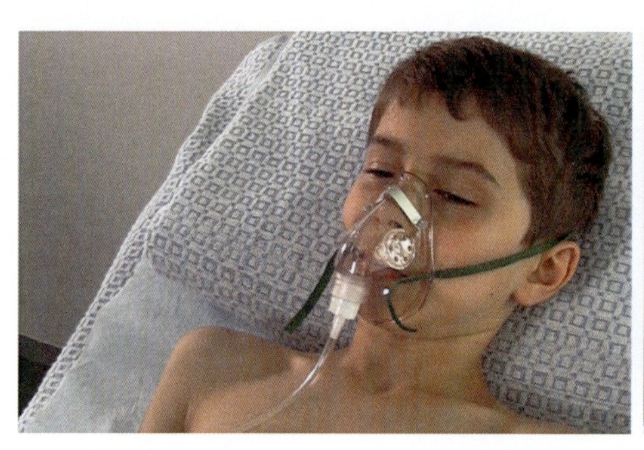

Bild 2.10
Sauerstoffbrille

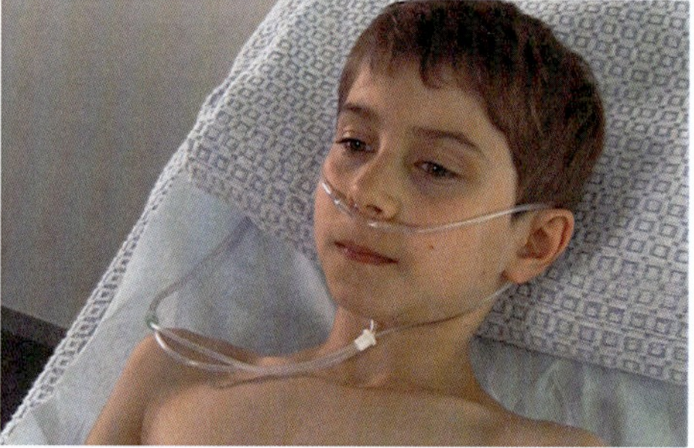

2.1.2. Einfache Sauerstoffmaske ohne Reservoirbeutel

Über eine einfache Sauerstoffmaske ohne Reservoir-Beutel kann eine Sauerstoffkonzentration von bis zu 60% erreicht werden (abhängig vom Sauerstofffluss und dem Atemminutenvolumen des Kindes), da Raumluft durch die Einatmungsöffnungen eintritt und den Sauerstoff damit vermischt. Um die Rückatmung zu verhindern, muss der Sauerstofffluss mindestens 4l/min betragen (abhängig vom Modell).

2.1.3. Sauerstoffbrille

Sauerstoffbrillen *(Abbildung 2.10)* sind in verschiedenen Größen für Neugeborene bis zum Erwachsenen verfügbar und sind am besten für leicht kranke Kinder geeignet. Die Sauerstoffaufnahme hängt hauptsächlich vom Sauerstofffluss, vom nasalen Widerstand und dem Ausmaß der Nasenatmung ab. Ein Sauerstofffluss über 4 l/min wird als störend empfunden und erhöht nicht wesentlich die Sauerstoffkonzentration. Eine FiO_2 von >

40% kann mit Sauerstoffbrillen nicht erreicht werden. Idealerweise wird der Sauerstoff angewärmt und befeuchtet.

Es werden neue Atemwegshilfen angeboten, mit denen eine hohe Sauerstoffkonzentration über einen sehr hohen Fluss (bis zu 1-2 l/kg/min) erreicht werden kann. Es besteht die Option zur Anfeuchtung und wird über eine Sauerstoffbrille verabreicht. Mit diesem Hilfsmittel versucht man eine angemessene Sauerstofftherapie mit größerem Patientenkomfort und niedrigem positiven Atemwegsdruck durchzuführen.

2

2.1.4. "Head box" (Kopfbox)

Diese Methode kann bei Neugeborenen nützlich sein. Sie ermöglicht eine verlässliche Messung und Überwachung der verabreichten FiO_2, der Temperatur und Luftfeuchtigkeit. Ein schneller Zugang zum Kopf und zu den Atemwegen ist schwierig, und die FiO_2 fällt rasch ab, wenn die Klappe der Kopfbox geöffnet wird. Diese Methode der Sauerstoffapplikation ist während der Reanimationsmaßnahmen ungeeignet.

2.1.5. Sauerstoffvorlage

Die Sauerstoffvorlage ist eine für das Kind wenig bedrohliche Form der Sauerstoffverabreichung. *(Abbildung 2.11)* Die Eltern können helfen den Sauerstoffschlauch vor Mund und Nase des Kindes zu halten. Aufgrund der niedrigen Sauerstoffkonzentration kann sie nur bei kompensierten respiratorischen Störungen verwendet werden.

Bild 2.11
Sauerstoffvorlage

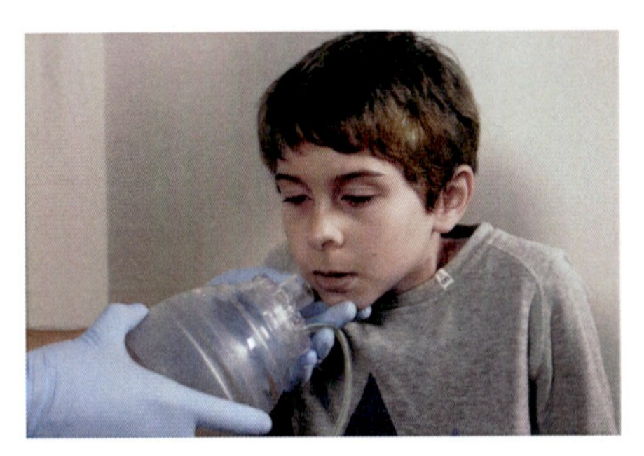

2.1.6. Erweiterte Sauerstoffzufuhr

Mit einer invasiven oder nicht-invasiven Beatmung kann eine FiO_2 von 0,21-1% verabreicht werden. Sie unterstützt nicht nur die Atmung, sondern verbessert auch die Oxygenierung. Ein wichtiger Faktor ist die Möglichkeit zur PEEP-Einstellung, die in einer kranken Lunge die Alveolen dauerhaft offenhält. Damit wird der Gasaustausch und die Oxygenierung bei Patienten verbessert, bei denen die Gabe von Sauerstoff alleine nicht ausreicht.

2.2. Atemunterstützung

Bei Kindern mit insuffizienter Spontanatmung hat das Freihalten der Atemwege oberste Priorität. Ist die Spontanatmung weiterhin unzureichend, muss sie unterstützt werden. Dies erfolgt am besten durch die Verwendung eines Beatmungsbeutels, der entweder an eine Beatmungsmaske, Endotrachealtubus, Trachealkanüle oder supraglottische Atemwegehilfe konnektiert ist. Die Beatmungsfrequenz ist vom Alter des Kindes und der klinischen Situation (z.B. geringer beim Herzstillstand) abhängig.

Das verabreichte Tidalvolumen sollte zu einer sichtbaren Thoraxexkursion und einem auskultierbaren Beatmungsgeräusch führen. Hyperventilation kann den zerebralen und den kardialen Blutfluss reduzieren und sollte, sowohl durch die Reduktion der Beatmungsfrequenz, des Tidalvolumens und des Spitzendrucks vermieden werden. Hypoventilation kann dagegen zur Hyperkapnie, Atelektasen und schließlich zur Hypoxie führen. Ein kontinuierliches Monitoring (Pulsoxymetrie, Kapnographie) sollte bei Kindern mit respiratorischer Insuffizienz so früh wie möglich eingesetzt werden.

2.2.1. Gesichtsmasken

Beatmungsmasken stellen die Verbindung zwischen dem kindlichen Atemweg und dem Helfer (Mund-zu-Maske) oder einem Beatmungshilfsmittel wie dem Beatmungsbeutel dar.

Masken gibt es in einer Vielzahl von Größen sowie in zwei verschiedenen Formen: anatomisch geformte und runde Masken. Sie müssen den Mund und die Nase gut umschließen, ohne auf die Augen zu drücken *(Abbildung 2.12)*. Rundmasken aus einem weichen Kunststoff oder mit einem aufblasbaren Rand gewährleisten eine gute Abdichtung bei Säuglingen und kleinen Kindern. Anatomisch geformte Masken werden für ältere Kinder und Erwachsene genutzt. Idealerweise sollten die Beatmungsmasken transparent sein (rasches Erkennen von Sekreten/Erbrochenem, und Beurteilung der Hautfarbe des Kindes) und einen möglichst geringen Totraum besitzen.

Bild 2.12
Beatmungsmaske Abdichtung

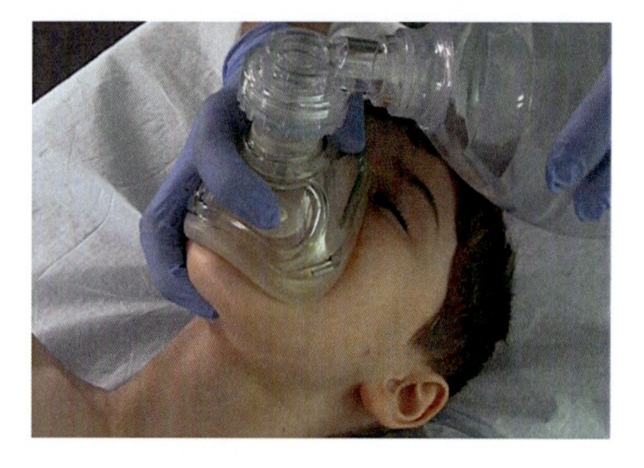

Bild 2.13
Selbstfüllende Beatmungsbeutel

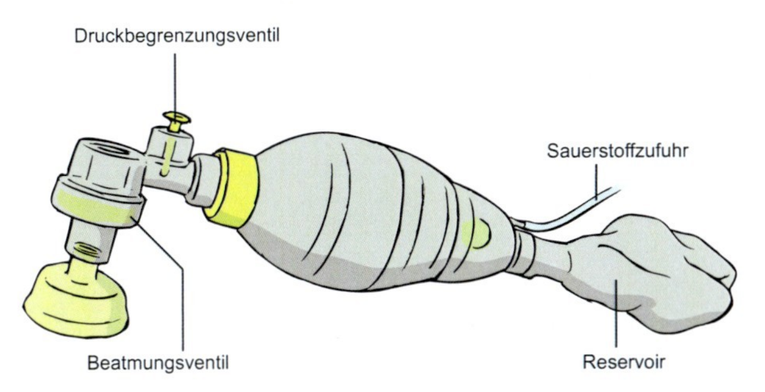

Selbstfüllende Beatmungsbeutel (500 ml) mit Reservoirbeutel (höchste FiO_2)

2.2.2. Beatmungsbeutel

Selbstfüllende Beatmungsbeutel *(Abbildung 2.13)* sind weit verbreitet und leicht zu benutzen und werden daher üblicherweise bei der Reanimation eingesetzt. Das Funktionsprinzip ist einfach: wird vom Helfer auf den Beutel gedrückt, fließt Luft durch ein Ein-Weg-Ventil zur Maske und zum Patienten. Wenn der Druck aufgehoben wird, füllt sich der Beutel durch seine Elastizität automatisch mit Luft, die durch die Öffnung aus dem Reservoir einströmt.

Während dieser Phase (Exspiration) schließt das erste Ventil, um so eine Rückatmung zu verhindern und die Ausatemluft kann über ein Ventil nahe der Maske herausfließen. Diese Beutel müssen eine unabhängige Sauerstoffzufuhr und ein Reservoir besitzen. Ohne den Reservoirbeutel ist es fast unmöglich mehr als 50-60 % FiO_2 zu verabreichen; mit einem ausreichend großen Reservoir kann die Sauerstoffkonzentration von > 90 % erreicht werden, abhängig vom Sauerstofffluss und dem verabreichten Atemminutenvolumen.

Manche Beutel haben zusätzlich ein PEEP- Ventil (reduziert den Fluss in der Exspiration zur Erhöhung des endexpiratorischen Druckes) zur Verbesserung der Oxygenierung.

Selbstfüllende Beatmungsbeutel gibt es in drei Größen: 250 ml, 450-500 ml und 1600-2000 ml. Der kleinste Beutel ist selbst zur Versorgung eines reifen Neugeborenen ungeeignet, da ein relativ hoher Spitzendruck für die ersten Beatmungshübe nötig ist. Trotz sehr vieler verschiedener Modelle besitzen die zwei kleineren Größen ein Druckbegrenzungsventil, das je nach Firma auf 35 - 40 mmHg voreingestellt ist, um Lungenschäden durch zu hohen Beatmungsdruck zu verhindern. Während der Reanimation werden gelegentlich höhere als sonst übliche Beatmungsdrücke benötigt, so dass das Überdruckventil gegebenenfalls verschlossen wird.

Über selbstfüllende Beutel kann einem spontan atmenden Patienten kein Sauerstoff verabreicht werden, da sich das Ventil nur beim Zusammendrücken des Beutels öffnet. Der Kraftaufwand des spontanatmenden Kindes reicht meist nicht aus um dieses Ventil zu öffnen. Kinder in Spontanatmung erhalten Sauerstoff über eine Sauerstoffmaske mit Reservoir.

Selbstfüllende Beatmungsbeutel funktionieren nicht, wenn die Ventile falsch montiert sind z.B. nach der Reinigung. Sie müssen regelmäßig überprüft werden. Professionelle Helfer müssen in der Lage sein einen selbstfüllenden Beatmungsbeutel rasch zu zerlegen, zu überprüfen und richtig zusammenzusetzen.

Als mögliche Alternative zu selbstfüllenden Beatmungsbeuteln werden manchmal Anästhesiebeutel verwendet. Diese sind von einem kontinuierlichem Gasfluss abhängig und ermöglichen ein gewisses „Gefühl" für die Compliance der Lunge und die Spontanatmung des Kindes. Ein PEEP kann eingestellt werden. Das offene Ende des Beutels muss mit zwei Fingern (oder einem Druckventil) verschlossen oder geöffnet werden um das Ein- und Ausströmen des Gases zu regulieren, während die anderen Finger den Beutel zusammenpressen um den Patienten zu beatmen. Das 3-fache Minutenvolumen des Patienten (mehr als 30 ml/kg x Atemfrequenz) muss den Beutel passieren um die Rückatmung von CO_2 zu verhindern.

Jeder professionelle Helfer, der mit der Versorgung von Kinder betraut ist, muss in der Lage sein, eine korrekte Beutel-Masken-Beatmung durchzuführen. Selbst wenn eine Intubation notwendig scheint, ist die Beutel-Masken-Beatmung rasch verfügbar und sichert die effiziente Beatmung für die meisten Kinder bis Expertenhilfe eintrifft. Eine effiziente Beutel-Masken-Beatmung ist nicht einfach durchzuführen und muss geübt werden.

2.2.3. Technik der Beutel-Masken-Beatmung

Während das Funktionsprinzip eines selbst-füllenden Beutels einfach ist, erfordert die sichere und effiziente Anwendung einige Fertigkeiten. Eine Hypoventilation kann durch falsche Technik (z.B. undichter Maskensitz oder inkorrekte Kopfposition) auftreten und wirkt sich negativ auf das Outcome aus.

Um die bestmögliche Beatmung zu erreichen, muss eine optimale Öffnung der Atemwege angestrebt werden *(Abbildung 2.2)*. Häufiges Neupositionieren des Kopfes und des Halses ist während der Beatmung notwendig.

- Um beim Säugling die Atemwege zu öffnen, wird der Kopf in Neutralposition gebracht und der Unterkiefer mit zwei Fingern angehoben, ohne auf die Weichteile zu drücken. Das Überstrecken der Halswirbelsäule führt zu vermehrter Atemwegsobstruktion.
- Bei Kindern über 1 Jahr wird die Halswirbelsäule vorsichtig überstreckt und das Kinn mit zwei oder drei Fingern angehoben. Ebenso kann eine adäquat große Rolle unter

dem Nacken hilfreich sein, allerdings nur, wenn kein Risiko für eine Verletzung der Halswirbelsäule besteht.

Um die Beutel-Maskenbeatmung durchzuführen müssen beide Hände eingesetzt werden. Die Maske wird mit der einen Hand mit der E-Griff - C-Griff Technik gehalten und gleichzeitig der Atemweg geöffnet *(Abbildung 2.14)*.

Der 3., 4. und 5. Finger werden auf den Unterkiefer gelegt (E-Griff), der Daumen und Zeigefinger auf die Maske (C-Griff). Die andere Hand drückt den Beutel *(Abbildung 2.1.5)*.

2

Bild 2.14
Beutel-Masken-Beatmung: E Griff – C Griff

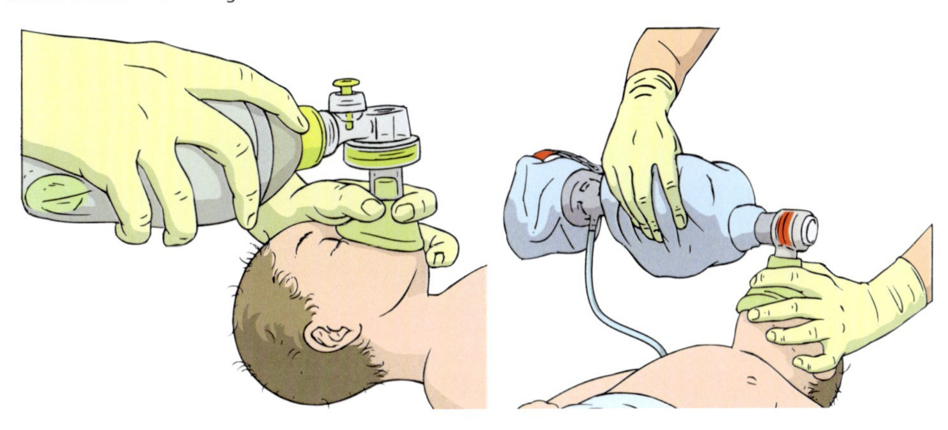

Beutel-Masken-Beatmung beim Kind (der Beutel wird für die Inspiration gedrückt)

Bild 2.15
Beutel-Masken-Beatmung

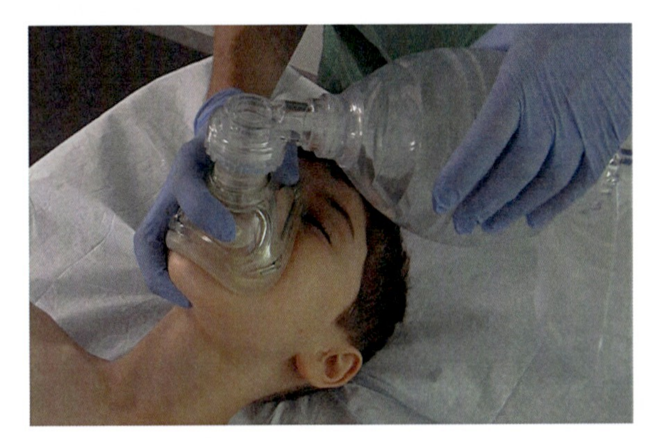

Bild 2.16
Beutel-Masken-Beatmung: Technik mit zwei Helfern

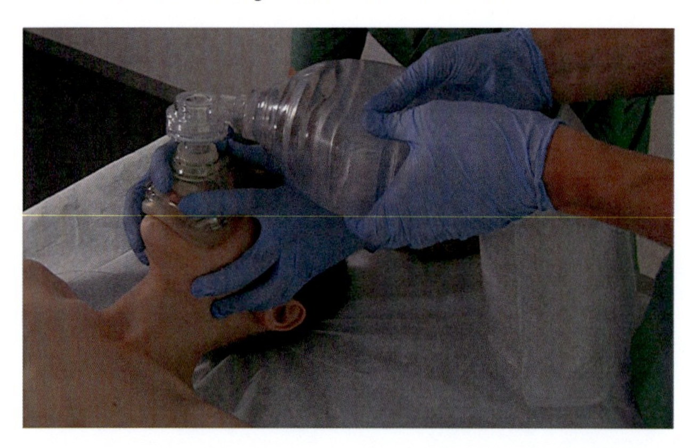

Bei der Zwei-Helfer Methode hält eine Person mit beiden Händen (Esmarch Handgriff) den Atemweg offen und fixiert die Maske, während die andere Person den Beutel betätigt. Diese Technik ist günstig bei Schwierigkeiten einen dichten Maskensitz zu erreichen oder falls höhere Beatmungsdrücke nötig sind *(Abbildung 2.16)*.

Um die Effektivität der Ventilation zu beurteilen muss sorgfältig auf die Thoraxexkursion geachtet werden. Auskultation kann ebenso hilfreich sein, falls ein Helfer in der Lage ist dies durchzuführen. Die Verwendung eines oro- oder nasotrachealen Tubus zum Offenhalten der Atemwege ist während der Maskenbeatmung häufig notwendig.

Exzessive Beatmung (d.h. zu hohes Volumen, zu hohe Beatmungsfrequenz und/oder zu hoher Atemwegsdruck) sind gefährlich. Im Atem-Kreislauf- Stillstand kann eine Hyperventilation/Überblähung den intrathorakalen Druck erhöhen und die koronare und zerebrale Durchblutung reduzieren, so dass die Überlebenschance sinkt. Sie kann auch die kardiale Auswurfleistung reduzieren, den Magen überblähen, Airtrapping und Leckagen verursachen. Bei Patienten mit Kopfverletzungen, kann die Hyperventilation das neurologische Outcome negativ beeinflussen.

Während der kardiopulmonalen Reanimation mit Beutel-Masken-Beatmung müssen Beatmungen und Thoraxkompressionen im Verhältnis 15:2 durchgeführt werden. Ist der Atemweg durch die endotracheale Intubation oder ein gut sitzendes supraglottisches Atemwegshilfsmittel gesichert, so wird die positive Druckbeatmung mit 10-12/min Beatmungshüben ohne Unterbrechung der Thoraxkompressionen durchgeführt (bis ROSC erreicht wird).

Die Beatmungsfrequenz während der CPR ist niedriger als die physiologische Atemfrequenz entsprechend dem Alter.

Es ist sehr wichtig, auf eine adäquate Ventilation während der Thoraxkompressionen zu achten. Obwohl es unter Reanimationsbedingungen schwierig ist, das applizierte Beatmungsvolumen zu bestimmen, soll Normoventilation angestrebt werden. Dies gelingt am besten, wenn bei der Beatmung gerade eine sichtbare Thoraxhebung erreicht wird. Sobald die Kreislauffunktion wiederhergestellt ist, oder das Kind eine effektive kardiale Auswurfleistung hat, soll eine normale altersentsprechende Beatmung (Atemfrequenz und Tidalvolumen) durchgeführt werden und so rasch wie möglich mittels Kapnographie und arterieller Blutgasanalyse überwacht werden.

2.3. Endotracheale Intubation

Die endotracheale Intubation ist der sicherste und effektivste Weg, die Atemwege offen zu halten. Gleichzeitig erlaubt sie eine optimale Kontrolle der Beatmungsdrücke und des positiven endexspiratorischen Druckes (PEEP), verhindert eine Magenüberblähung, schützt die Lunge weitestgehend vor Aspiration von Mageninhalt und ermöglicht zudem in Reanimationssituationen ununterbrochene Thoraxkompressionen.

Trotzdem muss nicht jeder, der in der Versorgung von Kindern tätig ist, intubieren können. Es ist eine Fertigkeit, die schwierig zu erlernen und bei Kindern schwierig anzuwenden ist. Die Intubation erfordert regelmäßiges Training, nicht nur an Übungsmodellen, sondern auch im Operationssaal unter Anleitung eines Anästhesisten. In vielen Situationen können gerade mehrfache Intubationsversuche den Zustand des Kindes verschlechtern. Eine Beutel-Masken-Beatmung ist in diesem Fall zu bevorzugen, um eine adäquate Oxygenierung und Beatmung des Kindes aufrecht zu erhalten, bis jemand mit Erfahrung im erweiterten Atemwegsmanagement eintrifft.

Die Intubation sollte immer dann erwogen werden, wenn die Beutel-Maske-Beatmung nicht effektiv erscheint, der Atemweg gefährdet ist oder eine längere Beatmungsdauer erwartet wird. Häufige Indikationen sind:

- Schwere anatomische oder funktionelle Atemwegsverlegung.
- Aspirationsschutz (z.B. unter Reanimation und nach Ertrinken).
- Notwendigkeit hoher Beatmungsdrücke, um eine ausreichende Oxygenierung sicherzustellen.
- Exakte CO_2 Kontrolle z.B. bei Hirndruck
- Längere Dauer der mechanischen Beatmung.
- Notwendigkeit für bronchiales oder tracheales Absaugen.
- Instabilität oder hohe Wahrscheinlichkeit, dass einer der oben angeführten Gründe vor oder während eines Transports insbesondere luftgebundener Transport auftreten kann.

Besonders im prähospitalen Bereich müssen Vorteile und Risiken einer endotrachealen Intubation sorgfältig gegeneinander abgewogen werden. Die präklinische Intubation eines Kindes sollte erwogen werden, wenn der Atemweg oder die Atmung ernsthaft beeinträchtigt oder gefährdet sind, die Art und Dauer des Transportes einen gesicherten Atemweg erfordert (z.B. luftgebundener Transport) und der Helfer ausreichend ausgebildet ist für erweitertes pädiatrisches Atemwegsmanagement einschließlich der Anwendung von Medikamenten zur Erleichterung der endotrachealen Intubation.

2.3.1. Endotrachealtuben

Für die Notfallintubation gibt es Endotrachealtuben mit und ohne Cuff *(Abbildung 2.17)*. Tuben ohne Cuff wurden bislang für Kinder bis zum Alter von 8 Jahren eingesetzt. Gecuffte Tuben bieten Vorteile bei vielen Gelegenheiten z.B. schlechter Lungencompliance, hoher Atemwegswiderstand oder wenn eine deutliche Leckage vorhanden ist. Durch Verwendung von Tuben mit Cuff gelingt häufiger beim ersten Versuch die Auswahl der geeigneten Größe. Die Notwendigkeit den Tubus zu wechseln hat sich dadurch deutlich reduziert. Schließlich können gecuffte Tuben ein zuverlässiges Monitoring der Lungenfunktion und die Kapnographie erleichtern. Wenn bei Positionierung des Tubus, der Größenauswahl und Einstellung des Cuffdrucks umsichtig vorgegangen wird, ist die Anwendung von Tuben mit Cuff für Säuglinge und Kinder (nicht aber für Neugeborene) so sicher wie die Verwendung eines Tubus ohne Cuff. Ein erhöhter Cuffdruck kann zu Durchblutungsstörungen des umliegenden Larynxgewebes und zu Stenosen führen und muss daher überwacht und unter 25 cm H_2O gehalten werden.

Bild 2.17
Endotrachealtuben

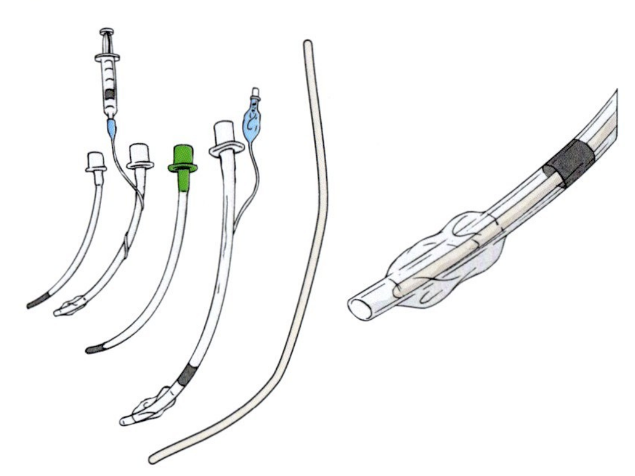

Tuben mit und ohne Cuff, Führungsstab und Tubus mit Führungsstab (beachte: der Führungsstab soll nicht über die Tubusspitze hinausragen)

- Die annähernd korrekte Tubusgröße (Innendurchmesser in Millimeter) kann mit Formeln berechnet werden. Alternativ können auch ein Broselow Band oder andere Hilfsmittel eingesetzt werden um die Tubusgröße abzuschätzen.

Tabelle 2.1
Formeln zu Abschätzung der korrekten Tubusgröße

	Nicht gecufft	Gecufft
Frühgeborenes	Gestationsalter in Wochen/10	Nicht verwendet
Neugeborenes	3.5	Üblicherweise nicht verwendet
Säugling	3.5 – 4.0	3.0 – 3.5
Kind 1-2 Jahre	4.0 – 4.5	3.5 – 4.0
Kind > 2 Jahre	Alter/4 + 4	Alter/4 + 3,5

2

- Zur Bestimmung der korrekten Tubustiefe von Mund- (oral) oder Nasenöffnung (nasal) kann die Formel in Tabelle 2.2. verwendet werden.

Tabelle 2.2
Formel zur Berechnung der Tubustiefe

Orale Intubation: Tubustiefe:
12 + (Alter/2) cm
Nasale Intubation: Tubustiefe:
15 + (Alter/2) cm

Diese Berechnungen entbinden den Anwender aber nicht von der klinischen und radiologischen Bestätigung der korrekten Tubuslage. Die meisten Tuben haben Markierungen in der Nähe der Spitze, welche die Länge anzeigen, die der Tubus über die Stimmlippen in die Trachea eingeführt werden soll.

Obwohl eine nasale Intubation (besonders bei Neugeborenen und kleinen Kindern) bei einer voraussichtlich längeren Beatmungsdauer sicherer ist, ist die orale Intubation schneller und komplikationsloser und soll daher unter Reanimationsbedingungen immer bevorzugt werden.

2.3.2. Vorbereitung der Intubation

Die adäquate Vorbereitung der Intubation ist entscheidend, um unerwartete Probleme zu vermeiden. Die schwierige Intubation muss immer vorausgeplant werden und falls sie erwartet wird, müssen entsprechendes Equipment und weiteres Personal verfügbar sein, bevor die Maßnahmen fortgesetzt werden.

In der Notfallsituation können Videolaryngoskope besonders hilfreich sein, da sie die Sicht auf den Larynx verbessern und die Erfolgsrate der Intubation erhöhen.

Die Herzfrequenz (zur Erkennung der Reflexbradykardie) und die Messung der Sauerstoffsättigung mit dem Pulsoxymeter (zur frühen Erfassung einer Hypoxie) sollten vor, während und nach der Intubation überwacht werden. Beachte dabei, dass die Pulsoxymetrie bei schlechter peripherer Durchblutung (Herzstillstand, Schock) unzuverlässig ist.

Die Blutdruckmessung kann eine unerwartete arterielle Hypotonie aufzeigen, die durch die Narkosemedikamente verursacht oder verschlechtert wird.

Das gesamte notwendige Equipment muss vor der Intubation bereitstehen *(Abbildung 2.5)*

- Medikamente für die Einleitung und Aufrechterhaltung der Analgosedierung
- Selbstfüllende Beatmungsbeutel adäquater Größe
- Sauerstoff
- Geeignete oro- und nasopharyngeale Tuben
- Laryngoskop (überprüft vor dem Einsatz, Ersatz Laryngoskop und Batterien sollten verfügbar sein.
- Geeignete Spatel (mindestens zwei Größen)
    - Es gibt zwei Arten von Spateln: gebogene (Macintosh) und gerade (z.B. Miller) Die Wahl des Spatels hängt von persönlichen Vorlieben und der Erfahrung des Anwenders ab. Beide Arten von Spateln gibt es in verschiedenen Längen. Diese wird bestimmt vom Alter des Kindes und dem Abstand des Mundwinkels vom Schildknorpel. Im Zweifel gilt, dass es normalerweise gut möglich ist mit einem zu langen Spatel zu intubieren aber nicht mit einem zu kurzen!
- Endotrachealtuben entsprechender Größe: ein um 0,5 mm kleinerer und um 0,5 mm größerer Tubus als der berechnete müssen ebenfalls zur Verfügung stehen.
- Ein Führungsstab hält den Tubus in jeder beliebigen Form und erleichtert die Einführung in den Kehlkopf. Die Größe muss entsprechend der Größe des Tubus ausgewählt werden, er muss gut gleitfähig gemacht werden und sollte immer so fixiert werden, dass seine Spitze niemals über das Tubusende hinausragt um Verletzungen der Trachea zu vermeiden.
- Gut funktionierendes Absauggerät und Absaugkatheter
- Klebeband oder Fixierbänder zur Tubusfixierung

- Monitoring: Kapnographie, Pulsoxymeter, EKG Notfallequipment: Supraglottische Atemwegshilfsmittel, Videolaryngoskop, ...

2.3.3. Rapid Sequence Intubation (RSI) "Blitzintubation"

Im Atem-Kreislauf-Stillstand ist für die Intubation eines Kindes keine Analgesie oder Sedierung notwendig aber in allen anderen Notfallsituation, die eine Intubation erfordern hingegen unbedingt.

Die RSI besteht aus einer raschen Abfolge von Narkoseeinleitung und Intubation, die in Notfallsituationen, z.B. bei nicht-nüchternen Patienten mit möglicherweise vollem Magen angewandt wird. Eine RSI wird mit der Präoxygenierung (100%) begonnen, dann werden rasch ein Sedativum/Analgetikum und ein Muskelrelaxans verabreicht, um Komplikationen und Fehlintubationen zu vermeiden. Es beinhaltet nicht unbedingt eine Beutel-Maske-Beatmung aber besonders bei Säuglingen und kleinen Kindern ist häufig eine vorsichtige Beutel-Maske-Beatmung (mit niedrigen Beatmungsdrücken) notwendig um eine Hypoxie zu vermeiden.

Viele Medikamente für die RSI haben nur eine kurze Wirkdauer und so müssen oft weitere Gaben zur adäquaten Analgosedierung verabreicht werden.

Da die RSI einige Komplikationen hervorrufen kann, muss der Anwender nicht nur in der Technik der Intubation gut trainiert und erfahren sein, sondern auch mit der Auswahl und Dosierung der Medikamente vertraut sein. Fehlintubationen oder Hypoxie durch wiederholte Intubationsversuche können die Morbidität und sogar die Mortalität erhöhen. Ein Intubationsversuch sollte normalerweise nicht länger als 30 Sekunden dauern. Falls es zu Bradykardie oder Hypoxie während der Intubation kommt muss der Intubationsversuch abgebrochen werden und der Patient mit Beatmungsbeutel und Maske und mit Sauerstoff beatmet werden. Idealerweise beobachtet ein Helfer/Assistent die SpO_2 und die Herzfrequenz während der Intubation und warnt bei Veränderungen.

Die Gabe von Atropin vor der Intubation reduziert das Auftreten einer Reflexbradykardie, kann jedoch eine hypoxiebedingte Bradykardie verschleiern. Aufgrund der fehlenden Evidenz für einen positiven Effekt bleibt die Entscheidung zur Atropingabe im Ermessen des verantwortlichen Arztes.

Es muss betont werden, dass alle Narkosemedikamente einen Blutdruckabfall hervorrufen können und manche sogar negative Auswirkungen auf die Herzfunktion haben. Blutdrucksenkende Medikamente können die kardiopulmonale Dekompensation beschleunigen, so dass bei einer notwendigen Intubation die Narkosemedikamente mit besonderer Vorsicht ausgewählt werden müssen.

Für die RSI bei Kindern ist Ketamin (2 mg/kg) und Midazolam (0,1mg/kg) mit Rocuronium (1mg/kg) eine relativ sichere und gut wirksame Kombination. Diese Kombination kann genauso bei Atem-Kreislauf-Versagen wie bei Trauma eingesetzt werden und hat im allgemeinen nur wenige Nebenwirkungen. Allerdings kann es trotz guter hämodynamischer Eigenschaften im Fall eines protrahierten oder schweren Schockzustandes dennoch zu einem Blutdruckabfall nach Narkoseeinleitung kommen.

Aufgrund der relativ hohen Beatmungsdrücke, die manchmal im Reanimationssituationen erforderlich sein können, kann Luft in den Magen insuffliert werden. Dies führt zur Magenüberblähung, erhöht das Risiko für Erbrechen und Aspiration und erschwert die Beatmung. Krikoiddruck (Sellick Manöver) - also sanfter Druck mit zwei Fingern auf den Ringknorpel nach hinten – wurde bisher eingesetzt um die Magenüberblähung, Reflux und die Aspiration von Mageninhalt zu verhindern. Allerdings hat sich seine Wirksamkeit nicht bestätigt und zusätzlich besteht das Risiko der erschwerten Beatmung und die Einschränkung der Sicht auf den Larynx bei der Intubation. Obendrein kann es im Fall von Erbrechen unter Krikoiddruck zur Ösophagusrissen kommen. *Der Krikoiddruck ist daher nicht mehr länger empfohlen.*

Die Verschiebung des Schildknorpels, durch die Person, die intubiert, ist während der Intubation, noch immer empfohlen falls die Stimmbänder dadurch besser einsehbar sind.

2.3.4. Überprüfung der Tubuslage

Die endotracheale Tubuslage wird durch mehrere Methoden überprüft, da keine einzelne Methode für sich absolut sicher ist. Unter Fehlintubation wird eine Lage des Endotrachealtubus im Hypopharynx (oberhalb der Stimmbandebene), im Ösophagus oder im Bronchialsystem (im Hauptbronchus, meist rechts) verstanden.

- Sichtbare Stimmbandpassage des Endotrachealtubus bei der Laryngoskopie
- Symmetrisches Heben des Thorax unter positiver Druckbeatmung
- Ausbleiben einer Magenüberblähung oder kein (hörbares) Einströmen von Luft in den Magen bei der Auskultation
- Beidseitig auskultierbare Atemgeräusche in der Achselregion und an der Lungenspitze
- Feuchtes Beschlagen der Tubusinnenwand während der Ausatmung
- Kapnometrie/Kapnographie, falls das Kind eine effektive Kreislauffunktion hat
- Verbesserung oder Stabilisierung der SpO_2 und der Herzfrequenz im altersentsprechenden Bereich
- Thorax-Röntgen, Ultraschall

Sowohl die Verbesserung der SpO_2 als auch der Herzfrequenz sind späte Zeichen effektiver Beatmung(bis zu 60 Sekunden) und sollten daher nicht sofort zur Entfernung des Tubus führen. Falls allerdings nach einer Minute keine Verbesserung eintritt, ist eine Tubusfehllage anzunehmen und entsprechend zu handeln.

Wird eine Fehlintubation vermutet, wird die Tubuslage mit direkter Laryngoskopie überprüft oder der Tubus entfernt und eine Beutel- Masken-Beatmung durchgeführt. Ist die Auskultation nicht seitengleich und insbesondere das Atemgeräusch auf der linken Seite des Brustkorbes abgeschwächt, kann der Tubus in 0,5 cm Schritten vorsichtig zurückgezogen werden, bis ein symmetrisches Atemgeräusch zu hören ist. Ist das Atemgeräusch nun beidseits gleich, war der Tubus zuvor im rechten Hauptbronchus. Endtidales CO_2 wird auch im Fall einer bronchialen Fehlintubation nachgewiesen.

Liegt der Endotrachealtubus richtig, wird er mit einem Pflaster gesichert und vorher falls nötig die Haut mit Gaze und Lösungsmittel gereinigt.

Verschlechtert sich plötzlich der Zustand eines intubierten Kindes, müssen verschiedene Ursachen in Betracht gezogen werden, die sich mit dem Akronym **„DOPES"** leicht merken lassen.

D	**D**islokation des Tubus (akzidentielle Extubation, rechter Hauptbronchus, ...)
O	**O**bstruktion des Tubus oder des Beatmungsfilters (HME) oder der Respiratorschläuche
P	**P**neumothorax oder andere Lungenprobleme (Atelektase, Bronchospasmus, Ödem, Lungenhochdruck; usw.)
E	**E**quipmentversagen (Sauerstoffquelle, Beatmungsbeutel, Tubus-Konnektion, Beatmungsgerät, ...)
S	**Stomach:** (Magenüberblähung führt zu veränderter Zwerchfellmechanik)

Ergänzend zum oben Gesagten gibt es noch andere Gründe für eine inadäquate Beatmung oder klinische Verschlechterung:

- Zu kleiner Tubus mit einer erheblichen Leckage
- Zu gering gewähltes Tidalvolumen (Beutel-Maske-Beatmung oder Beatmungsgerät)
- Aktives Druckbegrenzungsventil (Beutel-Maske-Beatmung oder Beatmungsgerät) bei verringerter Lungencompliance (z.B. nach Ertrinkungsunfall).

2.4. Management des schwierigen Atemwegs

Ein alternatives Vorgehen für das Atemwegsmanagement im Fall eines Scheiterns des Intubationsversuches muss **im Voraus** geplant werden. Im Allgemeinen ist die beste Strategie zu einer Technik zurückzukehren, die gut funktioniert hat. Expertenhilfe muss möglichst frühzeitig angefordert werden.

In Abhängigkeit von der Erfahrung des Anwenders können verschiedene Techniken und/ oder Hilfsmittel als Notfallmaßnahmen in Erwägung gezogen werden. Einige von diesen (z.B. Supraglottisches Atemwegshilfsmittel, Videolaryngoskopie, Führungsstäbe) haben sich in der Kinderanästhesie bewährt. Ihr Nutzen in Notfallsituationen ist aber nicht klar belegt. In manchen Krankhäusern ist die fiberoptische Intubation jederzeit verfügbar und kann, wenn nötig eingesetzt werden. Grundsätzlich gilt je jünger das Kind umso schwieriger ist der Einsatz all dieser Techniken.

2.4.1. Videolaryngoskopie

Videolaryngoskope erleichtern die Sicht auf den Larynx und werden besonders in der elektiven Intubation immer wichtiger. Sowohl bei Kindern aber auch beim Erwachsenen werden sie zunehmend auch ein wichtiges Hilfsmittel in der Notfallsituation. Die Intubation mittels Monitor und mit modifiziertem Spatel ist eine andere Technik als die direkte Laryngoskopie und erfordert spezielles Training. Es gibt viele verschiedene Hilfsmittel mit eigenen Eigenschaften und Anforderungen für den Gebrauch

2.4.2. Supraglottische Atemwegshilfsmittel

Supraglottische Atemwegshilfsmittel beschreiben eine Gruppe von Beatmungshilfen, die oberhalb der Stimmritze positioniert werden ohne Notwendigkeit der endotrachealen Intubation (z.B. Larynxmaske (LMA), I-gel, ...). Sie sind bei Kindern sicher und effizient einsetzbar, dennoch kann in Notfallsituation die Positionierung auch Schwierigkeiten bereiten. Grundsätzlich werden sie beim bewusstlosen Patienten eingesetzt.

Diese supraglottischen Hilfsmittel können von dafür ausgebildeten und erfahrenen Helfern eingesetzt werden, wenn die Intubation fehlschlägt. Allerdings sollten die Hilfsmittel trotz ihrer supraglottischen Position bei einer Atemwegsobstruktion im Larynxeingang z.B. Epiglottitis, Pseudokrupp, Laryngospasmus, ... nicht eingesetzt werden. Im Gegensatz zur endotrachealen Intubation bietet diese Technik keinen sicheren Aspirationsschutz.

Die klassische LMA besteht aus einem Tubus mit einer blockbaren Maske am distalen Ende, welche in den Mund eingeführt und soweit vorgeschoben wird, bis Widerstand spürbar ist. Anschließend wird der Cuff mit dem auf der Larynxmaske angegebenen Volumen geblockt, so dass er den Eingang des Larynx abdichtet und die distale Öffnung des Tubus gerade oberhalb der Stimmlippen liegt. Die LMA gibt es in verschiedenen Größen und die geeignete Größe muss verwendet werden, damit die LMA nicht selbst den Atemweg verlegt. Die ideale Positionierung der klassischem LMA kann bei pädiatrischen Patienten insbesondere kleinen Kindern schwierig sein. (Abbildung 2.18)

Bild 2.18
Platzierung der LMA

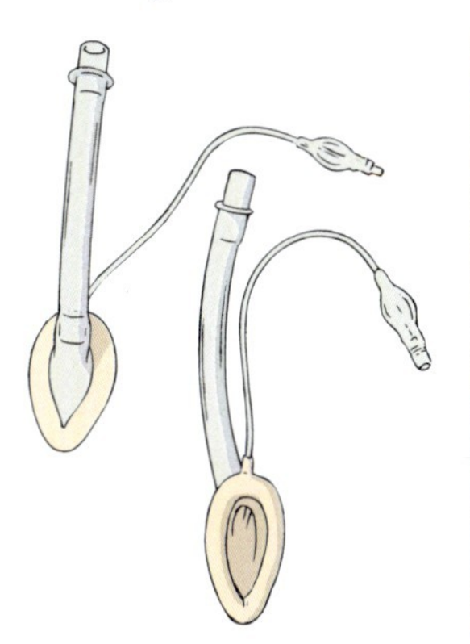

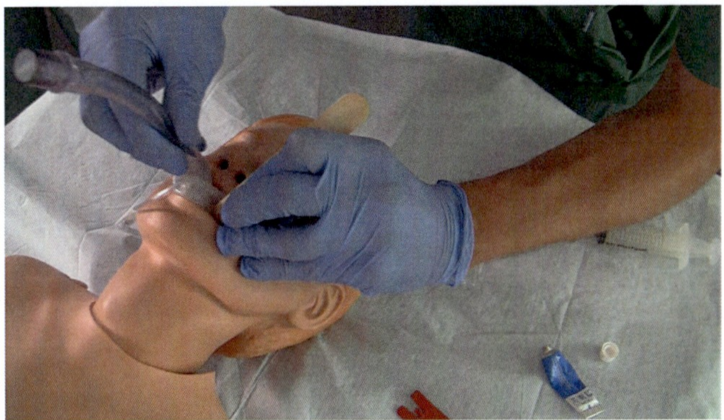

2.4.3. Krikothyreotomie

Eine Nadelkrikothyreotomie ist eine ultima ratio Technik, die bei einer Obstruktion der oberen Atemwege indiziert ist, wenn die klassische Intubation und andere Techniken versagt haben (letzte Möglichkeit!). Eine chirurgische Tracheotomie soll erfahrenen Chirurgen vorbehalten sein, da es sich um eine schwierige Maßnahme handelt, die mit erheblichen Risiken wie Blutung, Larynxverletzung, Pneumomediastinum und Hautemphysem einhergehen können. In letzter Zeit sind spezielle Krikothyreotomie-Sets auch für Kinder auf dem Markt erhältlich. Diese Sets erleichtern deutlich die nachfolgende Oxygenierung und Beatmung, erfordern aber angemessenes Training für die Anwendung.

Eine Krikothyreotomie (Abbildung 2.19) kann mit einer großlumigen Venenverweilkanüle (12 G oder 14 G) durchgeführt werden. Mit einer aufgesetzten Spritze wird das Ligamentum cricothyreoideum zwischen Schild- und Ringknorpel (beim Säugling direkt unterhalb des Ringknorpels) durch die Haut in einem Winkel von 45° nach unten punktiert. Die Aspiration von Luft bestätigt die richtige Lage. Die Nadel wird entfernt und die Kanüle über einen Dreiwegehahn (der dritte Port bleibt offen) mit einer Sauerstoffquelle verbunden. Sauerstoff wird für eine Sekunde gegeben (Inspiration), indem mit einem Finger der freie Port verschlossen wird und danach werden vier Sekunden für die Ausatmung (Exspiration) benötigt. Der Sauerstofffluss in l/min entspricht dem Alter des Kindes in Jahren (bis max. 6 l/min).

Bild 2.19
Nadel - Krikothyreotomie

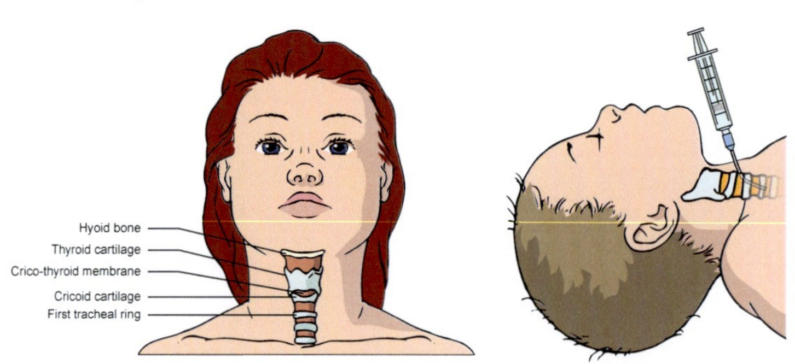

2.5. Monitoring der Oxygenierung und der Beatmung

2.5.1. Pulsoxymetrie

Die klinische Erfassung einer Hypoxie kann schwierig sein und ist oft spät und nicht verlässlich. Die Pulsoxymetrie ermöglicht eine kontinuierliche Überprüfung der peripheren Sauerstoffsättigung und ist eine wichtige nicht-invasive Methode zur Überwachung eines Kindes mit Atemnot, eigentlich aber eines jeden kritisch kranken oder verletzen Kindes. Sie ermöglicht das frühzeitige Erkennen einer Hypoxie und sollte während der Stabilisierung und des Transports von kritisch kranken Kindern benutzt werden. Eine genaue Messung erfordert eine entsprechende Menge an Hämoglobin gebundenem Sauerstoff und einen adäquaten pulsatilen peripheren Blutfluss; sie wird daher unzuverlässig oder nicht mehr messbar, wie im Atem-Kreislauf-Stillstand oder Schock, wenn die periphere Perfusion stark eingeschränkt ist oder bei der Kohlenmonoxidvergiftung, Methämoglobinämie oder schwerer Anämie. Jeder Zustand, mit deutlich eingeschränkter peripherer Perfusion (z.B. kalte Extremitäten, ansteigendes Fieber) kann die Pulsoxymetrie beeinflussen und sollte bei reduzierter Qualität der Messung beachtet werden.

2.5.2. Endtidales Kohlendioxid [$ETCO_2$]

Das Monitoring des ausgeatmeten Kohlendioxids wird zur Bestätigung der Tubuslage und zur optimalen Anpassung der Beatmung bei Neugeborenen, Säuglingen und Kindern empfohlen. Nach sechs Beatmungen sollte Kohlendioxid aus Ösophagus und Magen ausgewaschen sein, so dass angenommen werden kann, dass das gemessene $ETCO_2$ aus den Lungen stammt. Sehr niedriges oder fehlendes $ETCO_2$ zeigt also eine Tubusfehllage an, insbesondere, wenn es gleichzeitig zu einer Magenüberblähung kommt. Allerdings kann der $ETCO_2$ Nachweis die sorgfältige beidseitige Auskultation oder ein Thorax-Röntgen zur Bestätigung einer einseitigen Tubuslage im rechten Hauptbronchus nicht ersetzten.

Im Atem-Kreislauf-Stillstand und bei niedrigem kardialem Auswurf (besonders bei Säuglingen) wird die Kapnographie keine Werte anzeigen, da nur ein sehr geringer

Blutfluss in der Lunge besteht und kaum CO_2 abgeatmet wird. Dies kann eine Tubusfehllage vortäuschen und die korrekte Tubuslage muss durch die klinische Untersuchung und/oder die direkte Laryngoskopie überprüft werden.

Während der CPR zeigt die Kapnographie den pulmonalen Blutfluss und die kardiale Auswurfleistung. Daher kann sie hilfreich sein um die Effizienz der Thoraxkompressionen zu beurteilen und die Rückkehr des Spontankreislaufs (Verlauf der Messung, nicht die Absolutwerte) zu erkennen. In der Postreanimationsphase ist es sehr wichtig, die Beatmung so einzustellen, dass Normokapnie erreicht wird. Das $ETCO_2$ stimmt nicht komplett mit dem arteriellen CO_2 überein. Daher muss so schnell wie möglich ein arterielles pCO_2 bestimmt werden um die Beatmung zu steuern und Hypo- oder Hyperkapnie zu vermeiden.

2

Die Kapnographie zeigt die Fehlintubation schneller als die Pulsoxymetrie (außer im Fall der bronchialen Fehllage) an

Eine kontinuierliche elektronische Kapnographie erzeugt eine Kurvenform (Abbildung 2.20), die das ausgeatmete Kohlendioxid in der Exspirationsphase anzeigt. Die Form der Kurve erlaubt Rückschlüsse auf die Beatmung wie z.B. eine bronchiale Obstruktion. Neuere Geräte ermöglichen auch das $ETCO_2$ Monitoring von nicht-intubierten Patienten, was seinen Wert für die Steuerung der Beatmung noch steigert.

Bild 2.20
Kurvenform der Kapnographie. Der Wert des endtidalen CO_2 steht auf der y-Achse

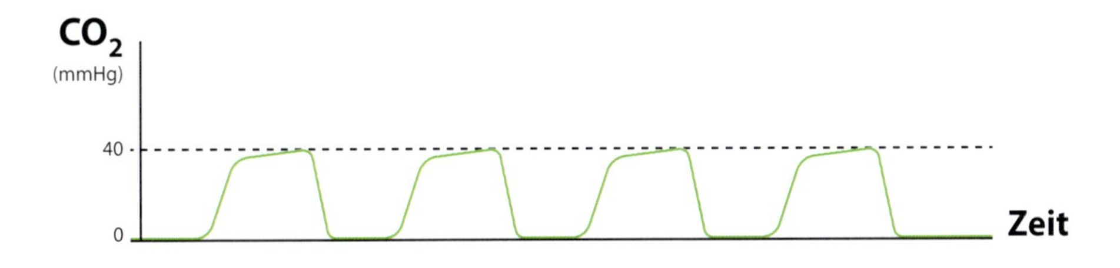

3. Spezielle respiratorische Erkrankungen

Im Kindesalter tritt ein Atem-Kreislauf-Stillstand vorwiegend sekundär nach Verletzung oder Erkrankung auf und hat ein schlechtes Outcome; daher können Strategien zur Erkennung und Therapie von Erkrankungen die Entwicklung zum Organversagen und zum Atem-Kreislauf-Stillstand verhindern. Zu Beginn ist die Erkennung und Behandlung von respiratorischem und/oder Kreislaufversagen wichtiger als die exakte Diagnose der Erkrankung zu stellen.

Unter bestimmten Umständen kann aber das Wissen um spezielle Krankheitsbilder hilfreich sein um die Erkrankung angemessen zu behandeln und das Outcome zu verbessern. Einige dieser Erkrankungen erfordern bestimmte spezielle Notfallmaßnahmen. Im Kapitel 8 beschreiben wir sie im Detail.

Kapitel 3.

Kreislauf

Schock bzw. Kreislaufversagen ist ein klinischer Zustand bei dem der Blutfluss und die Versorgung des Gewebes mit Nährstoffen nicht den metabolischen Bedürfnissen entsprechen. Schock wird als eine inadäquate Perfusion der Organe des Körpers definiert. Eine unzureichende Versorgung mit metabolischen Substraten wie z. Bsp. Sauerstoff und Glukose sowie eine unzureichende Beseitigung zellulärer Abbauprodukte führen zu anaerobem Metabolismus im Gewebe, zur Anreicherung von Laktat und Zellschädigung. Schock wird als kompensiert oder dekompensiert bezeichnet *(siehe Kapitel 1)*

Schock wird anhand der ABCDE Prinzipien behandelt, wobei die Flüssigkeitsgabe als Teil der Phase „C" der Wiederbelebungsmaßnahmen gesehen wird. Die Art der Flüssigkeit und die Geschwindigkeit der Infusion hängen von der Art des Schocks ab, daher ist es entscheidend bereits früh die unterschiedlichen Arten des Schocks zu differenzieren. Im kardiogenen Schock zum Beispiel müssen Flüssigkeitsgaben eventuell limitiert werden, da das Problem des mangelnden Herzzeitvolumens an der fehlenden Pumpleistung des Herzens liegt. Vasoaktive Substanzen und / oder inotrope Medikamente sind möglicherweise bei manchen Schockformen ebenfalls notwendig. Flüssigkeitsgaben müssen vorsichtig und unter Beobachtung der Zeichen einer Flüssigkeitsüberlastung durchgeführt werden.

Als Teil der Kreislaufüberwachung ist auch das Elektrokardiogramm (EKG) zu sehen. Es bestätigt das Auftreten von Arrhythmien und zeigt Änderungen der Herzfrequenz auf, die entweder eine Änderung des Patientenzustandes oder eine Antwort auf die Therapie sein können.

1. Arten des Schocks

Der hypovolämische Schock ist die häufigste Form des Schocks bei Kindern und entsteht, wenn große Mengen an Flüssigkeit aus dem intravaskulären Raum ohne ausreichenden Ersatz verloren gehen z.B. bei Diarrhoe mit Dehydratation, übermäßigem Erbrechen, Trauma mit Blutungen, Verbrennung mit > 10% Körperoberfläche, diabetische Ketoazidose etc.

Septischer, anaphylaktischer und neurogener Shock sind als Unterformen des **distributiven (Umverteilung) Schocks** zu nennen. Volumen ist im Körper in ausreichender Menge vorhanden, es kommt aber zu einer Umverteilung. Das Volumen steht dann dem Kreislauf nicht mehr in ausreichender Menge zur Verfügung. Septischer (manche Formen, *siehe Kapitel*

8) und anaphylaktischer Schock zeichnen sich durch eine Kombination aus Vasodilatation und einer erhöhten kapillaren Permeabilität ins Interstitium (umgebendes Gewebe) aus. Im neurogenen Schock verbleibt durch einen verminderten vaskulären Tonus der Blutdruck trotz großer Volumenmengen niedrig. Da Komplikationen auch dadurch auftreten können, ist der wohlüberlegte Gebrauch von inotropen Substanzen zur Verbesserung des Gefäßtonus und die Überwachung der gesamt verabreichten Volumenmenge notwendig.

Dissoziativer Schock kann beobachtet werden, wenn ungenügend Sauerstoff im Blut (Hämoglobin) transportiert wird (werden kann) und dadurch über Aktivierung des anaeroben Metabolismus eine Azidose entsteht. (z.B. Kohlenmonoxid oder Zyanid Vergiftung oder schwere Anämien).

Bei kardiogenem Schock ist die zirkulatorische Insuffizienz eine Folge der gestörten Pumpfunktion, welche durch eine verminderte Kontraktilität des Herzmuskels im Rahmen einer Myokarditis oder Kardiomyopathie auftreten kann.
Ein obstruktiver Schock kann im Gegensatz dazu auftreten, wenn der Blutfluss in das Herz (durch verminderten Einstrom in die Herzkammern (Preload)) oder aus dem Herz behindert wird. Dies kann etwa durch eine Perikardtamponade, Lungenüberblähung mit erhöhten intrathorakalem Druck, massive Pulmonalarterienembolie oder ein abdominales Kompartmentsyndrom entstehen.

Während Rhythmusstörungen häufig das Ergebnis einer akuten Erkrankung sind, können einige dieser Arrhythmien auch selbst zu einer Kreislaufinsuffizienz führen.

Zusammenfassend ist das rasche Erkennen und Therapie einer respiratorischen und/ oder Kreislaufinsuffizienz wichtiger als die genaue Diagnose. Allerdings kann es unter gewissen Umständen hilfreich sein, den genaueren Pathomechanismus zu kennen, um adäquat diese Erkrankung zu behandeln und das Outcome zu verbessern. Einige dieser Schockarten benötigen jedoch spezielle Notfallmaßnahmen. Diese werden in Kapitel 8 genauer beschrieben.

2. Gefäßzugang im Notfall

Die Etablierung eines Gefäßzuganges ist in den ersten Minuten der Notfallversorgung und nach Erkennen der Zeichen eines Schocks entscheidend. Dieser kann durch einen peripheren intravenösen [IV] oder intraossären Zugang [IO] erfolgen. Der IO Zugang hat dabei alle Vorteile eines zentralvenösen Zuganges, ist allerdings deutlich einfacher und schneller anzulegen. Der IO Zugang ist folglich die erste Wahl beim Atem-Kreislaufstillstand und bei einem dekompensierten Schock, wenn die Verabreichung von Adrenalin und/oder Flüssigkeit die ersten Behandlungsschritte darstellen.

Sobald ein Gefäßzugang etabliert ist, sollten nach Möglichkeit alle relevanten Blutabnahmen durchgeführt werden z.B. Blutgasanalyse, Laktat, Glukose, Elektrolyte, Blutbild, Gerinnung und Blutkulturen. Diese Proben sollten idealerweise vor der Gabe von Flüssigkeit gewonnen werden, allerdings nur wenn die Blutabnahme nicht die Gabe von Adrenalin, Flüssigkeit oder anderer Medikamente verzögert. Flüssigkeitsgaben können je nach Praktikabilität entweder über eine Spritze oder ein Infusionssystem verabreicht werden. Jedes Medikament, das während der Notfallversorgung verabreicht wird, wird durch einen Flüssigkeitsbolus von mindestens 5ml einer 0.9%igen Kochsalzlösung (oder bis zu 10ml falls über eine periphere Vene oder über das Bein verabreicht) gespült.

Rasche Flüssigkeitsgaben können nicht frei tropfend verabreicht werden. Es ist vorteilhafter eine Druckinfusionsmanschette oder 50ml Spritzen zu verwenden.

Ein intravenöser oder intraossärer Zugang ist auf jeden Fall einem zentralvenösen Zugang oder einer trachealen Applikation von Medikamenten vorzuziehen. Ein zentralvenöser Zugang beim schockierten Kind erfordert Erfahrung und benötigt selbst bei routinierten Personen mehr Zeit als ein peripherer oder IO Zugang.

2.1. Peripherer venöser Zugang

Eine periphere Vene kann probiert werden, wenn sie leicht zu sehen ist oder gut unter der Haut zu fühlen ist und ausreichend groß erscheint. Übliche Stellen für einen periphervenösen Zugang beim Kind sind am Handrücken, der Dorsalfläche des Fußes und die Ellenbeuge. Falls diese Gefäße nicht leicht zu erkennen sind, bieten sich manchmal auch die V. saphena magna oder die externe Jugularvene an. Die Verwendung von Kopfvenen ist während der Notfallversorgung auf Grund der Gefahr eines Paravasats und potenzieller Gewebsnekrose nicht zu empfehlen.

Ein periphervenöser Zugang benötigt Können und Erfahrung, kann jedoch wenn erfolgreich angelegt für die meisten, wenn auch nicht alle Notfallflüssigkeiten und Medikamente verwendet werden. Beurteile die Größe der Vene und lege den größt möglichen Katheter hinein, dann befestige ihn sicher.

2.2. Intraossärer Zugang

Intraossär ist eine schnelle und einfache Möglichkeit einen Zugang zu generieren. Er ist der Zugang der Wahl im Falle eines Atem-Kreislaufstillstands und eines dekompensierten Schocks. Ein periphervenöser Zugang kann im Fall eines Atem-Kreislaufstillstand probiert werden, bei zu erwartenden Schwierigkeiten bei der Anlage, ist ein intraossärer Zugang vorzuziehen. Medikamente, Flüssigkeiten und Blutprodukte, die über einen peripher venösen Zugang gegeben werden, können auch intraossär verabreicht werden. Große Flüssigkeitsmengen können manuell oder über eine Druckinfusionsmanschette injiziert werden, ein einfaches Infusionsbesteck oder andere Niedrigdruckmöglichkeiten sind nicht praktikabel. Um die erwünschte Infusionsrate zu erzielen ist es sinnvoll schrittweise und vorsichtig den Infusionsdruck zu erhöhen. Die intraossäre Infusion wird am besten nach Stabilisierung des Kindes durch einen venösen Zugang ersetzt.

Unterschiedliche Nadeln sind für die intraossäre Infusion erhältlich. In diesem Kapitel werden wir zwei Arten dieser Nadeln und deren Anlagetechnik erklären.

- Manuell applizierbare Trokarnadeln haben ein endständiges und zwei seitliche Löcher *(Abb. 3.1)*. Diese sind in 3 Größen verfügbar: 18G für bis zu 6 Monate, 16G für 6-18 Monate; 14G für 18 Monate und älter; es gibt keine Größen für ältere Kinder oder Erwachsene.
- Ein halb-automatischer Bohrer *(Abb 3.2)* appliziert mit Drehbewegungen eine Nadel in den Knochen (z.B. EZ-IO) mit einer 15G Nadel in 3 Längen: 15, 25, 45 mm. Diese Bohrer sind, falls verfügbar, bereits die Methode erster Wahl, da sie meist nur wenig Übung benötigen, um sie korrekt und schnell anwenden zu können. Die Nadeln sind auch leichter zu befestigen als die manuellen Trokarnadeln und dislozieren damit weniger häufig.

Bild 3.1
Trokar IO Nadel

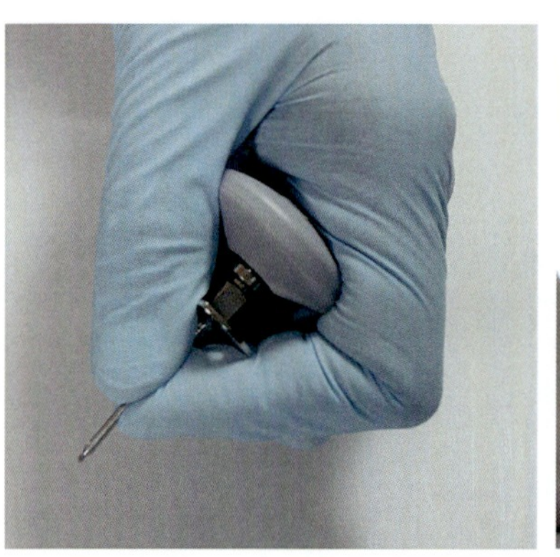

Bild 3.2
Semi-automatischer IO Bohrer

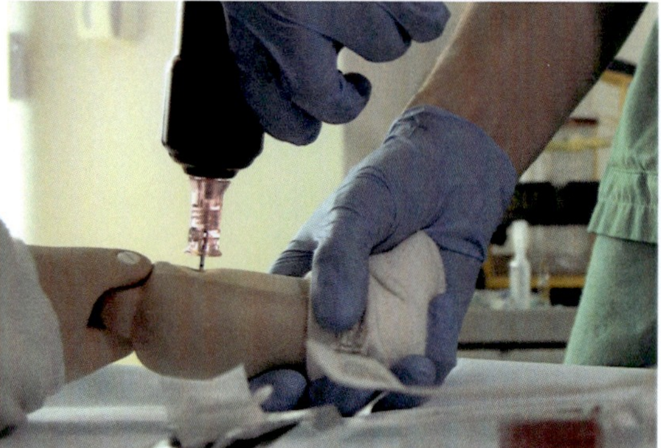

Bild 3.3
IO Applikationsorte: anteromediale Oberfläche der Tibia, 2-3cm unterhalb des distalen Randes der Patella (medial von der Tuberositas); mediale Fläche der Tibia 3cm oberhalb des medialen Malleolus und der latero-anteriore Anteil des großen Tuberkels des Humerus. Für die Tibiaposition wird die Nadel im 90 Grad Winkel eingebracht, während beim Humeruskopf ein Winkel von 45 Grad empfohlen wird.

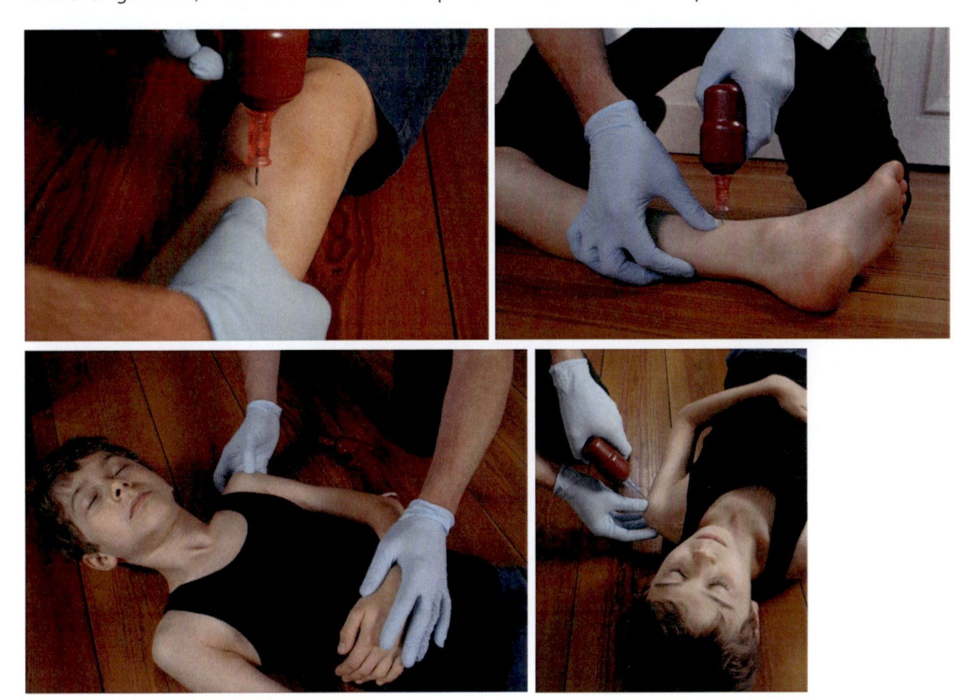

3

Es gibt einige potenzielle Stellen zum Anlegen des IO Zugangs *(Abb 3.3)*. Die Wahl hängt dabei vom Alter und Größe des Patienten, der Fähigkeit Orientierungspunkte zu finden, sowie die spezielle klinische Umgebung und etwaige Kontraindikationen etc. ab. Eine IO Nadel soll niemals in einen Knochen, der bereits in den letzten 48h punktiert wurde oder in einen frakturierten Knochen platziert werden. Ebenso soll ein Knochen während der Reanimation nicht verwendet werden, wenn sich unterhalb der Punktionsstelle eine große venöse Blutung befindet. Mögliche Applikationsorte sind folgende:

- Proximale Tibia: anteromediale Fläche der Tibia 2-3cm unterhalb des distalen Randes der Patella (medial der Tuberositas): jüngere Kinder
- Distaler Femur: 1cm proximal des Oberrandes der Patella und 1-2cm medial der Mittellinie: Neugeborene, Säuglinge. Dabei ist es wichtig das Bein am Knie ruhigzustellen, damit es nicht zur Dislokation kommt
- Distale Tibia: medialer Teil der Tibia 3cm oberhalb des medialen Malleolus: Alternative bei älteren Kindern
- Proximaler Humerus: Latero-anteriorer Anteil des großen Tuberkels des Humerus:

Jugendliche; ältere Kinder; wenn große Flüssigkeitsgaben erforderlich sind; Patienten bei Bewusstsein. Es ist dabei wichtig den Arm ruhigzustellen, damit es nicht zur Abduktion und damit resultierender Dislokation kommt.

Alle der oben genannten Orte meiden die Wachstumsfuge. Die Nadel wird durch das Periost und den Knochenkortex in das Knochenmark gebracht. Danach kann durch Aspiration von Blut oder Spülung mit Kochsalzlösung die korrekte Position bestätigt werden. Es soll dabei nicht zu einer Schwellung des subkutanen Gewebes kommen. Blutproben für Blutgasanalysen, Hämatokrit, Harnstoff, Elektrolyte und für die Kreuzprobe von Blutkonserven können abgenommen werden, bevor Flüssigkeiten oder Medikamente gegeben werden; allerdings nur, wenn deren Gabe nicht verzögert wird. Proben aus dem Knochenmark können jedoch Auto-Analysegeräte beschädigen und sollten daher eher mit Einwegkartuschen untersucht werden. Das Labor ist über den Ursprung der Probe in jedem Fall zu informieren.

Die korrekte Lage kann angenommen werden, wenn die Nadel stabil ist, Blut aspiriert werden kann und Flüssigkeiten ohne Hinweis auf Paravasate verabreicht werden können oder therapeutische Effekte durch gegebene Medikamente gesehen werden.

- *Um ausreichende Flussraten über den IO Katheter zu gewährleisten sollte dieser initial sanft aber leicht mit einem Flüssigkeitsbolus von 2-5ml (Säuglinge und jüngere Kinder) bis 10ml (ältere Kinder) Kochsalzlösung gespült werden. Es ist ebenfalls wichtig nach jeder Medikamentengabe den Zugang mit 2-10ml 0,9%iger Kochsalzlösung zu spülen.*
- *Im Gegensatz zum Legen des intraossären Zugangs, der meist gut toleriert wird, kann die intraossäre Gabe von Flüssigkeit manchmal sehr schmerzhaft sein. Ein IO Zugang ist bei bewusstseinsklaren Kindern auch möglich, allerdings sollte eine ausreichende Analgesie vor einer Medikamenten- oder Flüssigkeitsgabe erfolgen. Dafür werden 0,5mg/kg Lidocain ohne Konservierungsstoffe und Adrenalin (2% = 20mg/ml) über 1-2 Minuten ins Knochenmark verabreicht und 60 Sekunden gewartet bevor der erste Bolus gegeben wird.*

2.2.1 Technik *(Abb 3.4)*

- Desinfiziere die Haut um die geplante Punktionsstelle mit einer entsprechenden Lösung (Chlorhexidin, alkohol-basierte Löungen)
- Immobilisiere die Extremität in dem diese mit der nicht-dominaten Hand gehalten wird; gehe sicher, dass sich keine Hand unterhalb der Extremität befindet
- Mit der dominanten Hand nimmt der Behandler die Nadel und platziert diese im 90 Grad Winkel auf der Haut

- Falls ein automatischer Bohrer verwendet wird, ist es entscheidend, dass bevor der Abzug ausgelöst wird, die Nadel auf den Knochen aufgesetzt wird. Kontrolliere ob zumindest 5mm des Katheters (mindestens eine schwarze Linie) außerhalb der Haut sichtbar sind, damit genug Nadellänge noch verfügbar ist, um diese bis ins Knochenmark hinein zu bohren. Drücke den Abzug und übe leichten konstanten Druck aus, damit die Nadel durch die Rotation den Knochen penetrieren kann. Lasse den Abzug los, sobald dieser Druck nachlässt.
- Im Fall eines manuellen Trokars schiebe die Nadel mit einer festen rotierenden Bewegung im 90 Grad Winkel bis der Druck nachlässt, sobald man den Kortex des Knochens durchstoßen hat. Die Nadel sollte etwa 1-2 cm eindringen.
- Nach dem Entfernen der Nadel des Trokars wird eine vorher gespülte 90 Grad Verlängerung angebracht. Aspiriere Blut oder spüle mit Kochsalzlösung um die korrekte Position zu bestätigen. Es soll dabei nicht zu einer Schwellung des subkutanen Gewebes kommen. Blutproben für Blutgas, Hämatokrit, Harnstoff, Elektrolyte und für das Auskreuzen von Blut können abgenommen werden, bevor Flüssigkeiten oder Medikamente gegeben werden, allerdings nur falls dies deren Gabe nicht verzögert.
- Sobald der Katheter in Position ist, sollte dieser sicher fixiert werden, damit dieser nicht durch die Reanimationsmaßnahmen und anschließendem Transport disloziert werden kann.

Bild 3.4
Technik der IO Applikation

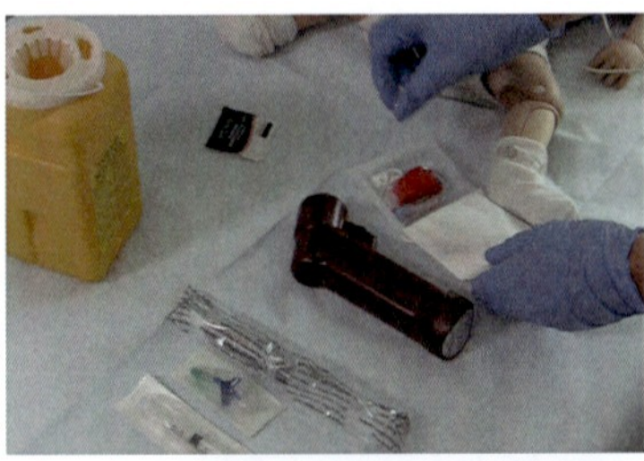
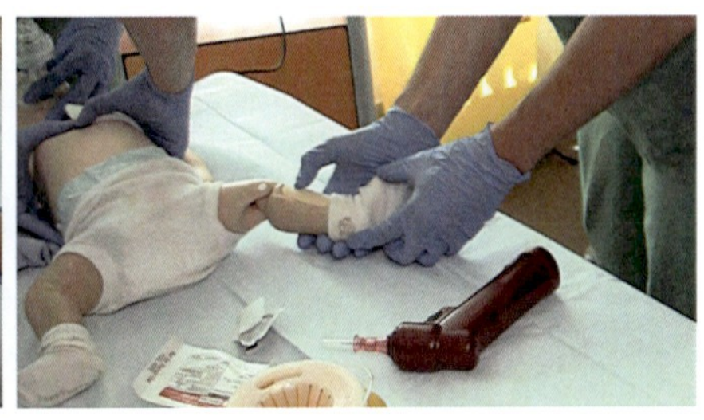
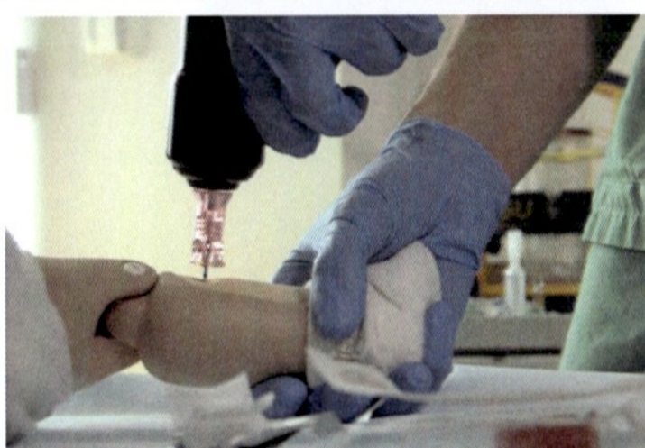

2.2.2 Komplikationen

Auch wenn Komplikationen selten sind, können sie schwerwiegend verlaufen. Korrekte Technik und häufige Evaluation der Injektionsstelle sind wichtig.

- **Paravasate:** diese sind eine der häufigsten Komplikationen der IO Applikation und können mild oder mit schwerwiegenden Konsequenzen ablaufen. Überprüfe ob es zu einer Schwellung, Verfärbung, Schmerzen oder Zeichen an der Hinterseite der Extremität kommt, die ein Hinweis für ein Paravasat sein könnten. Falls es Grund zur Sorge gibt, stoppe die Flüssigkeitsgabe in das Knochenmark und reevaluiere den korrekten Injektionsort mittels Aspiration (und Spülbarkeit). Ein Paravasat in das Faszienkompartiment kann zu einer eingeschränkten Blutzufuhr in die Extremität und in weiterer Folge zum *Kompartmentsyndrom* führen. Ein Paravasat mancher Medikamente kann zu schweren Nekrosen der Weichteile führen.

- **Embolie:** das sehr kleine Risiko (<1%) einer Fett- oder Knochenmarksembolie besteht am Beginn der intraossären Therapie

- **Infektion:** das Risiko einer Infektion wie einer Osteomyelitis ist sehr niedrig falls die intraossäre Nadel innerhalb von 48h entfernt wird.

- **Fraktur:** das Risiko einer Fraktur wird durch die korrekte Technik und Überprüfen eines intakten Knochens vor Kanülierung minimiert. Es sollte unbedingt darauf geachtet werden nicht die Wachstumsfuge zu punktieren, auch wenn das Risiko für Langzeitfolgen sehr gering ist.

- **Hautnekrose:** Kann durch das Paravasat bestimmter Medikamente entstehen. Vor der Applikation von toxischen, sehr sauren oder basischen oder hoch-konzentrierten Medikamenten soll der IO Zugang nochmals bezüglich Lage und Durchgängigkeit kontrolliert werden.

3. Flüssigkeit während der Reanimation

Volumen wird während der Reanimation zur Wiederherzustellung eines adäquaten Blutvolumens verabreicht um eine ausreichende Perfusion der lebenswichtigen Organe zu erzielen. Dies ist für den Austausch von Sauerstoff und Kohlendioxid, sowie für das Aufrechterhalten eines normalen Stoffwechsels erforderlich. Isotone kristalloide Lösungen werden in der initialen Phase der Reanimation bei Säuglingen und Kindern bei allen Arten des Kreislaufversagens empfohlen.

Die Flüssigkeit wird im Bolus von **20ml/kg** i.v. oder i.o. verabreicht. Das Kind muss danach neuerlich evaluiert werden und falls weiterhin Zeichen des Schocks erkennbar sind, wird ein zweiter Bolus von 20ml/kg gegeben. Besteht der Schock weiter müssen eventuell Blutkonserven, Thrombozytenkonzentrate oder Plasma gegeben werden. Im Falle von Trauma ist die frühe Gabe von Blutprodukten noch zwingender.

Generell ist es wichtig nach der Ursache des Volumenbedarfs zu suchen und auch spezifisch zu behandeln. Der ABCDE Status des Kindes soll dabei wiederholt neu überprüft werden auf Zeichen von Kompensation oder Dekompensation. Danach kann die zusätzliche Volumengabe erwogen werden.

- *Wenn ein kardiogener und/oder septischer Schock vermutet wird und/oder es Zeichen einer Dekompensation der Herzfunktion gibt (Hepatomegalie, grobblasige Rasselgeräusche, gestaute Jugularvenen) ist die Gabe von positiv inotropen Substanzen und/ oder Vasopressoren dringend indiziert. Flüssigkeit kann dabei noch immer notwendig sein, die Gabe soll jedoch deutlich vorsichtiger erfolgen.*
- *Bei Kindern mit einer febrilen Erkrankung ohne Zeichen eines Kreislaufversagens, ist ein Zugang zur eventuellen Volumentherapie von Vorteil, begleitet von einer häufigen Evaluation des Kindes.*

3.1. Isotone kristalloide Lösungen

Kristalloide werden verwendet um den Flüssigkeitsverlust aus dem interstitiellen Raum zu ersetzen und um einen Elektrolytmangel zu korrigieren. Kristalloide werden zur initialen Therapie bei Reanimationen verwendet, da sie generell sicher, leicht verfügbar, effizient im Erhöhen des zirkulatorischen Volumens und nicht teuer sind. Teilweise müssen große Volumina infundiert werden, um das zirkulatorische Defizit auszugleichen; dies wird manchmal bei Patienten mit kardialer oder pulmonaler Grunderkrankung schlecht toleriert, sodass es zum Lungenödem kommen kann. Daher soll die Flüssigkeitsgabe immer mit konstanter ABC Evaluation und Monitoring erfolgen.

Isotone Kristalloide Lösungen sind: Isotone balancierte Lösungen, Ringer-Laktat, Hartmann-Lösung, Plasmalyte,...

Glukoselösungen werden nie zur Volumenexpansion verwendet, da diese Hyperglykämien verursachen können, die in der Folge zu osmotischer Diurese führen. Diese erhöht die Harnproduktion und führt zu einer Verminderung des zirkulatorischen Volumens. Es ist sinnvoller Glukoselösungen als Medikament zu betrachten, die bei drohender oder manifester Hypoglykämie verabreicht wird.

Große Mengen an chloridhaltiger Kochsalzlösung können eine hyperchlorämische Azidose verursachen, die mit dem erhöhten Risiko einer akuten Niereninsuffizienz und Immundysfunktion verbunden ist. Chloridarme, sogenannte gepufferte Elektrolytlösungen wie Ringer-Laktat und Hartmann- Lösung werden daher empfohlen. Diese ähneln der Zusammensetzung und Eigenschaft der extrazellulären Flüssigkeiten am meisten, auch wenn große Mengen davon eine metabolische Alkalose verursachen können und hypoton wirken. Falls eine Anurie oder Oligurie besteht, sind kaliumhaltige Lösungen wie Hartmann-Lösung und Ringer-Laktat nur vorsichtig zu verwenden, da es hierbei zu einer Hyperkaliämie kommen kann.

3.2. Kolloide

Lange glaubte man, dass Kolloide länger im Gefäßbett verbleiben und damit effizienter das zirkulatorische Volumen im Vergleich zu Kristalloiden erhöhen könnten. Neuere Daten zeigen, dass dieser Unterschied viel geringer als gedacht ist. Kolloide diffundieren ebenso in den extravaskulären Raum, besonders wenn es zu einer Schädigung des Endothels im Rahmen einer Sepsis kommt. Zusätzlich dauert es nachher länger bis diese Flüssigkeit sich wieder zurück in das intravaskuläre Bett verschiebt. Des Weiteren sind Kolloide – sowohl humane als auch synthetische – teurer und können allergische Reaktionen verursachen. Insbesondere haben (semi-)synthetische Kolloide nachgewiesenermaßen schädigende Effekte auf die Nierenfunktion, Gerinnungsfunktion und Mortalität, daher sollten sie (außerhalb von Studien) nur eingeschränkt verwendet werden.

Humanes Albumin (5 oder 4,5%ig) ist noch von Bedeutung bei der Reanimation von Kindern. Im septischen Schock ist es als unterstützender Volumenexpander ein akzeptiertes Mittel der Wahl, beim Schädel-Hirn-Trauma jedoch kontraindiziert. Hypertones Albumin (20%ig) kann bei kritisch kranken Kindern mit Hypoalbuminämie oder Oligurie ebenfalls verwendet werden.

3.3. Blutprodukte

Blutprodukte sollten auf Grund ihrer Kosten, potentieller Nebenwirkungen (infektiös, entzündlich…) und in Ermangelung unbegrenzter Resourcen immer behutsam verwendet werden. Sie sollten nur in Fällen (oder Verdacht auf) einer Anämie, Thrombopenie oder Gerinnungsveränderungen verabreicht werden. Grenzwerte zur Indikation der Transfusion müssen stets intensiv abgewogen werden.

Bei einem septischen Schock ist zu berücksichtigen, daß Anämie, Thrombozytopenie und verlängerte Gerinnungszeiten sowohl durch den Verbrauch bei einer disseminierten Gerinnungsstörung als auch durch Verdünnung entstehen können. Die zeitgerechte Gabe von Blutprodukten bei der Reanimation von Kindern im Rahmen eines septischen Schocks kann über die Prognose entscheiden.

Im Falle eines hämorrhagischen Schocks auf Grund eines massiven Blutverlustes wie z.B. bei einem Trauma, sind Blutprodukte noch wichtiger, da bei ausbleibender Korrektur der Gerinnung, Thrombozytopenie und Anämie eine anhaltende Hämorrhagie und Gewebehypoxie bestehen bleiben kann. *(siehe auch Seite 160)*. Jedes Kind mit Verdacht auf hämorrhagischem Schock nach Trauma, welches nicht auf 20-40ml/kg Kristalloide reagiert, benötigt so bald als möglich Blutprodukte. Rettungsorganisationen müssen sich für solche Fälle vorbereiten, und die Blutprodukte (inkl. Plasma) zeitgerecht zur Verfügung stellen.

Generell werden Blutprodukte Blutgruppen-spezifisch verabreicht. Für Erythrozytenkonzentrate sind diese im Idealfall mit Patientenblut ausgekreuzt, damit es zu keinen unerwünschten Antikörperreaktionen kommt. Allerdings muss bei schwerwiegendem hämorrhagischen Schock auch ungekreuztes Blut der Blutgruppe 0 negativ und/oder Plasmakonzentrat der Blutgruppe AB verabreicht werden, falls das Auskreuzen des Blutes sonst zu viel Zeitverlust bedeutet würde. Erythrozytenkonzentrate sollten niemals zeitgleich zusammen in einem intravenösen Lumen mit Glukose- oder kalziumhaltigen Lösungen verabreicht werden, da dies zur Hämolyse führt.

4. Medikamente während der Reanimation und im Schock

Die Verabreichung von Medikamenten ist oft entscheidend bei der Behandlung von einer Kreislaufinsuffizienz und einem Atem-Kreislauf-Stillstand.

Wie bereits oben erwähnt, sind die effektivsten Zugänge der intraossäre und intravenöse. Für den intravenösen Zugang ist der Unterschied zwischen zentral und peripher verabreichter Medikamente bei Kindern im Gegensatz zu Erwachsenen vermutlich weniger entscheidend und beide Zugänge erlauben die adäquate Verabreichung der Medikamente. In speziellen Fällen bei ausreichender Zirkulation, kann die intramuskuläre Gabe oder die Applikation des Medikamentes über die Schleimhaut eine Alternative sein. Die tracheale Applikationsart wird in keiner Situation mehr empfohlen.

Während der Reanimation – besonders im Schock, soll die Medikamentengabe immer von einem Flüssigkeitsbolus Kochsalzlösung (2 bis 10ml) gefolgt werden, um sicher zu gehen, dass das Medikament zentral ankommt. Medikamenteninteraktionen sollen berücksichtigt werden und bei bestimmten Medikamenten ist die Gabe über eine eigenen Zugang empfehlenswert (z.B. kontinuierliche Katecholamine, Phenytoin…). Glukose-haltige Lösungen sollen während der Reanimation vermieden werden außer zur Korrektur einer vorliegenden Hypoglykämie.

4.1. Adrenalin/Epinephrin

Obwohl es keine Plazebo-kontrollierten Studien gibt, die nachweisen, dass die Anwendung von Adrenalin im Falle eines Herzstillstandes zu einem besseren Ausgang führen, bleibt es das Medikament der Wahl im kardiorespiratorischen Stillstand. Adrenalin wird alle 3-5 Minuten während der Reanimation im nicht-schockbaren Algorithmus gegeben; im schockbaren Rhythmus wird es nach dem 3. Schock und dann alle 3-5 Minuten verabreicht.

Die Dosis bleibt dabei immer die gleiche, egal zu welchem Zeitpunkt des kardiorespiratorischen Stillstandes: **10mcg/kg** oder 0,1ml/kg der 1:10.000 Lösung (1mg in 10ml verdünnt) mit einer maximalen Einzeldosis von 1mg. Die intravenöse und intraossäre Gabe sind beide effiziente Applikationsarten für Adrenalin.

Höhere Dosen Adrenalin werden nicht routinemäßig empfohlen, da diese die Überlebenswahrscheinlichkeit und die neurologische Prognose nach Herzkreislaufstillstand nicht verbessern. Die Halbwertszeit von Adrenalin ist kurz (2min) und die Dosis wird bis zum gewünschten Erfolg wiederholt oder bis die Reanimationsmaßnahmen eingestellt werden. Falls es zu einer Wiederkehr einer spontanen Zirkulation kommt, ist eine kontinuierliche Infusion von Adrenalin oder eines anderen positiv inotropen Medikamentes erforderlich, um das Herz zu unterstützen.

Katecholamine wie Adrenalin werden durch alkalische Lösungen inaktiviert und dürfen daher niemals gleichzeitig über den selben Zugang wie Natrium-Bikarbonat gegeben werden. Falls beide Medikamente verwendet werden, muss ihre Gabe durch einen Bolus mit Kochsalzlösung getrennt sein (2-10ml). Da die Wirkung von Katecholaminen durch eine Azidose verringert wird, ist eine Beobachtung der Oxygenierung, Ventilation und Zirkulation bedeutsam (d.h. ABCDE).

Die kontinuierliche Gabe von Adrenalin soll über einen sicheren peripheren intravenösen Zugang erfolgen oder bevorzugt über eine intraossäre Nadel oder einen zentralvenösen Zugang. Falls Adrenalin in das umliegende Gewebe gelangt, kann es zu einer lokalen Ischämie und Gewebenekrose führen. Hohe Infusionsraten können dabei auch zu exzessiver Vasokonstriktion und eingeschränktem Blutfluss in die Extremitäten, Darm oder Nieren führen. Adrenalin kann zu Tachykardien führen und kann auch ventrikuläre Ektopien auslösen oder verschlimmern.

Adrenalin ist ein endogenes Katecholamin mit potenter adrenerger alpha und beta-1 und beta-2 Rezeptor Stimulierung. Alpha-adrenerge Effekte können zu Vasokonstriktion im Splanchnikus und Haut- oder Schleimhautstromgebiet mit erhöhtem peripheren Gefäßwiderstand, sowie Ansteigen des systolischen und diastolischen Blutdrucks führen. Beta-1 und Beta-2 adrenerge Effekte führen zu einer stärkeren Kontraktilität des Herzmuskels und führen zu einer höheren Herzfrequenz; ebenso kommt es zu einer Vasodilatation in der Gefäßmuskulatur und einer Relaxation der Bronchialmuskulatur. Diese pharmakologischen Effekte sind Dosis abhängig. Im Atemkreislaufstillstand ist die alpha-adrenerge Vasokonstriktion die wichtigste pharmakologische Wirkung von Adrenalin; diese führt zu einer Erhöhung des koronaren Perfusionsdruckes und damit einer verbesserten Sauerstoffversorgung des Herzens durch die externen Thoraxkompressionen. Adrenalin erhöht den diastolischen Druck und verbessert damit die koronare Perfusion, die für eine erfolgreiche Reanimation von Bedeutung ist. Schlussendlich erhöht Adrenalin die Amplitude, Intensität und Frequenz der ventrikulären Fibrillation, was die Wahrscheinlichkeit einer erfolgreichen Defibrillation erhöht.

4.2. Adenosin

Adenosin wird bei supraventrikulären Tachykardien angewandt. Es wird durch rote Blutzellen rasch metabolisiert und hat eine Halbwertszeit von nur 10 Sekunden. Daher muss die Gabe so rasch und so nahe am Herzen wie möglich erfolgen, am besten über einen zentralen Zugang oder einem peripheren i.v. Zugang an der oberen Extremität, gefolgt von einem raschen Bolus Kochsalzlösung (10ml). Ein Drei-Wege-Hahn ist für die Gabe hilfreich *(Abb 3.5.)*. Die Gabe über eine intraossäre Nadel ist weniger gut etabliert. Falls erforderlich, ist eine Applikation über den Humerus vermutlich zu bevorzugen und eine ausreichende Spülung hinterher unumgänglich.

Bild 3.5
Verabreichung von Adenosin

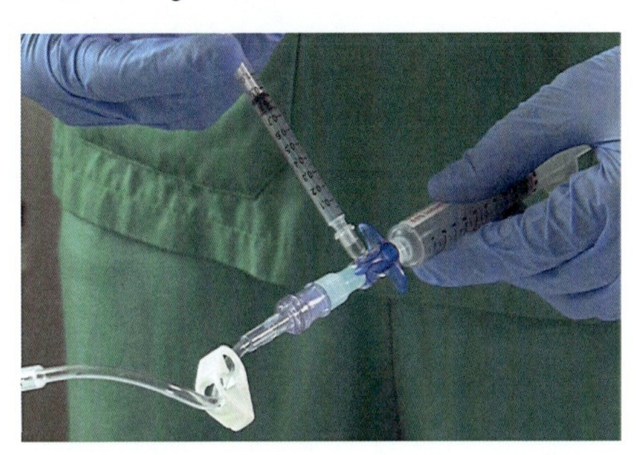

Die Standarddosis ist 0,2mg/kg (maximale Dosis 6mg). Die zweite Dosis kann doppelt so hoch verabreicht werden (nach 2min; maximal 12mg).

Nebenwirkungen sind Hautrötung, Kopfschmerzen, arterielle Hypotension, Bronchospasmus, Angstzustände und Vernichtungsgefühl. Diese treten meist auf Grund der kurzen Halbwertszeit nur kurzfristig auf. Trotzdem soll Adenosin nur unter kompletter und kontinuierlicher Herzüberwachung, bei Kindern nach Herztransplantation, mit Asthma, Long-QT-Syndrom oder AV-Block zweiten oder dritten Grades nur vorsichtig erfolgen. Kinder, denen vorher Theophyllin gegeben wurde, sind gegenüber den Effekten von Adenosin weniger empfindlich.

Adenosin ist ein endogenes Nukleotid, welches sehr kurz einen atrioventrikulären Block auslöst, und damit akzessorische re-entry Bahnen am AV-Knoten unterbricht. Diese akzessorischen Bündel sind häufig die Ursache für supraventrikuläre Tachyarrhythmien bei Kindern.

4.3. Amiodaron

Amiodaron wird gemeinsam mit Adrenalin zur Therapie bei Defibrillations-refraktären schockbaren Rhythmen (Gabe nach dem 3. und 5. Schock) verabreicht. Die Gabe ist auch bei supraventrikulärer und ventrikulärer Tachykardie sowie bei ventrikulären Ektopien nach herzchirurgischen Eingriffen indiziert.

Bei Defibrillations-refraktären schockbaren Rhythmen werden 5mg/kg als i.v. Bolus empfohlen; diese kann bis zur Maximaldosis von 15mg/kg/d wiederholt werden.

Bei anderen Herzrhythmusstörungen muss Amiodaron langsamer injiziert werden (5mg/kg über 20-30min) um eine arterielle Hypotonie zu vermeiden. Der systemische Blutdruck und das EKG sollen dabei kontinuierlich überwacht werden. Eine arterielle Hypotonie tritt dabei seltener mit der (empfohlenen) wässrigen Lösung auf. Andere seltene jedoch bedeutende Nebenwirkungen sind Bradykardien und polymorphe ventrikuläre Tachykardien.

Amiodaron ist ein nicht-kompetitiver Hemmer der adrenergen Rezeptoren mit komplexen Wirkmechanismen. Die orale Applikation wird nicht gut resorbiert, die iv. Form wird erfolgreich bei Tachyarrhythmien angewandt.

4.4. Lidocain

Lidocain wird als gleichwertig effektiv im Vergleich zu Amiodaron gesehen und ist daher abhängig von lokalen Protokollen eine Alternative für Defibrillations-refraktäre schockbaren Rhythmen bei Kindern. Es kann mit einer initialen Dosis von 1mg/kg (maximale Dosis 100mg/Dosis) gefolgt von einer kontinuierlichen Rate von 25-50 µg/kg/min gegeben werden. Ein toxischer Effekt kann bei zugrunde liegender renalen oder hepatischen Erkrankungen auftreten.

Lidocain ist ein häufig verwendetes Lokalanästhetikum als auch ein Klasse 1b Antiarrhythmikum.

4.5. Atropin

Atropin ist bei Bradykardien auf Grund eines erhöhten vagalen Tonus inidiziert.

Die Standarddosis IV und IO beträgt 20µg/kg, die maximale Dosis ist dabei 3mg (bei Fällen cholinerger Medikamentenintoxikation können höhere Dosen erforderlich werden).

Atropin kann die Häufigkeit einer Reflexbradykardie bei der Intubation reduzieren, kann dabei allerdings auch das Erkennen einer Hypoxie erschweren. Da keine Evidenz bezüglich der Vorteile einer Gabe bestehen, liegt die Entscheidung zur Gabe beim behandelnden Arzt.

Atropinsulfat reduziert den vagalen Tonus und beschleunigt damit den Vorhofschrittmacher und die atrioventrikuläre Überleitung und erhöht die Herzfrequenz.

4.6. Natriumbikarbonat

Studien belegen, dass die routine-mäßige Gabe von Natriumbikarbonat bei Atem-Kreislauf-Stillstand den Ausgang nicht verbessert. Es soll daher nur in Fällen prolongierter Reanimation in Erwägung gezogen werden und erst nach Überprüfen der ABCDEs mit geöffneten Atemwegen, 100% Sauerstoff, assistierter Beatmung und Wiederherstellen einer adäquaten systemischen Perfusion durch Thoraxkompressionen, der Gabe von Flüssigkeit, sowie der Gabe von intravenösem oder intraossärem Adrenalin.

Zusätzlich ist Natriumbikarbonat bei Auftreten einer Hyperkaliämie indiziert falls es mit einer Azidose einhergeht oder bei Fällen einer Medikamentenüberdosierung mit trizyklischen Antidepressiva.

Eine erste Dosis wird mit 1 mEq/kg (= 1mmol/kg = 1ml/kg der 8,4%igen Lösungen = 2ml/kg der 4,2%igen Lösung).

Natriumbikarbonat führt zu einer metabolischen Alkalose und vermindert zumindest theoretisch eine metabolische Azidose. Da Natriumbikarbonat die arteriellen CO_2-Spiegel während der kardiopulmonalen Reanimation erhöht, führt die Gabe zu einer Verschlechterung einer vorherrschenden respiratorischen Azidose. Des Weiteren führt das Medikament zu einer paradoxen intrazellulären Azidose, welche die zelluläre Funktion verschlechtert (z.b. kann eine myokardiale Dysfunktion durch die Azidose in den Myokardzellen ausgelöst werden). Weitere potentielle Nebenwirkungen von Natriumbikarbonat sind eine metabolische Alkalose, die zu einer Linksverschiebung der Oxyhämoglobin-Dissoziationskurve führen können und damit die Abgabe von Sauerstoff ins Gewebe erschweren können, intrazelluläre Verschiebung von Kalium, verminderte Plasmakonzentration von ionisiertem Kalzium, erniedrigte Schwelle für Kammerflimmern und zuletzt Hypernatriämie und erhöhte Blutosmolarität.

4.7. Kalzium

Gabe von Kalzium wird nur zur Therapie nachgewiesener Hypokalziämie, Hyperkaliämie, Hypermagnesiämie oder einer Überdosis von Kalzium-Kanalblockern empfohlen. Hypokalzämie wird häufig beobachtet, dies soll aktiv bei septischen Patienten nachgeforscht werden die vermehrte Flüssigkeitsboli erhalten, sowie bei Traumapatienten, die häufige Blutgaben erhalten haben.

Rasche Applikation von Kalzium kann zu einer Bradyarrhythmie und Asystolie bei Patienten mit Digoxin führen. Die Gabe soll daher langsam i.v. erfolgen (Kalzium-glukonat 10% 0,4ml/kg (max. 20ml); Kalzium-chlorid 10% 0,2ml/kg (max. 10ml) bevorzugt über einen zentral venösen Zugang, da Kalzium Hautnekrosen verursachen kann, falls es ins umliegende Gewebe gelangt.

Kalzium ist für die Myokardkontraktion essenziell. Allerdings hat die routinemäßige Gabe beim Atemkreislaufstillstand nicht zu einem verbesserten Ausgang geführt; zahlreiche Studien haben nachgewiesen, dass die Akkumulation von Kalzium im Zytoplasma die Endstrecke bei zellulärem Tod ist. Nach Ischämie und während der Reperfusion von ischämischen Organen, könnte dieses zytoplasmatische Kalzium zur zellulären Nekrose beitragen.

4.8. Glukose

Säuglinge haben einen hohen Glukosebedarf und geringe Glykogenspeicher. Während Phasen erhöhten Energiebedarfs z.B. bei Koma, Schock und respiratorischem Versagen, können Säuglinge daher rasch hypoglykämisch werden. Es ist daher notwendig Blutzuckerwerte engmaschig zu kontrollieren. Da Hypoglykämien auch Ursache für Krampfanfälle oder Koma sein können, muss bei allen Kindern, die sich mit Krampfanfällen oder Koma präsentieren, ein Blutzuckerspiegel so rasch wie möglich erfolgen. Glukose ist der Hauptenergieträger für Myokardzellen; daher ist auch die Myokardkontraktilität bei Hypoglykämie eingeschränkt.

Klinische Zeichen einer Hypoglykämie und eines Schocks können sehr ähnlich sein: Unruhe oder getrübtes Bewusstsein, arterielle Hypotension, Tachykardie, verminderte periphere Perfusion und Schwitzen

Engmaschige Kontrolle des Blutzuckers ist für die Betreuung von kranken oder verletzten Kindern essenziell und kann direkt am Patienten gemessen werden. Es ist wichtig auftretende Hypoglykämien zu behandeln, jedoch Hyperglykämien zu vermeiden. Anhaltende Hyperglykämien können die Osmolarität des Serums erhöhen und damit zu einer osmotischen Diurese führen. Das Risiko von intraventrikulären Blutungen bei Frühgeborenen ist durch Gabe von hypertonen Lösungen ebenfalls erhöht. Des Weiteren besteht das Risiko einer Hautnekrose, sollte hypertone Glukose in das umliegende Gewebe gelangen. Daher ist die kontinuierliche Gabe von Glukose-Elektrolyt Lösungen einer Bolusgabe mit hypertoner Glukose zu bevorzugen, sobald die Reanimationsmaßnahmen abgeschlossen sind.

Bei nachgewiesener Hypoglykämie ist ein Bolus von 2-4ml/kg von 10%iger Glukoselösung (10ml = 1g Glukose) die empfohlene Dosis.

4.9. Naloxon

Naloxon ist ein rasch wirksamer (2 Minuten nach Gabe) Opioid-Antagonist mit einer etwa 45 Minuten anhaltender Wirkungsdauer. Die Gabe ist bei Fällen einer Opiatintoxikation empfohlen.

Die empfohlene Anfangsdosis hängt von den Begleitumständen ab (höhere Dosis bei akzidenteller Einnahme vs. niedrigere Dosis bei Analgetikaüberdosierung, damit eine gewisse Analgesie fortbestehen kann): 10-40 µg/kg mit einer maximalen Dosis von 2mg. Naloxon kann intravenös, intraossär, intramuskulär und über die Schleimhäute verabreicht werden. Falls notwendig kann die Dosis alle 3 Minuten wiederholt werden. Bei einer Überdosis mit Methadon oder anderen langwirksamen Opioiden kann eine kontinuierliche Naloxoninfusion erforderlich sein, um die Wirkung des Opioids zu antagonisieren. Die Infusionsrate kann dabei zwischen 10 – 160 µg/kg/h liegen und wird am besten nach gewünschter Wirkung titriert.

Schwere Komplikationen nach Naloxongabe sind selten (<2%). Allerdings kann es zu plötzlicher Entzugssymptomatik nach Langzeitgabe von Opioiden kommen, manchmal auch mit schweren Komplikationen wie Lungenödem, ventrikulären Arrhythmien, Krampfanfällen und arterieller Hypertension. In solchen Fällen ist eine langsamere Anpassung der Naloxondosis empfehlenswert.

4.10. Vasoaktive Medikamente

Positiv intrope und vasopressorische Substanzen werden in einer Lösung kontinuierlich über einen intraossären oder zentralvenösen Zugang verabreicht. Eine Gabe über einen peripheren Zugang ist eine zeitlich befristete Möglichkeit, muss allerdings streng überwacht werden.

Die am häufigsten verwendeten positiv inotropen Substanzen sind Dobutamin und Milrinon, während Noradrenalin häufig als Vasopressor verwendet wird. Adrenalin und Dopamin können beide auf Grund ihres dosis-abhängigen inotropen und vasopressorischen Effektes gegeben werden. Jede dieser vasoaktiven Substanzen hat ihre eigenen Effekte und Nebenwirkungen, die dem Anwender bekannt sein müssen.

__Noradrenalin__ ist ein potenter Vasopressor mit wenig inotroper Aktivität (0,1 – 2 µg/kg/min). Der vasopressorische Effekt wird durch höhere Dosen verstärkt und kann dabei zu schwerer Vasokonstriktion bei hohen Dosen führen. __Adrenalin__ (0,1 – 1µg/kg/min) ist eine stark positiv inotrop wirksame (und chronotrope) Substanz, die mit höherer Dosis (> 0,3mµg/kg/min) auch zunehmend vasopressorisch wirkt. __Dobutamin__ hat sowohl inotrope als auch chronotrope Wirkung und führt zu einer peripheren __Vasodilatation__ (2-20µg/kg/min). Dopamin ist hauptsächlich positiv inotrop (2-20µg/kg/min), hat allerdings auch einen vasopressorischen Effekt bei höheren Dosen (> 8µg/kg/min).

Um die Infusionsgeschwindigkeit und die Zeit bis zur Wirkung zu beschleunigen kann eine parallele Infusion mit Kochsalzlösung erfolgen. Bolusgaben oder häufige Änderungen der Medikamente und Flüssigkeiten über den gleichen Zugang können zu erheblichen Unterschieden beim Blutdruck führen. Daher sollen vasoaktive Substanzen bevorzugt über einen eigenen Zugang verabreicht werden.

Besondere Vorsicht muss bei der Zubereitung der Katecholamininfusion erfolgen, damit Fehler dabei minimiert werden. Unterschiedliche Regeln oder Berechnungsinstrumente können angewandt werden. Falls keine elektronischen Geräte zur Hand sind, kann ein Broselow-Band oder ähnliches für diesen Zweck verwendet werden. Die meisten modernen Infusionspumpen enthalten spezifische Rechner für die Infusionsraten von vasoaktiven Medikamenten.

Tabelle 3.1
Beispiele für Berechnungsregeln; am besten ist es sich nur eine von diesen zu merken und anzuwenden um Verwirrung zu vermeiden

Konstante Konzentration
Es wird immer die gleiche Konzentration hergestellt und die Rate wird anhand des Gewichts des Kindes titriert. Diese Regel ist leicht zu merken und verhindert Berechnungsfehler. • Adrenalin, Noradrenalin: verdünne 1mg in 50ml Infusionsrate (ml/h) = kg/3 = 0.1 µg/kg/min • Dopamin, Dobutamin: verdünne 50mg in 50ml Infusionsrate (ml/h) = kg/3 = 5µg/kg/min *Beispiel für 6kg Säugling: Adrenalin (1mg/50ml): 2ml/h = 0.1µg/kg/min*
Jede Spritzen-Konzentration
[Gewicht in kg x 0,06] ml/h = y mµg/kg/min, wobei y die Medikamentenkonzentration (in mg/ml) der Spritze ist Beispiel für 10kg Säugling: 10 * 0,06 = 0,6ml/h = 5µg/kg/min für eine Perfusorspritze Dobutamin (250mg/50ml = 5mg/ml) = 0,2 µg/kg/min für eine Perfusorspritze Adrenalin (10mg/50ml = 0,2mg/ml)
Regel der 3 für Dopamin und Dobutamin 1ml/h = 1µg/kg/min
mg des Medikamentes wird auf 50ml verdünnt = 3 x Gewicht des Kindes (kg). *Beispiel für ein 10kg Säugling: 3 x 10 = 30mg Dopamin verdünnt in 50ml, läuft dann mit 1ml/h = 1µg/kg/min*
Regel der 0,3 für Adrenalin und Noradrenalin 1ml/h = 0,1µg/kg/min
mg des Medikamentes wird auf 50ml verdünnt = 0,3 x Gewicht des Kindes (kg). *Beispiel für ein 10kg Säugling: 0,3 x 10 = 3mg Adrenalin verdünnt in 50ml, läuft dann mit 1ml/h = 0,1µg/kg/min*

Kapitel 4.

Basic Life Support

Im vorherigen Kapitel haben wir mehrfach auf die Bedeutung eines frühen Erkennens des kritisch kranken Kindes und der adäquaten Handlungen bei Kindern mit Zeichen einer respiratorischen und/oder zirkulatorischen Beeinträchtigung hingewiesen. Die effiziente Behandlung von respiratorischer und/oder zirkulatorischer Insuffizienz verhindert das Auftreten eines Herzkreislaufstillstandes. Allerdings wird ein Stillstand nicht bei allen Kindern zu vermeiden sein. Für diese Kinder ist der frühe Basic Life Support [BLS], rasche Aktivierung des Rettungsdienstes und ein effizienter umgehender „advanced life support" essentiell um die Mortalität zu reduzieren und Morbidität zu vermeiden (Pädiatrische Rettungskette).

BLS ist bei allen Kindern notwendig, die nicht ansprechbar sind und nicht normal atmen. Er muss so bald wie möglich begonnen werden, am besten durch diejenigen, die den Vorfall beobachtet haben. Das Hauptaugenmerk liegt dabei darauf, eine ausreichende Oxygenierung zu erzielen um das Gehirn sowie die anderen vitalen Organe vor einem Sauerstoffmangel zu schützen. Idealerweise sollten alle Menschen in der Lage sein BLS durchzuführen. Die Reihenfolge der einzelnen Schritte wird als kardiopulmonale Reanimation (CPR) bezeichnet. BLS ist effektiver, wenn der Ersthelfer in der Durchführung geübt ist, allerdings führt suboptimal durchgeführte CPR immer noch zu einem besseren Ausgang als überhaupt keine CPR.

Im Zusammenhang mit BLS, wird ein Säugling als ein Kind im ersten Lebensjahr bezeichnet und ein Kind generell zwischen einem Jahr und der Pubertät. Es ist unangebracht und unnötig formell den Beginn der Pubertät festzustellen; falls der Ersthelfer die betroffene Person als Kind betrachtet, soll er die pädiatrischen Richtlinien verwenden.

1. Pädiatrische BLS Sequenz für professionelle Helfer

Professionelle Helfer werden unter Umständen alleine mit BLS beginnen, normalerweise aber im Team arbeiten. BLS muss in einer Schritt-für-Schritt Reihenfolge durchgeführt werden. Die Reihenfolge der Handlungen ist dabei bedeutsam, da bei falsch durchgeführten Maßnahmen, die Effizienz der darauffolgenden Maßnahme eingeschränkt sein könnte. Im Team können gewisse Tätigkeiten parallel durchgeführt werden.

Für die Mehrheit der Kinder die einen Atem-Kreislauf-Stillstand erleiden, basiert die vorgeschlagene Reihenfolge der Handlungen *(Abbildung 4.1)* auf zwei Fakten:

1. Die Mehrzahl der pädiatrischen Kreislaufstillstände sind hypoxischer Natur (und/ oder als Folge der eingeschränkten funktionellen Residualkapazität eines Kindes) und daher ist ein Schwerpunkt das Öffnen der Atemwege und die rasche Gabe von Sauerstoff (mittels Atemhüben).

2. Die häufigste kardiale Arrhythmie beim pädiatrischen Kreislaufstillstand ist die schwere Bradykardie, die final in eine Asystolie mündet. Daher ist der effektive BLS wichtiger als rascher Zugang zu einem Defibrillator.

Im Falle eines einzelnen Helfers ist es entscheidend, dass BLS sofort begonnen und für eine Minute durchgeführt wird, bevor der Ersthelfer das Kind verlässt, um Unterstützung herbeizuholen. Falls mehrere Helfer vor Ort sind, sollte einer sofort Unterstützung vom Rettungsteam anfordern bzw. im Krankenhaus das in-house Reanimationsteam verständigen, während die andere Person mit BLS beginnt.

Wenn auch selten, ist es möglich, dass ein primärer kardialer Herzstillstand bei Kindern durch Kammerflimmern oder eine pulslose ventrikuläre Tachykardie ausgelöst wird. In solchen Fällen - vor allem wenn ein plötzliches Kollabieren beobachtet wird – ist der Erfolg von einer raschen Defibrillation abhängig. In diesem Fall ist es für einen einzelnen Helfer vorteilhafter sofort ein Rettungsteam zu verständigen, bevor mit BLS angefangen wird und einen AED falls verfügbar zu verwenden.

Bild 4.1
Pädiatrische BLS Sequenz

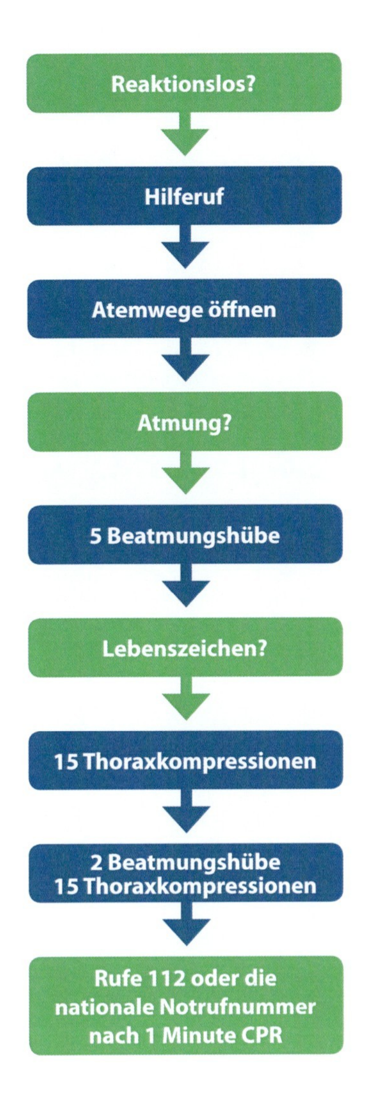

1.1. Sicherheit (S)

Bei allen Notfällen ist es wichtig, die Situation rasch zu erfassen und sicherzustellen, dass primär der Ersthelfer und dann das Kind nicht in Gefahr sind. Sicherheit zuerst! Obwohl die potenziellen Gefahren unterschiedlich sind, gilt dies sowohl für die Situation im Krankenhaus als auch außerhalb. Alle Körperflüssigkeiten sind dabei als potenziell infektiös zu betrachten. Ziehe daher so bald wie möglich Handschuhe an und verwende stets Beatmungshilfen (sofern vorhanden) als Ansteckungsbarriere zur Verabreichung von Beatmungshüben.

Beim Nähertreten und noch bevor das Kind berührt wird, soll der Ersthelfer rasch nachsehen, ob es Hinweise auf die Ursache des Notfalls gibt. Dies könnte den Ablauf der Versorgung des Kindes beeinflussen.

1.2. Stimulation(S)

Es ist wichtig die Ansprechbarkeit eines scheinbar bewusstlosen Kindes sowohl durch verbale als auch taktile Stimulation zu prüfen, da es sich auch in einem nicht kritischen Zustand befinden kann *(Abbildung 4.2.)*.

Eine angemessene Art dies zu kontrollieren ist mit einer Hand auf der Stirn den Kopf des Kindes zu stabilisieren und dann die andere dazu verwenden, um entweder den Arm des Kindes sanft zu schütteln oder an dessen Haaren zu ziehen. Gleichzeitig wird es mit seinem Namen angesprochen, aufgefordert die Augen zu öffnen und gefragt ob alles in Ordnung ist. Auf keinen Fall darf das Kind geschüttelt werden. Falls sich das Kind bewegt, zu weinen beginnt oder antwortet, wird der klinische Zustand des Kindes und eventuell drohende Gefahren evaluiert. Wenn notwendig muss weitere Hilfe geholt werden.

Bild 4.2
Stimulation als Teil der BLS Sequenz

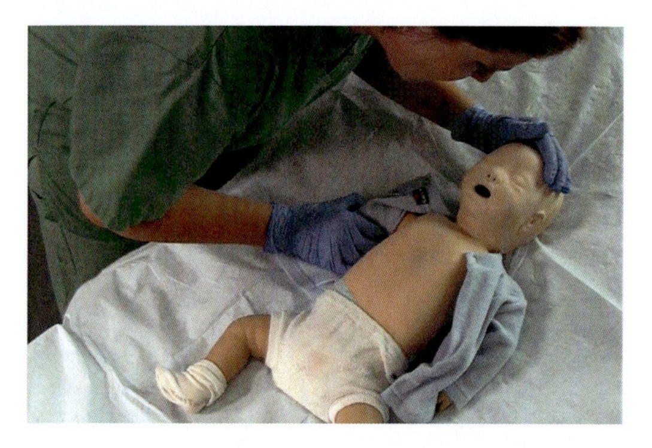

Falls das Kind keine Antwort gibt, werden folgenden Schritte des BLS wie unten beschrieben fortgeführt.

1.3. Hilferuf (S)

- Falls es nur einen Ersthelfer gibt, muss dieser "Hilfe" rufen und sofort mit BLS beginnen. Frühestens nach 1 Minute CPR verlässt er das Kind, um aktiv Hilfe zu holen (oder BLS unterbrechen um das Mobiltelefon zu verwenden).
- Falls es mehrere Ersthelfer gibt, sollte eine der Personen gebeten werden, die universell in Europa gültige Notfallnummer 112 oder die lokale Notfallnummer zu wählen bzw. das innerklinische Reanimationsteam zu kontaktieren.

- Im Falle eines beobachteten Kollaps (vor Beginn der CPR) muss ein Einzelhelfer zuerst Hilfe holen.

Falls die 112/Notfallnummer oder das innerklinische Reanimationsteam aktiviert wird, werden folgende Informationen mitgeteilt:

- **Wo:** Der genaue Ort des Notfalls
- **Was:** Die Art des Notfalls (z.B. Säugling im Atemkreislaufstillstand, Kind nach Stromunfall mit Verbrennungen, Kind nach Autounfall); Schweregrad und Dringlichkeit der Situation (v.a. ob das Kind erweiterte Notfallmaßnahmen (ALS) benötigt)
- **Wer:** Die Anzahl und das Alter der Opfer

Der Anrufer soll erst dann auflegen, wenn die Leitstelle des Rettungsdienstes bestätigt, dass alle relevanten Informationen erfasst wurden und die Leitstellenkraft keine weiteren Informationen mehr benötigt. Die Person soll danach wieder zum Ort des Notfalls zurückkehren und im Falle von 2 Ersthelfern dem anderen mitteilen, dass die Rettungsstelle informiert wurde. Neuerdings wird die Leistelle häufig in der Leitung bleiben (das Telefon dabei auf Freisprechmodus gestellt) und bei weiteren Reanimationsmaßnahmen unterstützen (Leitstellen-assistierte Telefon CPR).

Falls der Vorfall innerhalb einer Gesundheitseinrichtung stattfindet, soll die entsprechende klinische Notfallausrüstung an den Notfallort mitgenommen werden.

1.4. Atemwege (A)

Beim bewusstlosen Kind führt die Zunge häufig zu einer zumindest teilweisen Verlegung der Atemwege. Daher hat das Freimachen der Atemwege oberste Priorität. Dies kann erzielt werden, indem das Kinn angehoben wird. Falls sich dabei die Atemwege nur teilweise öffnen oder ein Trauma der Halswirbelsäule vermutet wird ist der Esmarch-Handgriff *(siehe Abb. 2.4)* zu bevorzugen. Dieses Manöver ist nur möglich falls mehr als ein Ersthelfer zur Stelle ist.

Unabhängig von der Methode der Öffnung der Atemwege ist es wichtig einen kurzen Blick in den Mund zu machen, um sicherzustellen dass kein offensichtlicher Fremdkörper vorhanden ist. Falls ein Fremdkörper sichtbar ist und der Ersthelfer zuversichtlich ist diesen entfernen zu können, kann er versuchen, diesen mit einzelnen Fingern einmalig heraus zu wischen. „Blindes" wischen mit dem Finger soll niemals durchgeführt werden.

Sobald der Atemweg (A) geöffnet und evaluiert wurde, wird zum nächsten Schritt übergegangen.

1.5. Be(B)-Atmung

1.5.1. Überprüfung der Atmung

Nach dem Freimachen der Atemwege, wird vom Ersthelfer die Spontanatmung des Kindes überprüft. Die beste Methode dafür ist „Sehen, Hören und Fühlen" *(siehe Abb. 1.1)*. Der Ersthelfer positioniert dabei seine Wange wenige Zentimeter über Mund und Nase des Kindes und blickt auf dessen Körper. Dies soll maximal 10 Sekunden dauern.

- Falls das Kind spontan und effektiv atmet, wird versucht den Atemweg weiterhin offenzuhalten bis weitere Hilfe eintrifft. Falls es keinen Hinweis auf eine Verletzung der Halswirbelsäule gibt, soll das Kind in der stabilen Seitenlage positioniert werden. Im Falle eines einzelnen Ersthelfers muss dieser den Notruf jetzt absetzen.
- **Falls das Kind nicht effektiv atmet oder eine Schnappatmung vorliegt,** muss der Ersthelfer mit Beatmungshüben beginnen. Schnappatmungen sind unregelmäßige oder seltene Atemzüge, die nicht mit einer normalen Atmung verwechselt werden dürfen.

1.5.2. Beatmungshübe

Initial werden 5 Beatmungshübe verabreicht, während gleichzeitig die Atemwege offen gehalten werden. Das Ziel der Beatmungshübe ist Sauerstoff in die Lunge des Kindes zu bringen. Jeder Atemzug soll langsam über 1 Sekunde gegeben werden. Dies maximiert den Sauerstoffgehalt der in die kindliche Lunge gelangt und minimiert das Risiko einer möglichen Überblähung des Magens.

Zwischen jedem Atemhub soll der Ersthelfer Einatmen um den Sauerstoffgehalt zu optimieren und den Kohlendioxidgehalt der Atemluft zu minimieren.

Die Effizienz der Beatmungshübe kann nur durch ein Heben und Senken des Thorax beurteilt werden. Der Ersthelfer muss den Druck und das Volumen der eigenen Ausatmung den Umständen des Kindes entsprechend adaptieren, um sicherzustellen, dass Bewegungen des Thorax mit jedem Atemhub erkennbar sind. Auf Würge- oder Hustenreflexe muss geachtet werden, da diese Lebenszeichen entsprechen.

Falls keine Thoraxbewegungen mit den Atemhüben sichtbar sind, muss der Ersthelfer als erstes den kindlichen Atemweg überprüfen (durch Reposition des Kopfes, Entfernen einer sichtbaren Verlegung des Atemweges, Versuch des Esmarch-Handgriffes) und sich versichern, dass sein Mund und das kindliche Gesicht gut abdichten bevor der nächste Atemhub verabreicht wird. Allerdings sollen nicht mehr als 5 initiale Atemhübe gegeben werden. Falls trotz Repositionierung des Atemweges und eines guten Abdichtens keine Bewegung des Thorax erkennbar ist, muss von einer Fremdkörperverlegung ausgegangen werden und es folgen direkt Thoraxkompressionen (siehe Fremdkörperalgorithmus [FBAO]).

- **Säuglinge:** Mund zu Mund-Nase Technik *(Abbildung 4.3)*

  Der Ersthelfer plaziert seinen Mund über sowohl Mund als auch Nase des Säuglings, dichtet damit beide ab und bläst hinein. Falls es nicht möglich ist, sowohl Mund und Nase abzudichten, kann der Ersthelfer entweder in den Mund oder in die Nase des Säuglings blasen. Die Nasenlöcher oder der Mund des Kindes sollen dabei verschlossen werden, damit keine Luft entweichen kann. Ein aufgerolltes Handtuch unterhalb des Oberkörpers kann dabei helfen um die Neutralposition des Kopfes beizubehalten.

- **Kind:** Mund-zu-Mund Technik *(Abbildung 4.4)*

  Der Ersthelfer plaziert seinen Mund über den Mund des Kindes um diesen abzudichten. Mit den Fingern der Hand an der Stirn des Kindes werden die Nasenlöcher verschlossen, damit die Luft der Atemhübe nicht über diese entweichen können.

Bild 4.3
Säuglinge: Mund zu Mund-Nase Technik

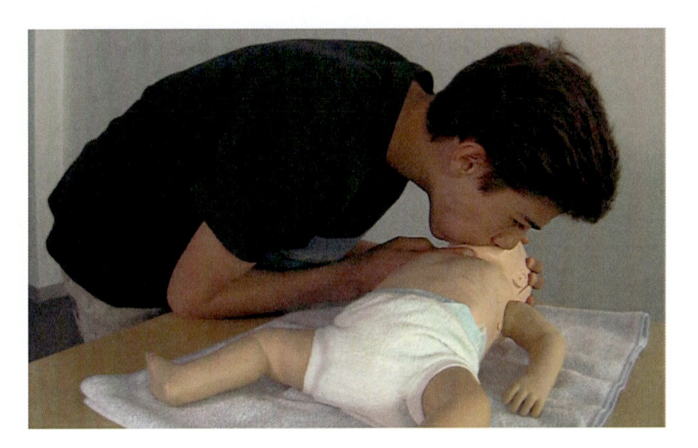

Bild 4.4
Kind: Mund-zu-Mund Technik

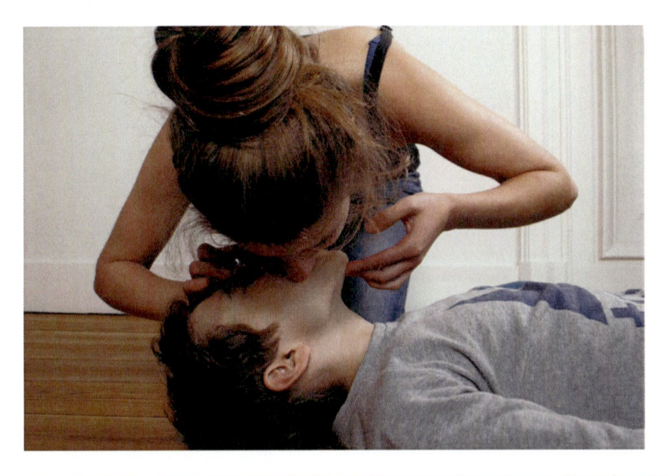

BLS kann ohne Hilfsmittel durchgeführt werden. Da allerdings die ausgeatmete Luft nur etwas 16-17% Sauerstoff enthält, soll zusätzlicher Sauerstoff so bald als möglich beim Kind im Herzkreislaufstillstand verabreicht werden. Der Ersthelfer mit medizinischer Ausbildung muss sobald das Material verfügbar ist mit einer Beutel-Maske-Beatmung beginnen.

Professionelle Helfer dürfen auf keinen Fall den Beginn der Atemspende verzögern wegen fehlendem adequaten Material (Masken). In diesem Fall sind die Reanimationsmaßnahmen unverzüglich mit einer Mund-zu-Mund Beatmung mit einem Hilfsmittel (z.B. Gesichtsschutz oder Gesichtsmaske) einzuleiten. „Pocket"-Masken sind kleine Masken, über die eine Mund-zu-Maske Beatmung durchgeführt werden kann. Diese Masken sind meist anatomisch geformt in einer einzigen Größe verfügbar (für große Kinder und Jugendliche), mit einem umgebenden Luftkissen und manchmal auch einem Sauerstoffanschluss. Um einen adequaten Luftstrom in die Lunge zu erreichen werden sie mit beiden Händen gehalten. Es muss darauf hingewiesen werden, dass die eine Größe nicht für alle Säuglinge und Kinder passend ist.

Sobald die initialen Beatmungshübe gegeben wurden, soll der Ersthelfer zur Zirkulation übergehen.

1.6. Kreislauf – (C) Circulation

1.6.1. Überprüfung von "Lebenszeichen"

Nach dem die Atemhübe verabreicht wurden, muss der Ersthelfer feststellen, ob das Kind einen spontanen Kreislauf besitzt oder ob Thoraxkompressionen notwendig sind. Beobachte daher das Kind für maximal 10 Sekunden auf „sichere Lebenszeichen": [Bewegung, Husten oder normale Atmung]. Schnappatmung oder unregelmäßige, seltene Atmzüge sind keine effiziente Atmung. Die Pulskontrolle ist unzuverlässig. Es ist vielmehr das Gesamtbild des Patienten, das die Notwendigkeit einzelner Reanimationsschritte erforderlich macht.

Falls keine „Lebenszeichen" erkennbar sind, muss mit Thoraxkompressionen begonnen werden.

Falls Lebenszeichen erkennbar sind, soll der Ersthelfer die Atmung des Kindes erneut überprüfen. Fehlt die Spontanatmung werden Beatmungshübe mit einer Frequenz von 12-20 Atemhüben / Minute fortgeführt. Atmung und Kreislauf des Kindes werden regelmäßig reevaluiert. Diese Maßnahmen werden bis zum Eintreffen des Rettungsteams oder bis das Kind ausreichend spontan atmet, durchgeführt. Nur wenn eine effiziente Spontanatmung erkennbar ist und es keinen Hinweis auf ein Halswirbelsäulentrauma gibt, kann das Kind in die sichere stabile Seitenlage gebracht werden *(Abb 4.15)*.

1.6.2. Thoraxkompressionen

Thoraxkompression sind serielle rhythmische Kompressionen der anterioren Brustwand, die den Blutfluss in lebensnotwendige Organe aufrechterhalten soll, bis ein Spontankreislauf wieder beginnt. Um diese effizient durchzuführen muss das Kind in Rückenlage auf einer harten, flachen Oberfläche liegen und gleichzeitig wird der Kopf in eine Position gebracht werden, in der die Atemwege offen gehalten werden.

Die Frequenz der Thoraxkompression soll ca. 100-120 pro Minute sein (durch die dazwischen durchgeführten Beatmungshübe wird die effektive Rate etwas niedriger sein). Die Drucktiefe ist ca. 1/3 des antero-posterioren Durchmessers (ca. 4cm bei Säuglingen, 5cm bei Kindern); Kompression und Entlastung sollen dabei in einem Verhältnis von 1:1 sein.

Die Qualität der Thoraxkompressionen ist direkt proportional mit dem Outcome des Kindes. Daher muss diese so effektiv wie möglich erfolgen. Drücke fest und schnell. Minimiere Unterbrechungen. Erlaube nach jeder Kompression der Brust die komplette Rückstellung des Thorax ohne den Kontakt der Hände mit dem Sternum zu verlieren (vermeide ein Anlehnen).

Das Kompressions: Ventilationsverhältnis für Kinder in jedem Alter beträgt 15:2. Aus Gründen der Einfachheit werden Laien ausschließlich im Erwachsenen-Algorithmus geschult mit 30:2. Professionelle Helfer können diese Ratio verwenden sofern sie alleine sind; vor allem auch dann, wenn sich der Wechsel zwischen Kompressionen und Beatmungshüben schwierig gestaltet. Es wird Laien auch empfohlen 5 initiale Atemhübe zu geben und dann 1 Minute CPR durchzuführen, bevor Hilfe geholt wird. Allerdings sind Laien häufig nicht in der Lage Mund-zu-Mund Beatmungen durchzuführen bzw stehen diesen ablehnend gegenüber; daher sollen diese zumindest zur Durchführung der CPR nur mit permanenten Kompressionen ermutigt werden.

Bild 4.5
Thoraxkompressionen beim Säugling: 2-Finger Technik

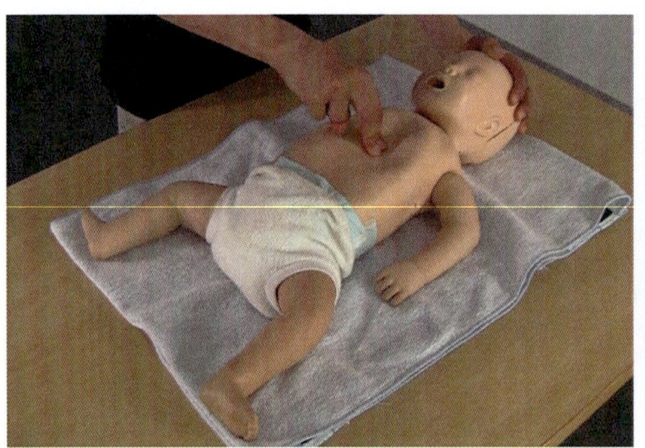

Thoraxkompressionen beim Säugling: 2-Finger Technik

Bild 4.6
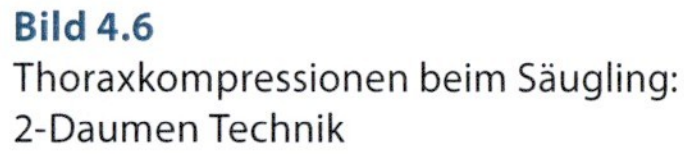
Thoraxkompressionen beim Säugling:
2-Daumen Technik

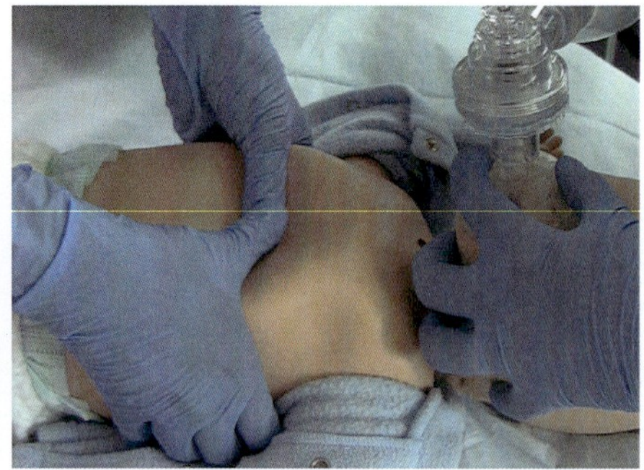

Thoraxkompressionen beim Säugling:
2-Daumen Technik

Bei allen Säuglingen und Kindern sollen die Thoraxkompressionen auf der unteren Hälfte des Sternums durchgeführt werden. Um Kompressionen des Oberbauchs zu vermeiden ist es notwendig das Xiphoid zu lokalisieren und dann einen Finger breit oberhalb dieses Punktes zu komprimieren.

- **Thoraxkompressionen beim Säugling**
  - **Zwei-Finger Technik:** Für Einzelhelfer empfohlen *(Abbildung 4.5)*

    Der Ersthelfer platziert zwei (oder drei) Finger einer Hand über der unteren Sternumhälfte. Das Sternum wird um ein Drittel des antero-posterioren Durchmessers des kindlichen Thorax komprimiert. Während der Entlastungsphase wird der Druck auf das Sternum beendet; die Finger bleiben jedoch auf der richtigen Kompressionsstelle. Am Ende der 15 Kompressionen werden die Finger dort entfernt um das Kinn anzuheben und damit die Atemwege freizumachen und zwei Beatmungshübe zu verabreichen.

  - **Zwei-Daumen Technik:** Für zwei Helfer empfohlen *(Abbildung 4.6)*

    Es gibt Daten die einen Vorteil dieser Methode in Bezug auf das erreichte Herzzeitvolumen im Vergleich zur zwei Finger Methode zeigen. Allerdings ist es für einen einzelnen Ersthelfer schwierig diese durchzuführen und zeitgerecht die Beatmungshübe effektiv zu geben.

    Ein Ersthelfer positioniert sich dabei am Kopf des Säuglings und öffnet die Atemwege und appliziert die Atemhübe. Der zweite Helfer befindet sich an der Seite oder zu den Füßen des Säuglings, platziert beide Daumen Seite-an-Seite auf der unteren Hälfte des Sternums (siehe oben). Die Daumen können dabei bei sehr kleinen Säuglingen auch übereinander liegen. Die Hände des Helfers sollen dabei den Thorax des Säuglings umfassen und den Rücken des Säuglings stützen. Die Kompressionen werden so wie bereits oben beschrieben verabreicht.

- **Thoraxkompressionen beim Kind**

  Mit den gleichen Orientierungspunkten wie oben beschrieben positioniert sich der Helfer an der Seite des Kindes und platziert den Handballen direkt in der Längsachse der unteren Hälfte des Sternums. Damit eine optimale Druckübertragung auf die Brust des Kindes stattfindet, sollen die Finger angehoben werden *(Abbildung 4.7)*. Mit gestreckten Armen, die Schultern direkt über der Brust des Kindes komprimiert der Ersthelfer das Sternum und setzt so auch sein Körpergewicht ein. Die Drucktiefe beträgt auch hier ein Drittel des antero-posterioren Thoraxdurchmesser. Während der Entlastungsphase wird der Druck komplett beendet, die Hand bleibt jedoch in der gleichen Position auf der Brust. Am Ende der 15 Kompressionen werden zwei Beatmungshübe gegeben. Falls es sich als schwierig erweist den Thorax um 1/3 des antero-posterioren Durchmessers zu komprimieren, soll der Helfer zwei Hände verwenden. Die zweite Hand wird dabei auf die erste Hand gelegt. Die Finger werden in einander geschränkt, aber von der Brust abgehoben *(Abbildung 4.8)*.

Bild 4.7
Thoraxkompressionen beim Kind

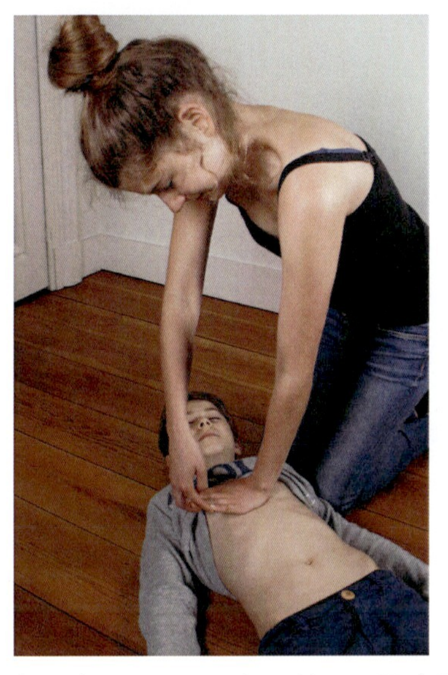

Thoraxkompressionen beim kleinen Kind: Ein-Hand-Technik

Bild 4.8
Thoraxkompressionen beim Kind: zwei-Hände

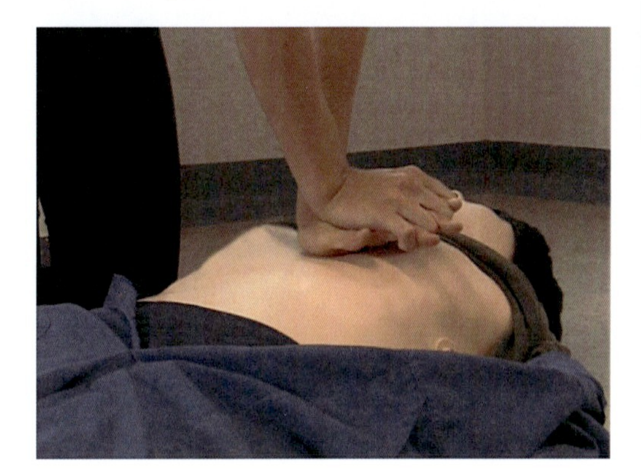

4

1.7. Re-Evaluation (R)

Unterbreche nach einer Minute oder 4 Zyklen die CPR und überprüfe ob es Lebenszeichen gibt. Stelle fest ob der Rettungsdienst verständigt wurde.

Falls das Rettungsteam bereits kontaktiert wurde, fahre mit BLS fort und unterbreche nur falls erforderlich.

Wenn der Helfer alleine ist und keine Hilfe bislang angefordert wurde, muss der Rettungsdienst jetzt kontaktiert werden. Ein Mobiltelefon (falls möglich im Freisprechmodus) kann dabei verwendet werden. Säuglinge oder sehr kleinen Kinder können zum Telefon mitgetragen werden um nach der Aktivierung der Hilfe die CPR Maßnahmen rasch wiederaufzunehmen. Ist die Möglichkeit Hilfe zu holen weiter entfernt, kann am Weg zum Telefon weiter CPR durchgeführt werden. Falls das Kind zu groß zum Tragen ist, lasse das Kind zurück um den Rettungsdienst zu kontaktieren und fange mit den BLS Maßnahmen so bald als möglich wieder an.

BLS soll nur beendigt werden:

- Falls das Kind Lebenszeichen zeigt
- Das zu Hilfe gerufene Rettungsteam die Reanimation übernimmt
- Die Sicherheit der Helfer nicht mehr garantiert werden kann
- Der Helfer zu erschöpft ist um fortzufahren

2. Der beobachtete Kollaps

Die einzige Ausnahme zum beschriebenen Algorithmus ist, wenn eine primär kardiale Ursache für den Herzkreislaufstillstand wahrscheinlich ist. Wenn ein Kind ohne vorangehende Zeichen eines respiratorischen Problems oder traumatischer Ursache plötzlich kollabiert und dies beobachtet wird. Die häufigste Ursache dafür ist eine maligne kardiale Arrhythmie. Die frühe Defibrillation hat hier oberste Priorität, deshalb wird der Ersthelfer zuerst den Rettungsdienst kontaktieren (statt nach 1 Minute) und sobald ein AED zur Verfügung steht diesen zum Einsatz bringen. Ersthelfer die den Erwachsenenalgorithmus kennen, können diesen zur Anwendung bringen.

3. Anwendung des automatitisierten externen Defibrillators bei Kindern

Automatisierte externe Defibrillatoren [AED] sind Geräte, die mittels akustischer und visueller Unterstützung Laien und professionellen Helfern die sichere Bedienung des Defibrillators ermöglichen. Der AED analysiert das EKG, erkennt ob ein asynchroner elektrischer Schock notwendig ist und gibt die vorbestimmten Joule ab. Die modernen Geräte sind biphasisch; allerdings gibt es noch monophasische AEDs in Verwendung.

Manche AEDs sind mit einer Anleitung zur optimalen Thoraxkompression kombiniert. Bei semi-automatisierten Modellen (das sind die am häufigsten verfügbaren) wird der Schock erst dann abgegeben, wenn der Ersthelfer den Anweisungen des AEDs Folge leistet und den entsprechenden Knopf „Schock" drückt. Dies gibt dem Ablauf mehr Sicherheit. Manche Modelle erlauben auch unabhängig von der Empfehlung des Gerätes einen Schock abzugeben. Diese sind für geschulte professionelle Helfer gedacht.

Falls ein Kind über 25kg (oder 8 Jahre) eine Defibrillation benötigt, kann ein Standard „Erwachsenen" AED verwendet werden. Idealerweise soll bei Kindern unter 8 Jahren die

Energiemenge durch einen Energiedämpfer reduziert werden. Dieser gibt eine niedrigere Energie ab (typisch 50-75 Joule) statt der üblichen Standardenergie (150-200 Joule falls biphasisch). Falls weder ein Energiedämpfer noch ein manuell verstellbarer Defibrillator verfügbar sind, kann auch ein Standard Erwachsenen-AED bei Kindern verwendet werden. Kinder unter 1 Jahr haben viel seltener schockbare Rhythmen und der Schwerpunkt liegt bei der Reanimation dieser Kinder auf einer qualitativ hochwertigen CPR. Nichtsdestotrotz gibt es Fallbeispiele für die Verwendung von AEDs bei Säuglingen (< 1 Lebensjahr). Falls ein AED verwendet wird und die Abgabe eines Schocks bei einem Säugling ohne Lebenszeichen empfohlen wird, sollte dieser abgegeben werden.

Die Verwendung eines AEDs sollte nicht die Durchführung einer guten CPR verzögern oder stören. In Fällen mit mehr als 2 Helfern sollte die CPR nicht unterbrochen werden, während die Elektroden plaziert werden. Das Kind sollte zumindest eine Minute hochqualitativer BLS erhalten bevor der AED eingeschalten wird.

3.1. BLS Algorithmus mit AED

1. Versichere dich, dass Ersthelfer, Opfer und Zuschauer sicher sind.
2. Beginne mit entsprechendem BLS
   - Falls zwei oder mehr Helfer anwesend sind, fährt einer mit BLS fort, während der andere Hilfe holt und den verfügbaren AED herbeiholt.
   - Der einzelne Helfer soll sofort Hilfe holen und den AED nach einer Minute CPR herbeiholen (außer bei beobachtetem plötzlichen Kollaps).
3. AED Elektroden werden folgendermaßen angebracht *(Abbildung 4.9)*: eine rechts vom Sternum, unterhalb des Schlüsselbeins und die andere in der mittleren Axillarlinie auf der linken Seite der Brust. Um die Effizienz zu verbessern, sollte diese zweite Elektrode vertikal zur langen Achse aufgeklebt werden. Die Pads sollen flach auf die Haut aufgetragen werden, um sicher zu gehen, dass sich keine Luft unterhalb dieser einschließt und damit die Effizienz reduziert. Obwohl die Elektroden mit links und rechts (oder entsprechender Abbildung) ausgestattet sind, macht es nichts aus falls diese umgekehrt aufgeklebt werden. Daher sollen die Elektroden nicht entfernt und neu plaziert werden, da dies Zeit kostet und eventuell die Haftung der Elektroden reduziert, wenn diese neu platziert werden. Falls mehr als ein Helfer anwesend ist, soll BLS in der Phase der Platzierung der Elektroden fortgeführt werden.
4. Schalte den AED ein. Beende den CPR-Zyklus mit den Kompressionen.
5. Folge den gesprochenen/visuellen Anleitungen
6. Versichere dich, dass niemand das Opfer berührt während der AED den Herzrhythmus analysiert.
7. **Falls ein Schock indiziert ist:** Versichere dich, dass niemand das Opfer berührt

und drücke den „Schock"-Knopf. Fange danach sofort wieder mit BLS an.

8. **Falls kein Schock indiziert ist:** Fange sofort wieder mit BLS an.
9. Fahre fort wie durch die gesprochenen/visuellen Anleitungen vorgegeben.
10. Fahre mit CPR fort bis eines der folgenden Dinge passiert:
    - Weitere Hilfe erscheint und übernimmt.
    - Das Opfer beginnt selbst normal zu atmen.
    - Du bist erschöpft.

Bild 4.9
Platzierung der AED Elektroden

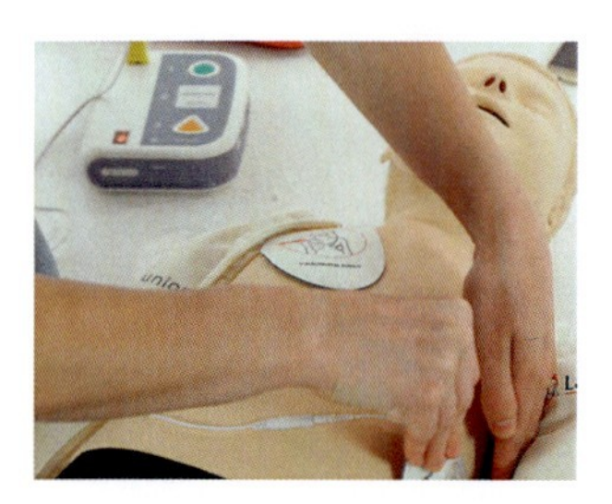

4. Fremdkörperverlegung der Atemwege oder Erstickungsunfall

Wenn ein Fremdkörper in die Atemwege galangt, reagiert das Kind unmittelbar mit Husten um den Fremdkörper wieder zu entfernen. *Spontaner Husten ist vermutlich effektiver und sicherer als jedes Manöver, das ein Ersthelfer durchführen kann.* Allerdings kann falls das Husten nicht auftritt oder ineffektiv ist der Gegenstand den Atemweg komplett verlegen. Das Kind kann dann rasch hypoxisch werden. Aktive Interventionen bei Erstickungsunfällen sind daher nur notwendig falls das Husten des Kindes ineffektiv wird. Dann sind diese jedoch sofort notwendig und konsequent durchzuführen.

4.1. Erkennen eines Erstickungsunfalls

Die Mehrheit der Erstickungsunfälle bei Säuglingen und Kindern erfolgen während des Spielens oder beim Essen und werden daher häufiger von der Aufsichtsperson beobachtet. Dies macht es auch möglich rasch mit Maßnahmen einzugreifen.

Ersticken ist durch das Auftreten folgender Symptome charakteristisch: ein plötzlicher Beginn von Atemnot, der mit Husten, Würgen oder Stridor einhergeht. Ähnliche Zeichen und Symptome können auch bei anderen Fällen der Verlegung der Atemwege auftreten sowie bei Laryngitis oder Epiglottitis, die jedoch andere Soformaßnahmen erforderlich machen.

Tabelle 4.1
Zeichen eines Erstickungsanfalls

Generelle Zeichen
Beobachtetes Ereignis
Husten oder Atemnot
Plötzlicher Beginn, ohne Hinweis auf andere Erkrankungen
Vorangehendes Essen oder Spielen mit kleinen Objekten
Effektiver Husten
Weinen oder antwortet auf Fragen
Lautes Husten
kann vor dem Husten einatmen
Voll ansprechbar
Ineffektiver Husten
Keine Stimme
Leiser oder fehlender Husten
Atmen unmöglich
Zyanose
Abnehmendes Bewusstsein

4.2. Maßnahmen bei Ersticken

Die Entscheidung zu welcher Maßnahme ist abhängig von der Effektivität des Hustens und dem Bewusstseinszustand *(Abbildung 4.10)*.

Effektiver Husten

Falls das Kind oder Säugling effektiv hustet, sind keine weiteren externen Manöver notwendig. Es ist wichtig das Kind zum Husten zu ermutigen und es engmaschig zu beobachten. Hole Hilfe.

Ineffektiver Husten

Falls der Husten des Kindes oder des Säuglings ineffektiv ist oder wird, rufe sofort um Hilfe und schätze den Grad des Bewusstseins ein.

4.2.1. Kind oder Säugling mit Atemnot und ineffizientem Husten mit erhaltenem Bewusstsein

- Beginne mit Rückenschlägen
- Falls Rückenschläge nicht zur Besserung der Obstruktion führen und das Kind weiterhin bei Bewusstsein ist, sind Thoraxkompressionen beim Säugling oder Oberbauchkompressionen (Heimlich) beim Kind zu verabreichen. Diese Manöver imitieren durch die intrathorakale Druckerhöhung einen „künstlichen Hustenstoß", der den Fremdkörper entfernen soll. Oberbauchkompressionen dürfen beim Säugling nicht verwendet werden.
- Beurteile danach das Kind.
- Falls der Fremdkörper noch nicht entfernt wurde und das Opfer noch bei Bewusstsein ist, werden Rückenschläge und Kompressionen fortgeführt. Falls Hilfe noch immer nicht verfügbar ist, rufe nochmals nach Hilfe. Verlasse das Kind in dieser Situation nicht.
- Falls der Fremdkörper erfolgreich entfernt werden konnte, wird der klinische Zustand des Kindes re-evaluiert. Es ist möglich, dass ein Teil des Fremdkörpers noch in den Atemwegen liegt und zu weiteren Problemen führen kann. Im Zweifelsfall müssen stationär weitere Untersuchungen durchgeführt werden. Oberbauchkompressionen können innere Verletzungen verursachen. Eine sorgfältige ärztliche Untersuchung ist nach dieser Maßnahme indiziert.

Bild 4.10
Algorithmus beim Erstickungsunfall

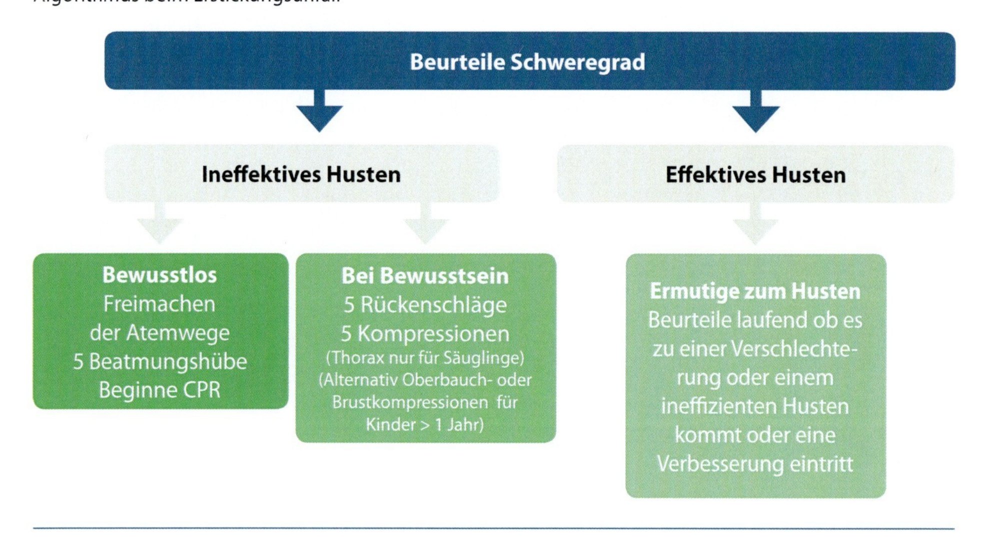

- **Rückenschläge beim Säugling** ***(Abbildung 4.11)***
  - Der Helfer hält den Säugling in Bauchlage auf dem Unterarm. Dabei sollte der Kopf den tiefsten Punkt bilden, um die Schwerkraft bei der Fremdkörperentfernung zu nutzen. Der sitzende oder kniende Helfer soll dabei den Säugling sicher auf seinem Schoß platzieren.
  - Der Kopf des Säuglings wird stabilisiert, indem der Daumen und ein oder zwei Finger einer Hand jeweils über einem Kieferwinkel des Kindes platziert werden.
  - Dabei darf kein Druck auf die Weichteile des Halses ausgeübt werden, da dies zu einem zusätzlichen Atemwegehindernis führen kann.
  - Mit der flachen Hand werden bis zu fünf kräftige Schläge zwischen die Schulterblätter gegeben.
  - Ziel jedes einzelnen Schlages soll die Entfernung des Fremdkörpers sein, weniger wichtig ist es, eine ganze Serie von fünf Schlägen durchzuführen.

Bild 4.11
Rückenschläge beim Säugling

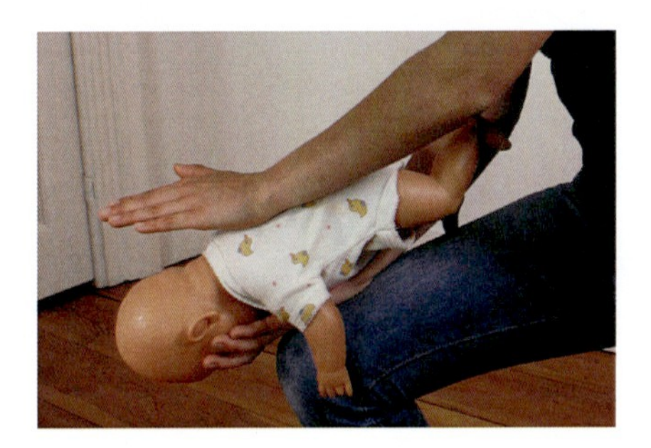

- **Rückenschläge beim Kind** ***(Abbildung 4.12)***
  - Rückenschläge können effektiver durchgeführt werden, wenn der Kopf des Kindes tiefer gelegt wird.
  - Ein kleines Kind kann wie beim Säugling über den Schoß des Helfers gelegt werden.
  - Ist dies nicht möglich, wird das Kind, während die Rückenschläge durchgeführt werden, nach vorne gelehnt und sicher gehalten.

Bild 4.12
Rückenschläge beim Kind

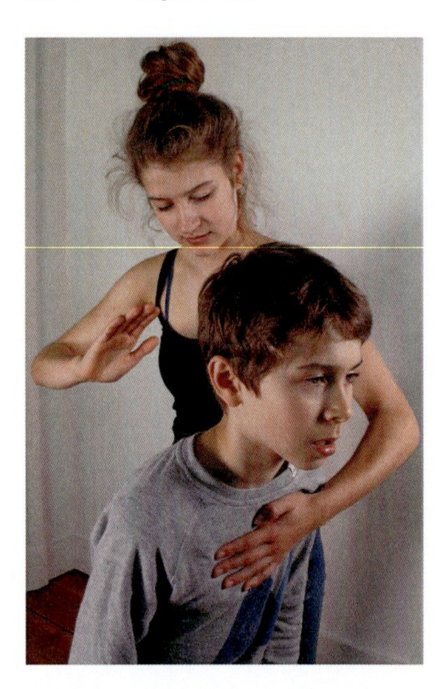

- **Thoraxkompressionen beim Säugling *(Abbildung 4.13)***
    - Der Säugling wird in Rückenlage mit Kopftieflage gedreht, dafür legt der Helfer seinen freien Arm auf den Rücken des Säuglings und stabilisiert damit mit der Hand den Hinterkopf.
    - Der Säugling liegt auf dem Arm des Helfers, welcher nach unten (oder quer) über seine Oberschenkel liegt.
    - Der Druckpunkt für die Durchführung von Thoraxkompressionen wird aufgesucht (untere Sternumhälfte ein fingerbreit über dem Xiphoid).
    - Nun werden bis zu fünf Thoraxkompressionen in ähnlicher Weise wie bei der Reanimation durchgeführt, nur ruckartiger und mit einer langsameren Frequenz.

Bild 4.13
Thoraxkompressionen beim Säugling

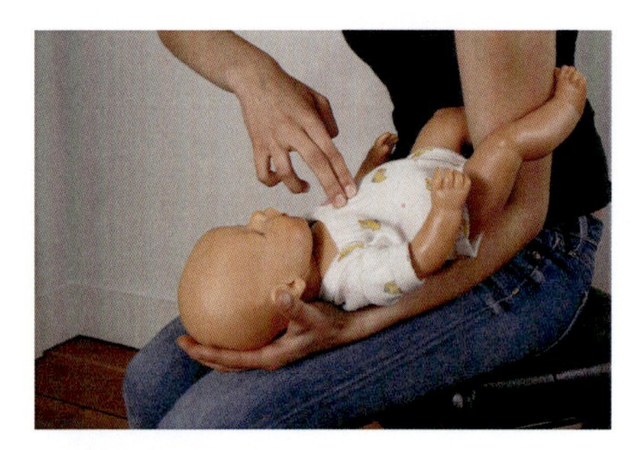

- **Oberbauchkompressionen beim Kind *(Abbildung 4.14)***
  - Der Helfer steht oder kniet hinter dem Kind. Beide Arme umgreifen den kindlichen Thorax unter den Armen des Kindes
  - Die Faust einer Hand wird zwischen Bauchnabel und Xiphoid auf den Oberbauch gelegt.
  - Mit der anderen Hand wird die Faust nun umgriffen und es werden Oberbauchkompressionen in Richtung Oberbauch und kranial durchgeführt. Dies kann bis zu fünf Mal wiederholt werden.
  - Die Oberbauchkompressionen dürfen nicht auf dem Xiphoid oder dem unteren Rippenbogen durchgeführt werden, um abdominelle Verletzungen zu vermeiden.

Bild 4.14
Oberbauchkompressionen beim Kind

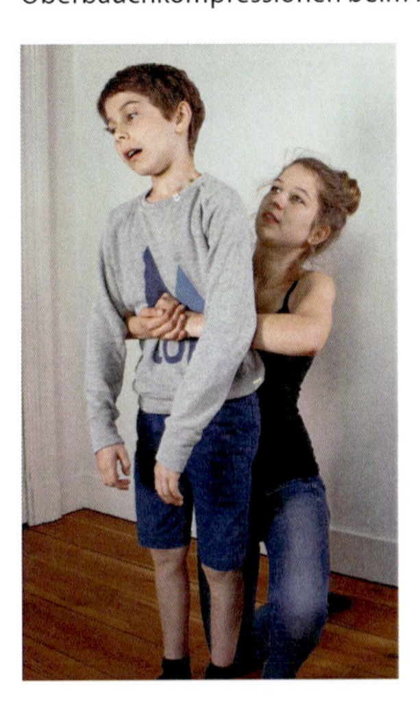

4.2.2. Erstickendes Kind/Säugling ohne Bewusstsein

- Lege das Kind auf eine flache, harte Oberfläche
- Setzte sofort einen Hilferuf ab oder schicke jemanden um Hilfe. Ist ein Helfer alleine, darf er das Kind zu diesem Zeitpunkt nicht verlassen. Es wird sofort mit BLS wie folgt begonnen.

- **Atemwege**
  - Öffne den Mund und suche nach einem Fremdkörper.
  - Falls ein Fremdkörper gesehen wird, mache einen Versuch diesen mit einem Wischen des Fingers zu entfernen. Versuche kein blindes oder wiederholtes Auswischen, das dies den Fremdkörper noch tiefer in den Pharynx vorschieben und Verletzungen verursachen kann.

- **Beatmungshübe**
    - Mache die Atemwege frei und gib 5 Beatmungshübe ab.
    - Evaluiere die Effizienz jedes einzelnen Beatmungshubs; hebt sich der Thorax nicht, repositioniere den Kopf vor dem nächsten Versuch.
- **Thoraxkompressionen**
    - Falls es keine Lebenszeichen nach den 5 Beatmungshüben gibt, beginne sofort mit Thoraxkompressionen. Folge dem Handlungsablauf des BLS für ca. 1 Minute bevor der Rettungsdienst kontaktiert wird (außer es ist zuvor geschehen).
    - Falls die Atemwege für die Beatmungshübe offen sind, blicke in den Mund, ob ein Fremdkörper sichtbar ist. Falls der Fremdkörper gesehen wird, kann dieser mit einem einzigen Auswischversuch entfernt werden.
    - Falls die Obstruktion scheinbar aufgehoben ist, öffne und kontrolliere die Atemwege wie zuvor. Falls das Kind weiter nicht atmet, gib Atemhübe ab.
    - Falls das Kind wieder bei Bewusstsein ist und eine Spontanatmung zeigt, bringe es in eine stabile Seitenlage und achte dabei auf die Atmung und das Bewusstsein bis das Rettungsteam kommt.

Sind die Atemwege komplett obstruiert und helfen die üblichen Manöver zur Fremdkörperentfernung nicht, sind Notfalllaryngoskopie und die Verwendung einer Magillzange zur Entfernung eines supraglottischen Fremdkörpers indiziert. Ein spezielles Training ist dazu jedoch notwendig.

5. Stabile Seitenlage

Ein bewusstloses Kind, das spontan atmet, wird in eine sichere, stabile Seitenlage gebracht, außer es besteht der Verdacht auf eine Verletzung der Halswirbelsäule. Durch die Lagerung in der stabilen Seitenlage soll eine Verlegung der Atemwege durch ein Zurückfallen der Zunge in den Rachen verhindert werden und das Risiko einer Aspiration von Erbrochenem oder Sekreten reduziert werden.

Es ist vor allem wertvoll wenn mehrere Opfer versorgt werden müssen.

Der Einsatz der stabilen Seitenlage muss immer mit dem Risiko eines Nicht-erkennens eines Herzstillstandes abgewogen werden. Das Kind soll NICHT in die stabile Seitenlage gebracht werden, falls es irgendwelche Zweifel über die „normale Atmung" des Kindes gibt.

Es gibt keine universell gültige Handlungsanweisung für eine stabile Seitenlage, sondern lediglich Prinzipien, die sicherstellen, dass das Kind:

- So weit möglich in einer echten Seitenlage gehalten wird.
- Einen offenen Atemweg behält

- Einfach beurteilt und beobachtet werden kann.
- Stabil liegt und nicht aus der Lagerung kippen kann (bei Säuglingen kann eine Handtuchrolle oder Decke hinter dem Rücken verwendet werden).
- Sein Mund von Sekreten und Erbrochenen freigehalten werden kann und diese leicht aus dem Mund ablaufen können.
- Frei atmen kann und kein Druck auf den Brustkorb ausgeübt wird, der die Atmung behindert
- Rasch auf den Rücken zurückgedreht werden kann, wenn neuerliche BLS-Maßnahmen erforderlich sind.

Eine mögliche stabile Seitenlage kann folgendermaßen durchgeführt werden *(Abbildung 4.14):*

> Der Helfer kniet neben dem Kind. Die Arme und Beine des Kindes werden ausgestreckt. Brillen und andere lose Gegenstände, die im Weg sind oder zu Verletzungen führen können (z.B. große Haarspangen, Gegenstände in den Taschen etc.) müssen entfernt werden. Die Kleidung um den Hals des Kindes muss gelockert werden. Die Atemwege werden überprüft und, wenn notwendig, geöffnet. Der Arm des Kindes, der auf der Seite des Helfers liegt, wird im rechten Winkel abgelegt. Der andere Arm des Kindes wird über die Brust gelegt und die Hand dieses Armes unter der Wange des Kindes auf der Seite des Helfers platziert. Mit der anderen Hand wird das vom Helfer entfernt liegende Knie abgewinkelt und aufgestellt. Das Knie wird nun vorsichtig in Richtung des Helfers bewegt und das Kind so auf die Seite des Helfers gedreht.
>
> Die Hand des Kindes, die unter der Wange liegt, darf keinen übermäßigen Druck auf das Gesicht des Kindes üben. Der Kopf des Kindes wird - wenn notwendig - etwas nach hinten überstreckt, um offene Atemwege sicherzustellen.

Atmung und Kreislauf des Kindes werden regelmäßig überprüft, während auf das Eintreffen des Rettungsdienstes gewartet wird. Kommt es zu einer klinischen Verschlechterung, muss das Kind unverzüglich wieder in Rückenlage gedreht und nach dem ABCDE-Schema beurteilt werden.

Bild 4.15
Stabile Seitenlage

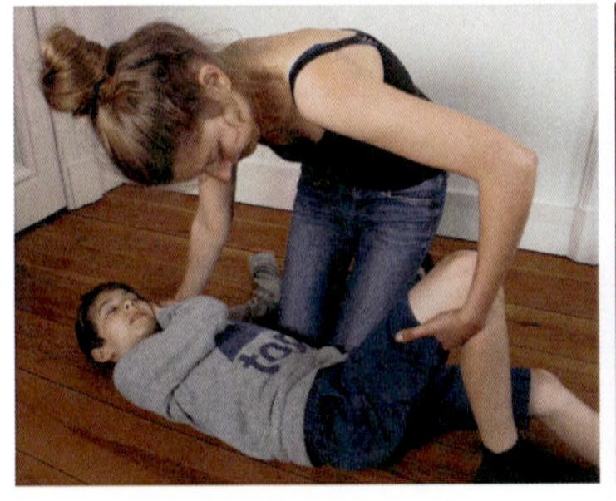

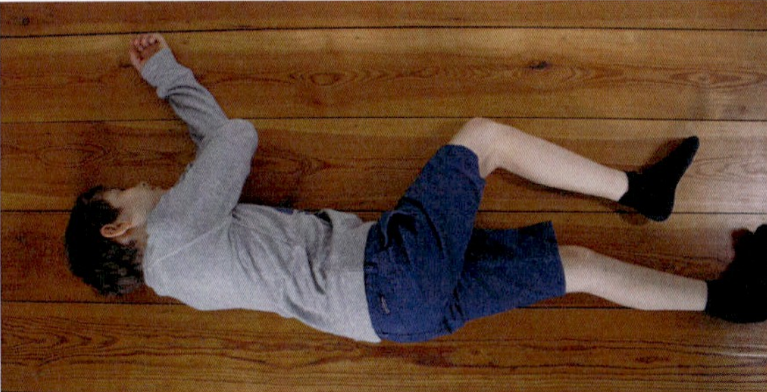

Kapitel 5.

Erweiterte Wiederbelebungs-maßnahmen (ALS)

Der Übergang zwischen den Basismaßnahmen der Wiederbelebung (BLS) und den erweiterten Maßnahmen (ALS) ist fließend.

Die Maßnahmen zur Wiederbelebung beginnen mit den Basismaßnahmen (Thoraxkompressionen und Beatmungen) und müssen bis zum Wiedererlangen eines spontanen Kreislaufs (ROSC) fortgesetzt werden, gefolgt von einer adäquaten Post-Reanimationsbehandlung (Pädiatrische Überlebenskette)

Das Eintreffen eines Reanimationsteams (ALS –TEAM) – entweder prähospital ein Notarztteam (EMS) oder innerklinisch medizinische Notfallteams (MET) oder Cardiac Arrest Teams (CAT), ermöglicht durch den Einsatz entsprechender Ausrüstung die Anwendung weiterführender Maßnahmen.

Das gesamte medizinische Personal sollte in der Lage sein, einen Atem-Kreislauf-Stillstand sofort zu erkennen, mit angemessenen Wiederbelebungsmaßnahmen zu beginnen und ein Notfallteam (ALS Team) herbeizurufen.

Das medizinische Personal wird entsprechend der lokalen Gegebenheiten auf unterschiedlichen Ebenen geschult: manche werden nur BLS Training erhalten oder BLS Training mit der Anwendung von Beatmungsbeutel und Maske, während andere auch die Versorgung des Atemweges, die Beatmung und das Kreislaufmanagement mit erweiterten Maßnahmen beherrschen müssen.

Alle klinischen Bereiche, in denen Kinder betreut werden, sollten mit Material zur Kinderreanimation ausgerüstet sein. Dieses muss regelmäßig überprüft und gewartet werden. Durch die Verwendung von einheitlicher, standardisierter Ausrüstung im gesamten Krankenhaus werden die Mitarbeiter und das Reanimationsteam mit dem Material so vertraut sein, dass sie das Kind, wo auch immer gut versorgen können.

Außerdem sollten Krankenhäuser festgelegte Regelungen haben für:

- Kriterien für die Alarmierung (z.B. Pädiatrischer Frühwarnscore Systeme (PEWS)) und die Zusammenstellung geeigneter medizinischer Notfallteams *(Tabelle 5.1.)*
- Kriterien für die Qualifikation und die Überprüfung der Reanimationsmaßnahmen und laufendes Reanimationstraining für alle unterschiedlichen Mitarbeiter

Tabelle 5.1
Frühwarnzeichen. Wenn ein Kind im klinischen Umfeld kritisch krank wird, ist diesem Zustand häufig eine Phase mit zunehmender Verschlechterung vorausgegangen. Bevor ein Kind dekompensiert können einige Warnsignale auftreten, die das medizinische Personal erkennen sollte.

Mögliche Frühwarnzeichen für eine sofortige Alarmierung des Notfallteams sind:
Erhöhte Atemarbeit
Zunehmende Einziehungen
Zyanose und graues Hautkolorit
SpO_2 < 90% trotz Sauerstofftherapie
SpO_2 < 60% oder SpO_2 mehr als 10% unter der Ausgangs-SpO_2 bei kongenitalen zyanotischen Vitien
Abnorme Herzfrequenz oder Atemfrequenz
Arterielle Hypotension
Agitation oder verminderte Bewusstseinslage, Erschöpfung
Besorgnis des Arztes, des Pflegepersonals, der Eltern

1. Manuelle Defibrillatoren

Manuelle Defibrillatoren *(Abbildung 5.1)* haben verschiedene Vorteile im Vergleich zu AEDs. Manuelle Defibrillatoren sind in der Lage, für Kinder aller Altersstufen die adäquate Energiedosis zu verabreichen und sollten daher in allen medizinischen Bereichen verfügbar sein, auch wenn AEDs ebenfalls erreichbar wären. Die Vorteile sind:

- Arrhythmie Diagnose und falls nötig rasche Schockabgabe mit weniger Hands-Off Zeiten als im Vergleich zum Abwarten der Rhythmusanalyse beim AED
- Zusätzliche Behandlungsoptionen wie zum Beispiel die synchronisierte Kardioversion und externes Pacing
- Möglichkeiten der Energiewahl
- Kontinuierliches EKG Monitoring

Bild 5.1
Defibrillator

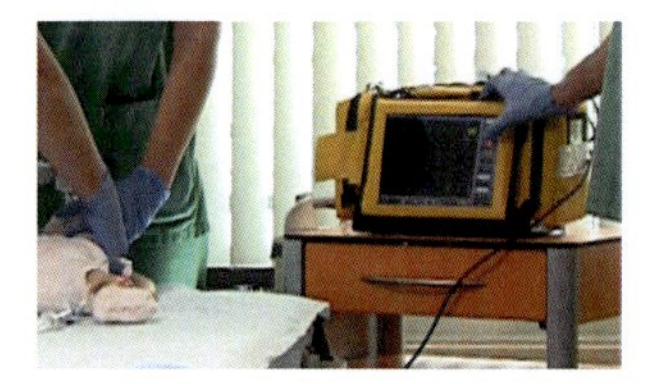

Defibrillation ist die Abgabe von elektrischer Energie mit einem Stromfluß durch das Myokard und dem Ziel das gesamten Myokards zu depolarisieren und koordinierte, spontane elektrische Aktivität wiederherzustellen. Die gewählte Energiedosis soll zu einer möglichst geringfügigen Myokardschädigung führen. Das Ausmaß des Stromflusses ist abhängig von der gewählten Energiedosis (Joule) und dem Flusswiderstand (Thoraximpedanz). Ist die Impedanz hoch, muss die Energie entsprechend gesteigert werden.

Die Impedanz wird beeinflusst durch:

- Größe der Defibrillationselektroden
- Elektrisch leitende Kontaktfläche zwischen Defibrillationselektroden und Haut
- Anzahl und Zeitintervall vorangegangener Schocks (senken die Impedanz)
- Position der Defibrillationselektroden am Brustkorb
- Anpressdruck der Defibrillationselektroden
- Dimension der Brustwand und Adipositas

Es werden entweder automatisierte (AED) oder manuelle Defibrillatoren verwendet, mit denen mono- oder biphasische Schocks abgegeben werden können.

- Auch wenn monophasische Defibrillatoren nicht mehr hergestellt werden, werden sie weiterhin verwendet. Der Stromfluss läuft nur in eine Richtung (unipolar).
- Biphasische Defibrillatoren scheinen besser wirksam zu sein und ersetzen allmählich die monophasischen. Im biphasischen Defibrillationsmodus fließt der Strom entsprechend einem vorgegebenen Zeitintervall zunächst in die eine und dann in die entgegengesetzte Richtung. Mit einem biphasischen Defibrillator ist die Effizienz des ersten abgegebenen Schocks bei VF/VT höher als mit einem monophasischen. Der biphasische Stromfluss führt auch zu weniger myokardialen Funktionsstörungen nach der Schockabgabe.

1.1. Energie Dosis

Die ideale Energiedosis für eine sichere und wirkungsvolle Defibrillation bei Kindern ist nicht bekannt. Gestützt auf die verfügbare wissenschaftliche Evidenz gilt die aktuelle Empfehlung, eine Energiedosis von 4 J/kg für alle Schockabgaben zu wählen, wenn ein manueller Defibrillator (monophasisch oder biphasisch) eingesetzt wird. Maximal werden für den ersten Schock 200 J (biphasisch) und 360 J (monophasisch) verabreicht.

1.2. Paddles oder selbstklebende Defibrillationspads

Selbstklebende Defibrillationspads (Abbildung 5.2) sind sicher, wirksam und grundsätzlich besser als die Standard Defibrillationselektroden (Paddles). Der transthorakale Widerstand ist bei beiden gleich hoch, allerdings ermöglichen die selbstklebenden Pads die raschere Schockabgabe bei laufender Reanimation und reduzieren die Hands-Off-Zeit. Selbstklebende Defibrillationspads haben eine begrenzte Haltbarkeit und sollten über das Ablaufdatum hinaus nicht mehr verwendet werden, da sie austrocknen und damit die Defibrillation beeinträchtigen können.

Bild 5.2
Selbstklebende Defibrillationspads

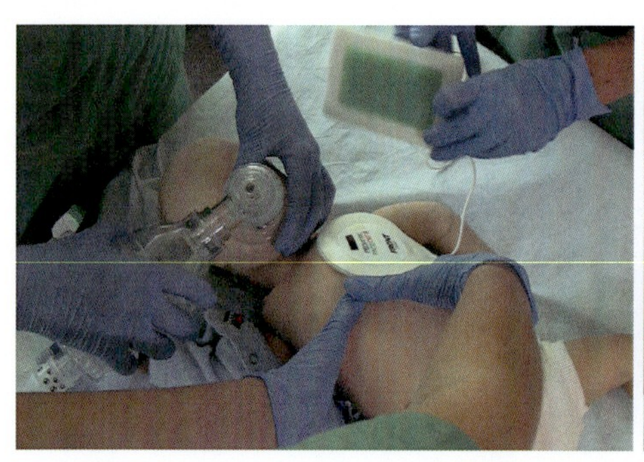

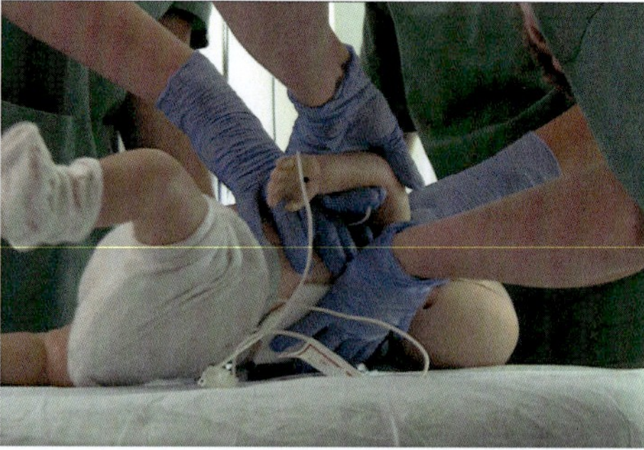

Bild 5.3
Defibrillationselektroden (Paddles) und Gel-Pads

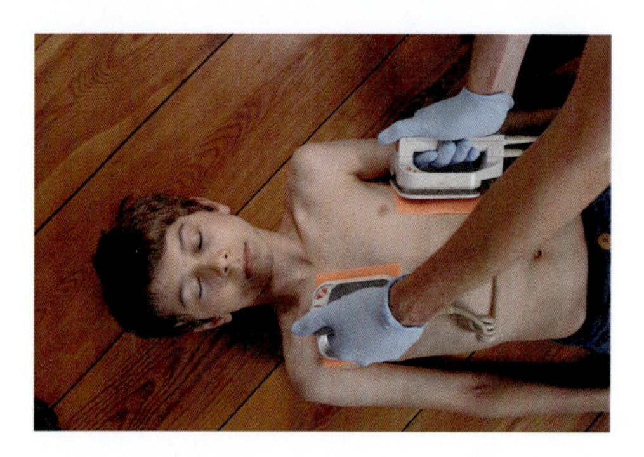

Bild 5.4
Kinder-Defibrillationselektroden

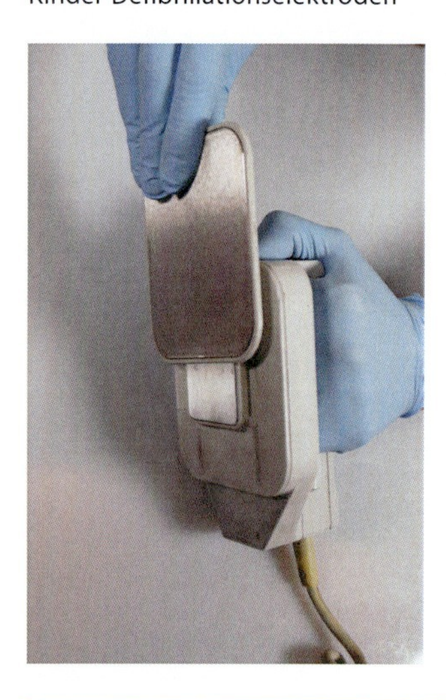

Werden manuelle Defibrillationselektroden (Paddles) *(Abbildung 5.3)* verwendet, sind dazu spezielle, nicht klebende Gelkissen (Gel-Pads) notwendig um ausreichenden Kontakt zu gewährleisten und den thorakalen Widerstand zu senken. Gel-Pads können sich während der Thoraxkompressionen leicht von der Brustwand lösen und müssen erneut angelegt werden. Außerdem kann sich das Gel aufladen und fälschlicherweise eine Asystolie im EKG anzeigen und es verliert zudem an Leitfähigkeit. Dieses Phänomen wird bei selbstklebenden Defibrillationspads nicht beobachtet. Auch Elektroden-Gel kann zur Defibrillation mit manuellen Defibrillationselektroden verwendet werden. Allerdings ist dieses weniger empfehlenswert, da es während der Thoraxkompressionen am Brustkorb verschmieren kann und die Gefahr eines Lichtbogens besteht. Ultraschallgel (schlechte Leitfähigkeit), Kochsalz-getränkte Tupfer (variable Leitfähigkeit mit dem Risiko eines Lichtbogens zwischen den Defibrillationselektroden) und Alkohol-getränkte Tupfer (Verbrennungsrisiko) müssen vermieden werden.

Die Defibrillationselektroden sollten das Herz von zwei Seiten „umfassen" um einen direkten Stromfluss zu ermöglichen. Normalerweise wird eine Elektrode unterhalb der rechten Clavicula und die andere in der linken Axilla positioniert. Werden Paddles verwendet, sollten die größtmöglichen (altersentsprechend angepasst) gewählt werden, um eine ausreichende große Kontaktfläche mit der Brustwand zu erreichen. Unabhängig davon, ob Paddles oder selbstklebende Defibrillationspads verwendet werden, dürfen sie sich nicht berühren. Wird die Defibrillation mit Paddles durchgeführt, so ist ein fester Anpressdruck zur Verbesserung des Hautkontaktes nötig. Im Allgemeinen werden Paddles mit einem Durchmesser von etwa 4,5 cm *(Abbildung 5.4)* für Kinder < 10 kg Körpergewicht verwendet. Sind keine Kinder-Defibrillationselektroden verfügbar kann es erforderlich sein, eine anterior-posteriore Position zu wählen.

1.3. Sicherheit während der Defibrillation

Obwohl das Sicherheitsrisiko geringer ist als bisher angenommen, insbesondere dann, wenn Handschuhe getragen werden so ist es dennoch wichtig, folgende Punkte zu berücksichtigen:

- Entferne offene Sauerstoff-führende Systeme (Sauerstoffmaske, Nasensonde, Sauerstoffschläuche) um mindestens 1 Meter vom Kind. Beatmungsbeutel oder Beatmungsschläuche, die am Trachealtubus konnektiert sind, sollten belassen werden.
- Trockene Oberfläche - Vorsicht bei nasser Kleidung und nassen Oberflächen; falls nötig trockne den Thorax des Patienten vor der Defibrillation ab.
- Berührung - Während der Schockabgabe darf kein Umstehender, weder direkt noch indirekt, den Patienten berühren. Dies schließt auch das Bett, die Trage oder Infusionen mit ein.
- Versichere dich, dass die Paddles/Pads kein Metall (z.B. Schmuck) oder transdermal applizierte Medikamente oder Diathermieelektroden berühren.
- Bei Patienten mit Herzschrittmacher oder implantiertem Defibrillator (ICD) sollen die Paddles mindestens 12 cm vom implantierten Gerät entfernt platziert werden, um das Risiko von Verbrennungen des Myokards zu verringern. Eine antero-posteriore Position der Defibrillationselektroden kann notwendig sein.

Es muss gewährleistet sein, dass die Anwender in der Bedienung des Gerätes unterwiesen sind und die Sicherheitsanweisungen während der Defibrillation klar und deutlich an das gesamte Team oder andere Anwesende weitergegeben werden.

Jeder Defibrillator muss nach hausinternen festgelegten Empfehlungen regelmäßig getestet werden.

2. Erweiterte Reanimationsmaßnahmen bei Kindern im Atem-Kreislaufstillstand

2.1. Beginn mit Basismaßnahmen (BLS)

- **Sicherheit (S):** unabhängig von der Umgebung sollte im Umgang mit einem kranken Kind immer auch die Sicherheit der Retter gewährleistet sein. Diese sollten so rasch wie möglich persönliche Schutzmaßnahmen (wie z.B. Handschuhe, Schürzen, Gesichtsmasken, Schutzbrillen,...) benutzen.
- **Stimulation (S):** die Reaktion eines offensichtlich bewusstlosen Kindes sollte sowohl durch Ansprechen als auch durch vorsichtige taktile Stimulation überprüft werden.
- **Hilferuf - Shout for help (S):** ein Helfer alleine darf das bewusstlose Kind nicht verlassen, sondern muss sofort mit den adäquaten Wiederbelebungsmaßnahmen beginnen und dafür sorgen, dass weitere Hilfe herbeigerufen wird. Im klinischen Umfeld befinden sich meist Mitarbeiter in der Nähe, die auf die Notfallsituation aufmerksam gemacht werden können, entweder durch einen Hilferuf des Ersthelfers und/oder durch die Aktivierung eines Notrufsystems. Bei Eintreffen des zweiten Helfers sollte dieser weitere Hilfe anfordern entsprechend den hausinternen Vorgaben (z.B. Aktivierung des medizinischen Notfallteams (MET) oder Cardiac Arrest Teams (CAT)). Sobald dieser Helfer zurückkommt oder weitere Mitarbeiter eintreffen, können gleichzeitig mehrere Maßnahmen durchgeführt werden (entsprechend der Ausbildung der Mitarbeiter). Monitoring und/oder AED Elektroden sollten angelegt werden, falls dies noch nicht erfolgt ist.
- **Atemwege (A):** Die Atemwege müssen geöffnet und die Atmung durch "Sehen, Hören, Fühlen" überprüft werden. Ist eine Absaugvorrichtung verfügbar, sollten-falls Sekret vorhanden-vor Beginn der Beatmung die oberen Atemwege kurz abgesaugt werden.
- **(Be)atmung (B):** Atmet das Kind nicht oder zeigt es nur eine Schnappatmung oder z.B. seltene unregelmäßige Atemzüge sollten initiale Atemhübe appliziert werden mit der besten verfügbaren Methode (z.B. Mund zu-Mund-Technik oder bevorzugt Beutel-Masken-Beatmung mit oder ohne Sauerstoff).
- Wenn zwei Helfer BLS Maßnahmen durchführen und in der Benutzung von Beutel und Maske ausgebildet sind, sollte der Helfer, der beatmet, an der Kopfseite des Kindes stehen. Der zweite Helfer sollte sich an der Seite oder an den Füßen des Kindes positionieren, um im Bedarfsfall die Thoraxkompressionen durchzuführen.

- **Kreislauf (C):** Wenn Kreislaufzeichen fehlen muss mit den Thoraxkompressionen begonnen werden. In Erwartung des Notfall-Teams sollten sich die Helfer häufig abwechseln um Ermüdung und dadurch verschlechterte Qualität der Thoraxkompressionen zu verhindern.

Medizinisches Personal, das für die Pulskontrolle ausgebildet ist, kann nach einem zentralen Puls tasten, während die "Lebenszeichen" überprüft werden. Dies soll allerdings die Wiederbelebungsmaßnahmen nicht verzögerern. Bei Säuglingen wird die Pulskontrolle zur Überprüfung des zentralen Pulses an der Arteria brachialis oder Art. femoralis empfohlen. Bei Kindern ist es die Arteria carotis oder Art. femoralis. Wenn kein zentraler Puls tastbar oder der Puls sehr langsam ist (< 60/min) mit Zeichen eines dekompensierten Schocks so zeigt dies den Kreislaufstillstand an. Im Zweifel beginne immer mit der CPR.

2.2. Rhythmus Analyse

Während die CPR durchgeführt wird, ist der nächste Schritt die Erkennung des Herzrhythmus, wofür ein EKG-Monitor *(Abbildung 5.5)* oder ein Defibrillator an den Patienten angebracht werden muss. Die Priorität liegt in der Entscheidung, ob ein schockbarer oder ein nicht schockbarer Herzrhythmus vorliegt, um die nächsten Schritte im Management des Atem-Kreislauf-Stillstandes zu planen. *(Abbildung 5.6)*.

Bei Verwendung eines AEDs wird der Herzrhythmus nicht angezeigt, aber das Gerät gibt den Helfern die entsprechenden Handlungsschritte vor.

Bild 5.5
Position der EKG Elektroden

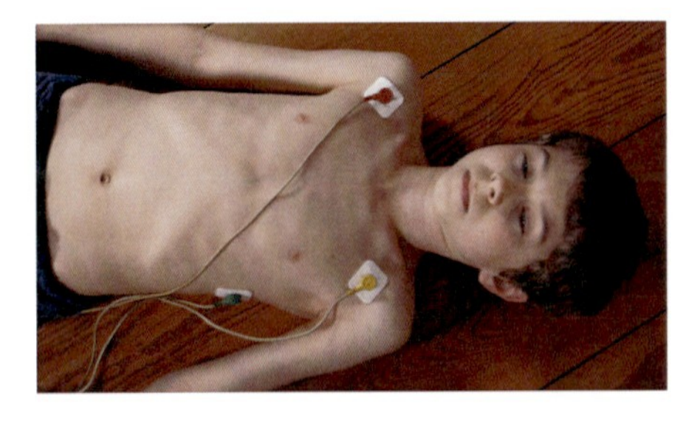

Die häufigsten Herzrhythmen beim Atem-Kreislauf-Stillstand bei Kindern sind nicht-schockbare Rhythmen wie die pulslose elektrische Aktivität [PEA] und die Asystolie.

Schockbare Rhythmen wie die pulslose ventrikuläre Tachykardie [pVT] und das Kammerflimmern [VF] sind seltener bei Kindern. Wenn diese auftreten, ist dies häufig durch eine zugrundeliegende Herzerkrankung verursacht. Vorrang in der Behandlung der schockbaren Herzrhythmen hat die frühzeitige Defibrillation.

PEA und pVT sind regelmäßige Herzrhythmen, die potentiell mit einem Kreislauf vereinbar sein könnten. Die Notwendigkeit der CPR wird durch die fehlenden Lebenszeichen bestimmt (und optional auch des fehlenden zentralen Pulses).

Bild 5.6
Pädiatrischer ALS Algorithmus

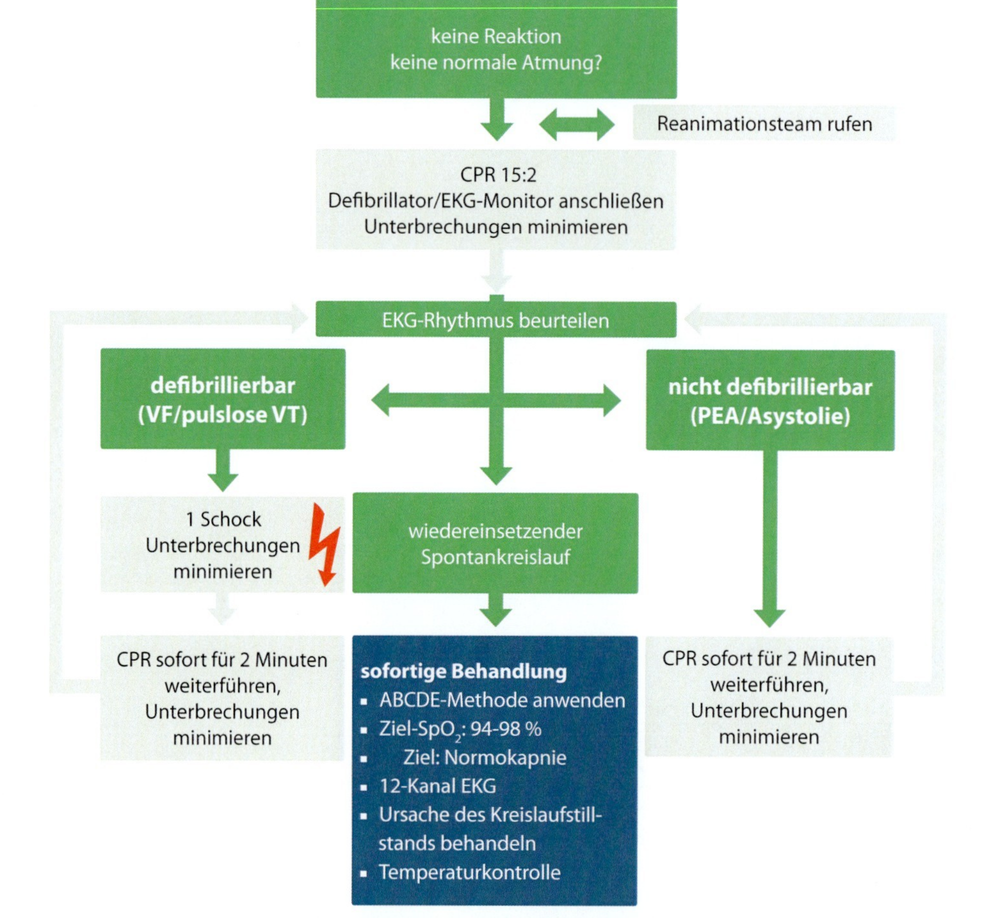

Während CPR

- CPR hoher Qualität sichern: Frequenz, Tiefe, Entlastung
- Unterbrechungen der Thoraxkompression minimieren
- Sauerstoff geben
- Kapnographie verwenden
- Thoraxkompressionen ohne Unterbrechung, wenn der Atemweg gesichert ist
- Gefäßzugang (intravenös oder intraossär)
- Adrenalin alle 3 - 5 Minuten
- Amiodaron nach dem dritten Schock

Reversible Ursachen behandeln

Hypoxie	Herzbeuteltamponade
Hypovolämie	Intoxikation
Hypo-/Hyperkaliämie/metabolisch	Thrombose (kardial oder pulmonal)
Hypo-/Hyperthermie	Spannungspneumothorax

Erwäge

- Ultraschall Untersuchung
- Verwendung mechanischer Reanimationsgeräte für Transport oder weitere Behandlung
- Coronarangiographie und perkutane Coronar Intervention (PCI)
- Extracorporale CPR

2.3. Nicht schockbare Herzrhythmen

- **PEA:** ist eine geordnete elektrische Aktivität ohne Lebenszeichen. Das EKG kann vielfältige Varianten eines regelmäßigen QRS Komplexes zeigen, die sich aber rasch zu langsamen und breiten Kammerkomplexen verändern. *(Abbildung 5.7).* Alle Rhythmusstörungen im Herzstillstand, aber insbesondere die PEA, können auf einer reversiblen Ursache beruhen. Es ist daher unbedingt notwendig die behandelbaren Ursachen zu erkennen und entsprechend zu behandeln. Die Bradykardie *(Abbildung 5.8.)* ist oft der terminale Herzrhythmus nach einer Hypoxie oder Ischämie, der in eine Asystolie mündet. Ein sehr schwacher zentraler Puls bei sehr niedriger Herzfrequenz (< 60/min) kann immer noch tastbar sein, obwohl das Kind in dieser Phase bereits keine Atmung mehr oder Schnappatmung hat und damit ohne Lebenszeichen ist. Dieser Zustan**d muss wie ein Nicht-schockbarer Herzrhythmus behandelt werden.**
- **Asystolie:** ist gekennzeichnet durch völliges Fehlen elektrischer und mechanischer Aktivität des Herzens *(Abbildung 5.9).*

Ein Artefakt bei abgefallenen Elektroden kann als Asystolie am EKG Monitor imponieren. Eine sofortige Überprüfung der gesamten EKG-Technik (Elektroden, Amplitude, Ableitung, etc.) ist zum Ausschluss eines solchen Artefakts unbedingt erforderlich.

Bild 5.7
Pulslose elektrische Aktivität: bei einem Patienten ohne Lebenszeichen

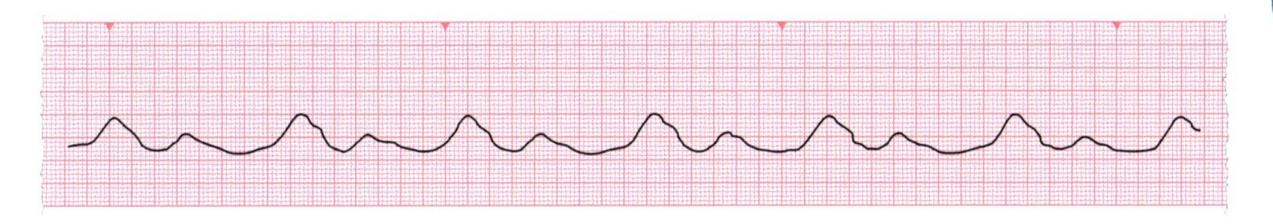

Bild 5.8
Pulslose elektrische Aktivität: schwere Bradykardie bei einem Patienten ohne Lebenszeichen

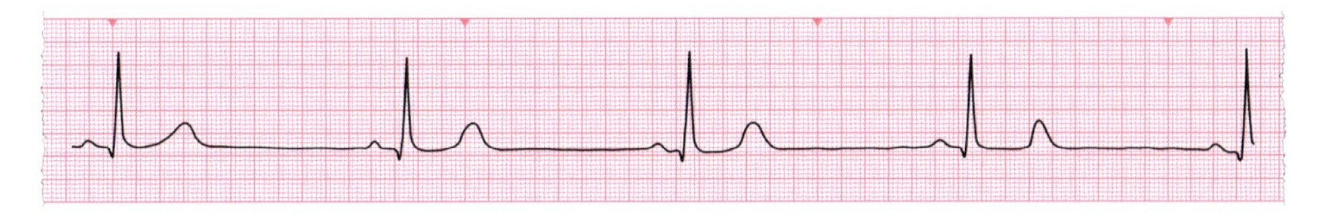

Bild 5.9
Asystolie

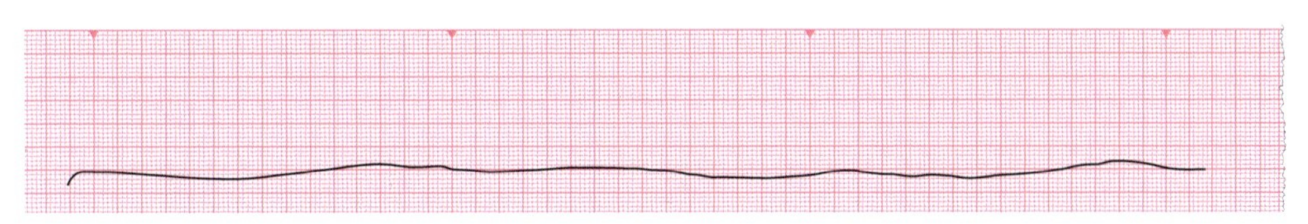

2.4. Schockbare Rhythmen

- **Pulslose vertrikuläre Tachykardie:** ist gekennzeichnet durch Herzfrequenz von 120-400 Schlägen/min und breiten regelmäßigen Kammerkomplexen bei fehlenden Lebenszeichen (oder nicht tastbaren Puls) *(Abbildung 5.10)*. Sie wird genauso wie das Kammerflimmern behandelt, also effektive CPR und Defibrillation. Dieser Rhythmus tritt selten bei Kindern auf.

Bild 5.10
Pulslose ventrikuläre Tachykardie bei einem Patienten ohne Lebenszeichen

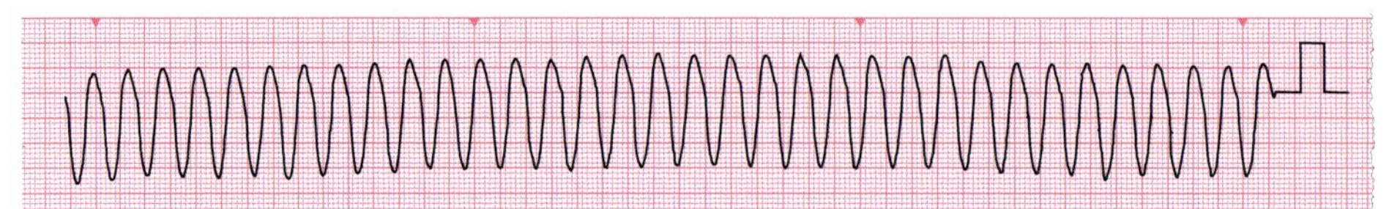

- **Kammerflimmern:** ist ein chaotischer, unorganisierter Ablauf von Depolarisationen der Ventrikelmuskulatur, bei dem im EKG die Komplexe leicht als abnorm erkannt werden können. Es fehlt die Kammersystole, so dass kein Puls tastbar ist. Kammerflimmern wird abhängig von der Amplitude der Komplexe als grobschlägig *(Abbildung 5.11)* oder feinschlägig *(Abbildung 5.12)* beschrieben. Bei eindeutigem Kammerflimmern sollte die Defibrillation ohne Verzögerung durchgeführt werden. Kammerflimmern kann auftreten bei schwerer Hypoxie, Herzerkrankungen, Elektrolytstörungen oder Intoxikationen mit Medikamenten (z.B. Digoxin).

Besteht Zweifel, ob ein feines Kammerflimmern oder eine Asystolie vorliegt, sollten die Helfer die CPR fortsetzen. Tatsächlich ist es unwahrscheinlich, dass feines VF durch eine Defibrillation erfolgreich zu einem perfundierenden Rhythmus umgewandelt werden kann; jedoch kann eine qualitativ gute CPR die Amplitude und Frequenz des Kammerflimmerns erhöhen und damit die Chancen auf eine erfolgreiche Defibrillation verbessern.

Bild 5.11
Grobschlägiges Kammerflimmern

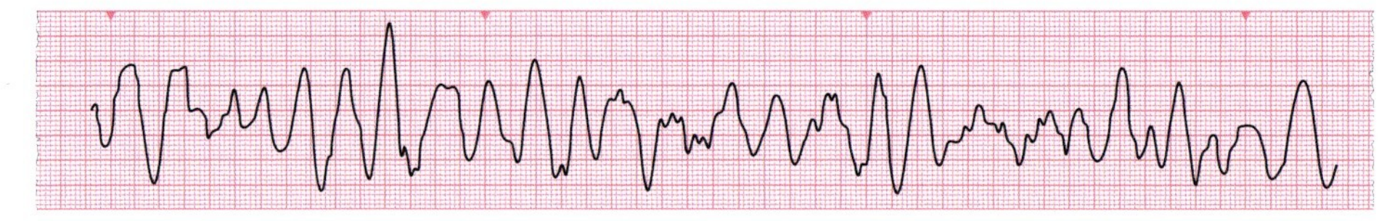

Bild 5.12
Feinschlägiges Kammerflimmern

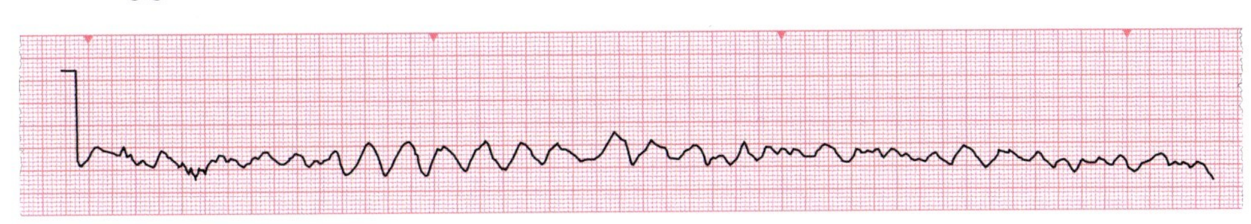

Bild 5.13
Herzstillstand: nicht-schockbare Rhythmen

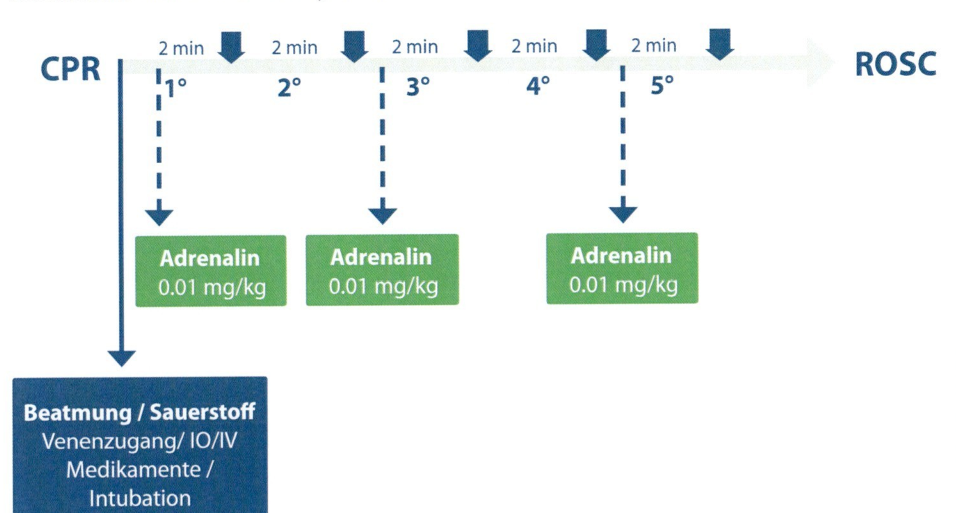

VORGEHEN BEI NICHT SCHOCKBAREM RHYTHMUS

- Fortsetzen einer hochqualitativen CPR mit hoher Qualität im Verhältnis 15:2 mit Beutel-Maske-Beatmung und Sauerstoffgabe. Minimierung von Unterbrechungen. Vermeidung der Hyperventilation.
- Anlage eines Gefäßzugangs als peripheren Venenzugang oder intraossären Zugang. Der intraossäre Zugang ist die erste Wahl beim Atemkreislaufstillstand beim Kind, falls noch kein Zugang vorhanden ist.
- Gabe von Adrenalin IV / IO. mit 10 µg/kg (0,1ml/ kg KG einer 1:10.000 Lösung mit einer maximalen Menge von 1 mg bzw. 10 ml), gefolgt von einer Spülung von 2-10 ml NaCl 0,9%.
- Nach 2 Minuten CPR: Rhythmusanalyse idealerweise während der zwei Beatmungen oder im Fall von kontinuierlicher Thoraxkompression in einer sehr kurzen Pause der Kompressionen. Wenn kein Rhythmus vorhanden ist (Asystolie) oder keine wahrnehmbare Veränderung der EKG-Kurve zu sehen ist, wird die CPR sofort fortgesetzt. Wenn eine organisierte elektrische Aktivität (die potentiell mit einem

Kreislauf vereinbar ist) auf dem Monitor sichtbar ist, sollte eine Überprüfung auf Lebenszeichen (und optional eine zentrale Pulskontrolle) erfolgen.

- Wenn Lebenszeichen vorhanden sind, sollte mit der Postreanimationsbehandlung begonnen werden.
- Falls keine Lebenszeichen vorhanden sind, setze die CPR fort. (Minimierung von Unterbrechungen)

- Adrenalin sollte intravenös oder intraossär alle 3-5 Minuten verabreicht werden.

VORGEHEN BEI SCHOCKBAREM RHYTHMUS

Der bestimmende Faktor für das Überleben ist die unverzügliche Defibrillation. Die Defibrillation sollte durchgeführt werden, sobald ein Defibrillator zur Verfügung steht. Beatmung, Oxygenierung, Herzdruckmassage und ein Gefäßzugang sollten rasch etabliert werden, ohne die Defibrillation zu verzögern.

Unterbrechungen der Thoraxkompressionen sollten durch vorausschauende Planung der Maßnahmen minimiert werden. *Falls möglich sollte die Erschöpfung der Helfer dadurch vermieden werden, dass am Ende eines jeden Zyklus (2 Minuten) die Person, die Thoraxkompressionen ausführt gewechselt wird. Vermeide Unterbrechungen der CPR von mehr als 5 Sekunden für jede Maßnahme.*

- **Ablauf bei Verwendung selbstklebender Defibrillatorpads (erste Wahl)**

  1. Atemkreislaufstillstand bestätigt: Beginn oder Wiederaufnahme der CPR
  2. Anbringen von geeigneten selbstklebenden Defibrillatorpads auf die Brust des Kindes: eine unterhalb des rechten Schlüsselbeins und eine in der linken mittleren Axillarlinie, ohne dass sich diese berühren.
  3. Defibrillator einschalten, dabei sollte sichergestellt werden, dass dieser im nicht-synchronisierten Modus ist; Auswahl „pads" als Ableitungselektroden am Monitor und Bestätigung des schockbaren Rhythmus während einer kurzen Pause der Thoraxkompressionen z. B. während die 2 Beatmungen durchgeführt werden.
  4. Energiewahl: 4 J/kg (aufrunden zur nächstmöglichen Energiedosis) und Laden des Defibrillators ohne Unterbrechung der Thoraxkompressionen.
  5. Anweisung geben: "Zurücktreten, Defibrillation" mit lauter Stimme; Überprüfung, ob die Person, die die Herzdruckmassage durchführt, die Hände vom Brustkorb des Kindes genommen hat und ob offen fließender Sauerstoff entfernt wurde.
  6. Abgabe des Schocks

- **Ablauf bei Verwendung von Paddles und Gelpads (falls keine selbstklebenden Defibrillatorpads verfügbar)**

  1. Atemkreislaufstillstand bestätigt: Beginn oder Wiederaufnahme der HLW.
  2. Anbringen von geeigneten Gelpads auf die Brust des Kindes (eine unterhalb des rechten Schlüsselbeins und eine in der linken mittleren Axillarlinie), ohne dass sich diese berühren. Verwende die geeignete Größe der Defibrillationselektroden (Kinderpaddles für Kinder < 10 kg oder Erwachsenenpaddles für Kinder > 10 kg)
  3. Defibrillator einschalten, dabei sollte sichergestellt werden, dass dieser im nicht- synchronisierten Modus ist; Auswahl der Standardableitungen (I,II,III) am Monitor falls die EKG Elektroden bereits angebracht sind. Falls keine EKG Elektroden angebracht wurden kann die Rhythmusanalyse auch mittels „quick look" erfolgen: die Paddles werden fest auf die Gelpads auf dem Thorax des Kindes gepresst. „Paddles" müssen dann als Ableitungselektroden am Monitor gewählt werden. Bestätigung des schockbaren Rhythmus während einer kurzen Pause der Thoraxkompressionen z. B. während die 2 Beatmungen durchgeführt werden. Wiederaufnahme der Thoraxkompressionen.
  4. Energiewahl: 4 J/kg (aufrunden zur nächstmöglichen Energiedosis).
  5. Anpressen der Paddles fest auf die Gelpads auf der Brust des Kindes; Anweisung geben: "Zurücktreten, Defibrillation" mit lauter Stimme; Überprüfen, ob die Person, die die Herzdruckmassage durchführt, die Hände vom Brustkorb des Kindes genommen hat und ob offener Sauerstoff entfernt wurde. Diese Maßnahme sollte weniger als 5 Sekunden dauern.
  6. Defibrillator laden und ohne Pause Schock abgeben.

- **Nach dem ersten Schock**

  7. Aufforderung, sofort mit der HLW (beginnend mit der Thoraxkompression) fortzufahren, ohne Neubewertung des Rhythmus oder Pulskontrolle. Bei Verwendung von Paddles werden diese zurück in den Defibrillator platziert (dies kann bei Verwendung von Kinderpaddles nicht immer möglich sein).
  8. Fortführen der HLW für zwei Minuten, dann kurze Pause zur Rhythmus-Kontrolle am EKG. Falls der Rhythmus immer noch schockbar ist, Wiederholung der vorherigen Schritte und Abgabe eines zweiten Schocks. Fortsetzen der HLW für 2 Minuten nach denen falls VF/pVT persistiert ein dritter Schock verabreicht werden soll.
  9. Nach dem dritten Schock, nach Wiederaufnahme der HLW, Verabreichung von Adrenalin 10 µg/kg IV/IO und Amiodaron 5 mg /kg IV/IO. Adrenalin jeden zweiten Zyklus (alle 3-5 Minuten) während der HLW. Bleibt das Kind in VF/pVT Fortsetzung der CPR Zyklen für 2 Minuten im Wechsel mit Defibrillationen mit 4 J /kg.

So rasch wie möglich und parallel zum Ablauf der Reanimation sollte die Anamnese erhoben und Untersuchungen gemacht werden um reversible Ursachen (4H's und HITS) zu erkennen und entsprechend zu behandeln.

Bild 5.14
Vorgehen bei schockbarem Rhythmus

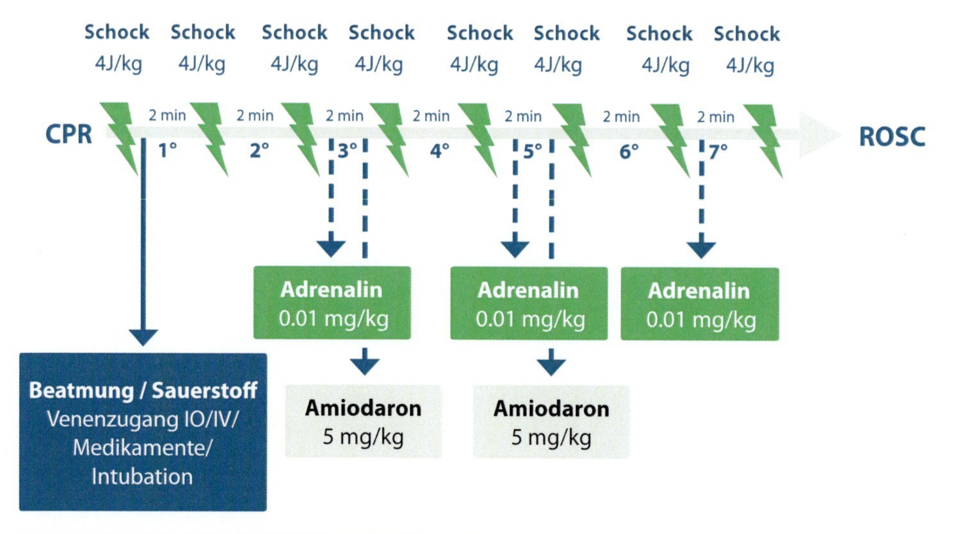

Tritt am Ende eines 2- Minuten-Zyklus der HLW ein möglicherweise mit Kreislauf verbundener Rhythmus auf, sind folgende Maßnahmen empfohlen:

- *Wenn Lebenszeichen vorhanden sind, sollte mit der Postreanimationsbehandlung begonnen werden.*
- *Sind keine Lebenszeichen vorhanden, Wiederaufnahme der CPR und bei Auftreten von PEA, Wechsel in den (pädiatrischen) Algorithmus für nicht-schockbaren Rhythmus.*

Asystolie am Ende eines 2-Minuten-Zyklus der HLW

- *Wiederaufnahme der CPR und Wechsel in den (pädiatrischen) Algorithmus für nicht-schockbaren Rhythmus*
- *Beim Wechsel vom Algorithmus für schockbaren Rhythmus in den für nicht-schockbaren Rhythmus sollten die Intervalle von 3-5 Minuten für die Adrenalingabe aufrechterhalten bleiben.*

Keine Unterbrechung der HLW während des 2-Minuten-Zyklus nach einer Defibrillation auch wenn ein organisierter Herzrhythmus beobachtet wird, außer der Patient zeigt klare Lebenszeichen, die auf ROSC hindeuten. Thoraxkompressionen sollten unmittelbar nach der Schockabgabe wieder begonnen werden ohne Rhythmusanalyse oder Pulskontrolle, denn auch wenn der Defibrillationsversuch einen regulären Herzrhythmus wiederherstellen konnte, ist es sehr unwahrscheinlich, dass die Pumpfunktion des Herzens sofort ausreichend ist. Selbst wenn ein mit Kreislauf verbundener Rhythmus wiederhergestellt wurde, schädigen Thoraxkompressionen das Herz nicht.

Ein Kreislaufstillstand während einer Operation kann durch die Grunderkrankung, die chirurgischen Maßnahmen, die Medikamente der Anästhesie, die Volumentherapie oder Komplikationen durch Vorerkrankungen auftreten. Reversible Ursachen sollten frühzeitig erkannt werden (Ultraschall, Blutgasanalyse, ...). Bei Verdacht auf eine Herzbeuteltamponade oder schwere Hypovolämie könnte eine Notfallsternotomie (oder andere chirurgische Revision) notwendig sein. Speziell in der herzchirurgischen Intensivstation sollte ein beobachteter Atemkreislaufstillstand mit VF/pVT mit bis zu 3 unmittelbar aufeinander folgenden Defibrillationsversuchen behandelt werden. Nach jedem Schock erfolgt eine kurze Evaluation ob sich ROSC eingestellt hat. Drei unwirksame Defibrillationsversuche sollten auf die Notwendigkeit der Re-Sternotomie hinweisen. Thoraxkompressionen müssen begonnen und CPR für 2 Minuten durchgeführt werden nach denen ein weiterer Versuch einer Serie von 3 aufeinanderfolgenden Defibrillationen gemacht werden kann. Bei Asystolie in der Folge eines Schrittmacherausfalls ist die rasche Konnektion des temporären Schrittmachers und die Wiederaufnahme der Schrittmacherfunktion notwendig (100/Minute bei maximaler Amplitude).

Auf Intensivstationen können bei beobachtetem Herzkreislaufstillstand mit am Monitor sichtbarem schockbarem Herzrhythmus ebenfalls Serien von 3 aufeinanderfolgenden Defibrillationen erwogen werden.

2.5. Reversible Ursachen

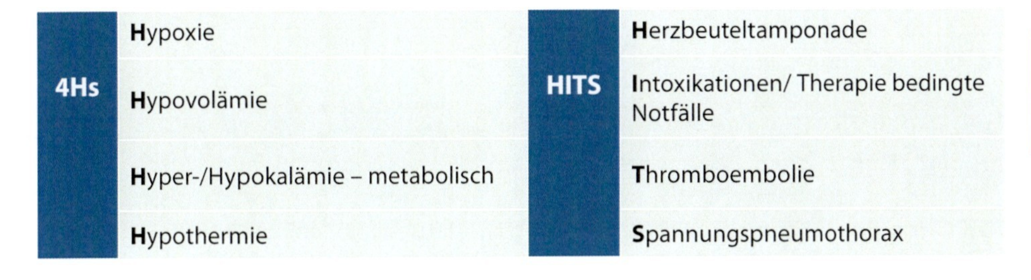

4Hs		HITS	
	Hypoxie		**H**erzbeuteltamponade
	Hypovolämie		**I**ntoxikationen/ Therapie bedingte Notfälle
	Hyper-/Hypokalämie – metabolisch		**T**hromboembolie
	Hypothermie		**S**pannungspneumothorax

So rasch wie möglich sollte die Anamnese erhoben werden (z.B. Vorgeschichte, Medikamente, Trauma,...), um reversible Ursachen (4H's und HITS) zu erkennen und entsprechend zu behandeln. Einige der reversiblen Ursachen (z.B. die Hypovolämie, der Spannungspneumothorax und die Herzbeuteltamponade) können kurzfristig durch einen Volumenbolus verbessert werden. Beim Spannungspneumothorax und der Herzbeuteltamponade ist außerdem eine spezifische Therapie nötig. Die Körpertemperatur des Kindes muss überprüft werden und sofort idealerweise vor Ort Glucose, Elektrolyte und der Säure-Basen Status bestimmt werden. Die Ultraschalluntersuchung während des Atemkreislaufstillstands kann auch Hinweis auf reversible Ursachen geben, sollte aber keinesfalls die HLW beeinträchtigen.
Unbeabsichtigte oder absichtliche Vergiftungen können entweder durch die Anamnese oder durch laborchemische Analysen diagnostiziert werden. Wenn verfügbar und indiziert, sollte eine Therapie mit Antidoten erfolgen.

Eine Thromboembolie (sowohl kardial als auch pulmonal) ist bei Kindern sehr selten, kann aber bei Kindern mit speziellen Erkrankungen auftreten wie z.B. nephrotisches Syndrom, Sichelzellenämie oder bei liegendem zentralen Katheter. Sollte die Thromboembolie als Ursache eines Kreislaufstillstandes angenommen werden, muss eine Thrombolyse erwogen werden.

2.6. Atemweg und Beatmung während der HLW

Die Hypoxie ist die häufigste Ursache für einen Atem-Kreislauf-Stillstand bei Kindern. Eine suffiziente Beatmung mit möglichst hoher Sauerstoffkonzentration (100%) sollte durchgeführt werden, um das Fortbestehen oder Auftreten einer Hypoxie zu verhindern.

Der Großteil der Kinder kann in der ersten Phase der Reanimation mit Beatmungsbeutel und Maske ausreichend beatmet werden. Es ist empfehlenswert damit fortzufahren bis erfahrene Helfer eintreffen. Die endotracheale Intubation stellt - wird sie durch einen darin erfahrenen Helfer ausgeführt - die beste Atemwegssicherung dar und ist unerlässlich in der Postreanimationsbehandlung eines Atem-Kreislauf-Stillstands. Nach der Intubation und der Bestätigung der korrekten Tubuslage, idealerweise durch die Kapnographie, können die Thoraxkompressionen kontinuierlich ohne Unterbrechungen für die Beatmungshübe durchgeführt werden. Das weitere Monitoring des endtidalen CO_2 könnte hilfreich sein bei der Erkennung von ROSC und Hinweise auf die Qualität der Thoraxkompressionen während der Reanimation geben.

Bei einem Herzstillstand erfordert die endotracheale Intubation keine Narkoseeinleitung. Während der Intubation ist es wichtig, dass die Thoraxkompressionen gar nicht oder nur sehr kurz unterbrochen werden.

Ist das Kind intubiert, sollten die Beatmungshübe ohne Unterbrechung der Thoraxkompressionen mit einer langsamen Frequenz (10/min) und normaler Thoraxexkursion verabreicht werden. Bei Auftreten eines spontanen Kreislaufs (ROSC) sollte mit einer altersentsprechenden Beatmungsfrequenz beatmet werden, um so rasch wie möglich normale arterielle CO_2 Konzentrationen ($PaCO_2$) zu erreichen.

3. Teamarbeit

Die Reanimation eines Kindes ist mit hohem Stress verbunden und muss möglichst rasch erfolgen. Bisherige Reanimationskurse waren fokussiert auf technische Fertigkeiten und Wissen, die notwendig sind zur optimalen Betreuung des Kindes, aber die wichtige Rolle der Teamarbeit, der effizienten Kommunikation und Führung wurde nicht berücksichtigt. Entscheidungsfindung in einer angespannten Situation hängt aber weitgehend von nicht-technischen Fähigkeiten wie Führung, Situationsbewusstsein, Teamarbeit, Aufgabenverteilung und vor allem von der Kommunikation innerhalb der Teammitglieder ab.

Defizite in den Erfordernissen der nicht-technischen Fähigkeiten sind eine der häufigsten Ursachen für unerwünschte Ereignisse. Die Verbesserung der nicht-technischen Fähigkeiten ist unerlässlich und so lehnen wir uns z.B. an das Anaesthetists' Non-Technical Skills (ANTS) System, das folgende Elemente enthält.

- Situationsbewusstsein
- Zeitnahe Entscheidungsfindung
- Teamarbeit, mit Teamführung (leadership)
- Aufgabenmanagement

Bild 5.15
Teamarbeit

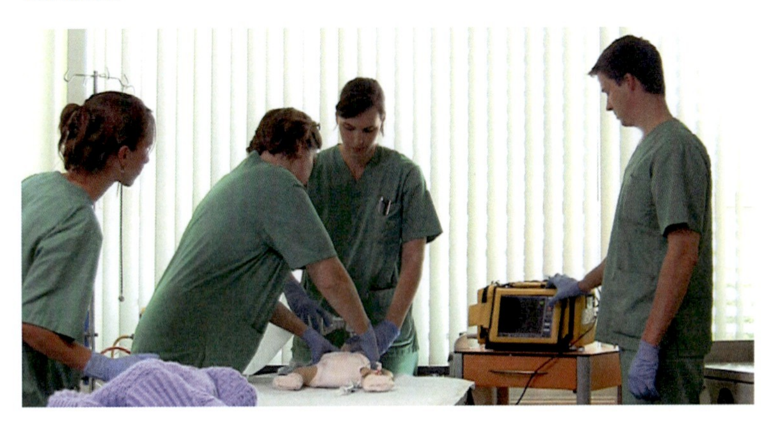

3.1. Situationsbewusstsein

Dies kann im Rahmen einer kritischen Situation als die individuelle Aufmerksamkeit für die Umgebung zu jedem Zeitpunkt und als die Fähigkeit, darauf zu reagieren, bezeichnet werden. Dies ist von besonders großer Bedeutung, wenn mehrere Ereignisse gleichzeitig ablaufen. Eine Überladung mit Informationen bei mangelndem Situationsbewusstsein kann zu einer verminderten Entscheidungsfindung führen mit ernsthaften Folgen. Bei der Versorgung eines Atem-Kreislauf-Stillstands haben alle Beteiligten verschieden ausgeprägtes Situationsbewusstsein. In gut eingespielten, funktionierenden Teams haben alle Teammitglieder ein gemeinsames Verständnis für die aktuellen Ereignisse, oder ein gemeinsames Situationsbewusstsein. Es ist wichtig, dass nur die bedeutsamen Informationen mitgeteilt werden, ansonsten entsteht zu viel Ablenkung oder „Hintergrundlärm", was unwichtig für die unmittelbaren Erfordernisse des Patienten ist.

Wichtige Faktoren für das Situationsbewusstsein:

- Berücksichtigung des Ortes, an denen der Kreislaufstillstand passiert; dieser könnte Hinweis auf dessen Ursachen geben.
- Informationen von Mitarbeitern oder Zeugen über die Ereignisse, die zum Kreislaufstillstand geführt haben
- Bestätigung der Diagnose
- Wahrnehmung bereits erfolgter Maßnahmen, wie z.B. Thoraxkompressionen

- Überprüfung ob ein Monitor bereits angelegt wurde und Interpretation der Werte.
- Kommunikation mit dem Team, Sammeln von Informationen
- Umsetzung unmittelbar notwendiger Maßnahmen.
- Berücksichtigung der Auswirkungen von durchgeführten Maßnahmen
- Erkennen der unmittelbaren Erfordernisse

3.2. Entscheidungsfindung

Die ist der Auswahlprozess einer speziellen Therapieoption aus verschiedenen Alternativen. Bei einem Atem-Kreislauf-Stillstand fällt diese Aufgabe meist dem erfahrensten anwesenden klinischen Mitarbeiter zu, welcher genauso gut ein Oberarzt, ein Assistenzarzt oder eine Stationspflegekraft sein kann. Diese Person muss die Führungsrolle übernehmen bis das Reanimationsteam eintrifft. Der Leader wird Informationen von den Anwesenden und aus seinen eigenen Beobachtungen erhalten und diese einsetzen um entsprechende Maßnahmen durchzuführen. Typische Entscheidungen sind:

- Bestätigung des Atem-Kreislauf-Stillstands
- das Reanimationsteam rufen
- Beginn mit der CPR
- Defibrillationselektroden anlegen und einen Schock abgeben

Ist die Entscheidung getroffen so ist eine klare eindeutige Kommunikation wesentlich für die Umsetzung der Maßnahmen. Zum Beispiel im Fall einer Pflegekraft, die einen Patienten vorfindet: sie bittet ihren Kollegen das Reanimationsteam zu rufen: „Johannes dieses Kind hat einen Atem-Kreislauf-Stillstand, kannst du bitte unter der Nummer xxxx das Reanimationsteam rufen und nachher bitte wieder zu mir zurückkommen."

3.3. Teamarbeit, mit Führungsaufgaben

Teamarbeit und Teamführung können erlernt und verbessert werden durch Simulationstraining, Nachbesprechungen und unmittelbares Coaching. Rollenspiel - Übungen, also die Tatsache, dass die Übenden während des Trainings alle Rollen übernehmen, unabhängig von deren Funktionen im wirklichen Leben, helfen die Aufgaben und die Rollen jedes Teammitglieds besser zu verstehen.

3.3.1. Teamleiter (Teamleader)

Das Management eines kranken Kindes erfordert einen Teamleiter, der die Teammitglieder führt, Handlungsempfehlungen und Anweisungen gibt. Teamleiter führen durch beispielgebendes Verhalten, Integrität und Erfahrung, nicht einfach aufgrund des Dienstalters. Gute Teamführung wird als Lernprozess erreicht, es kann also jeder mit entsprechendem Training dazu befähigt sein und es ist nicht auf bestimmte Personen beschränkt

Es gibt mehrere Eigenschaften, die bestimmend sind für gute Teamleiter

- Übernimmt die Führungsposition, und ist in der Lage Aufgaben den Erfordernissen angepasst auf andere zu übertragen.
- Kennt jeden im Team mit seinem Namen und kennt dessen Fähigkeiten.
- Hat gutes theoretisches Wissen und genügend Glaubwürdigkeit das Team durch Vorbildhaftigkeit und fachliche Qualifikation zu beeinflussen.
- Bleibt ruhig, behält jeden im Auge und reduziert Ablenkungen.
- Kommuniziert gut – nicht nur im Sinne von gut verständlichen Anweisungen, sondern hört auch gut zu und ist eindeutig in seinen Handlungen.
- Bestimmt und autoritär, wenn es angebracht ist.
- Tolerant gegenüber Unsicherheit und Nervosität in der Notfallsituation, zeigt Empathie gegenüber allen Teammitgliedern.
- Gutes Situationsbewusstsein: die Fähigkeit die Situation kontinuierlich zu beobachten, einen aktuellen Überblick zu bewahren sowie zuzuhören und im Lauf der Maßnahmen Entscheidungen zu treffen.

Während des Managements eines Atem-Kreislauf-Stillstands ist die Rolle des Teamleiters nicht immer sofort offensichtlich. Der Leader sollte frühzeitig aufzeigen, dass er die Führungsaufgabe übernimmt. Im speziellen sollte der Leader:

- die Funktionen und Aufgaben entsprechend den Fähigkeiten der Teammitglieder verteilen.
- den aktuellen Empfehlungen für die Reanimation folgen oder den Grund für wesentliche Abweichungen vom Standardprotokoll erklären.
- Bei Unsicherheit kann das Team befragt werden oder Hilfe und Unterstützung durch Erfahrenere angefordert werden, falls verfügbar.
- dem Team eine gewisse Autonomie zugestehen, wenn ihre Fertigkeiten ausreichend sind, dies verhindert, dass Aufgaben von mehreren gleichzeitig oder von niemandem ausgeführt werden.
- die 2-Minuten-Phasen der Thoraxkompressionen nutzen um Aufgaben und Sicherheitsaspekte der Reanimation mit dem Team gemeinsam zu planen.
- Bei Abbruch/Ende der Reanimation dem Team für die geleistete Arbeit zu danken und sicher zu stellen, dass die Mitarbeiter und die Angehörigen betreut werden.
- die Dokumentation zu vervollständigen und ausführliche Übergabe ermöglichen.
- Bei sehr komplexen Fällen kann es nötig sein, vom vermittelnden zum direkten Führungsstil zu wechseln, um die Behandlung in zeitkritischen Situationen zu beschleunigen.

Ein Arzt, der die Teamführung übernehmen könnte, sollte sich hinsichtlich folgender Punkte versichern:

- Wer kann mitarbeiten
- Aktuelle Leitlinien
- Verfügbarkeit von Informationsquellen
- Vertraut machen mit dem Equipment z.B. Defibrillator, intraossärer Zugang, ...
- Erwäge Übungen von Szenarien entweder alleine oder mit den Kollegen: z.B. Vorstellung von Patienten mit besonderen Erkrankungen und Besprechung des

medizinischen Vorgehens. Dies reduziert Stress und verbessert das Management dieser Patienten.

- Überlege Strategien der Stressreduktion für das Management einer eskalierenden Situation.

3.3.2. Teammitglieder

Das Reanimationsteam kann in Form eines klassischen Cardiac Arrest Teams organisiert sein, das nur bei einem bestätigten Atem-Kreislauf-Stillstand gerufen wird. Alternativ dazu können Krankenhäuser so organsiert sein, dass sie bereits Kinder mit erhöhtem Risiko für einen Atem-Kreislauf-Stillstand frühzeitig erkennen möchten (z.B: Pädiatrische Frühwarn Scores) und daher Notfallteams bereits alarmiert werden, bevor ein Atem-Kreislauf-Stillstand eintritt. Der Ausdruck „Reanimationsteam" steht für den Bereich der Verantwortung des Teams. Wechseln diese Teams täglich oder durch Dienstwechsel auch öfters, so kann es dazu kommen, dass sich weder die einzelnen Teammitglieder untereinander kennen noch deren Fähigkeiten bekannt sind. Das Team sollte sich daher am Beginn des Dienstes für folgende Maßnahmen treffen:

- Vorstellung der einzelnen Mitarbeiter; Kommunikation ist einfacher und effizienter, wenn Menschen mit ihrem Namen angesprochen werden.
- Identifiziere die Fähigkeiten und die Erfahrung jedes einzelnen.
- Lege die Teamleiteraufgabe fest; Fähigkeiten und Erfahrung sollten Vorrang haben vor Dienstalter.
- Lege die Verantwortung fest; wenn die Fertigkeiten fehlen z.B. keiner im Team ist in der Lage eine endotracheale Intubation durchzuführen, erarbeite und lege die Alternativen fest.
- Besprich alle Patienten, die in der vorherigen Dienstzeit als „gefährdet" identifiziert wurden.

Schließlich sollten alle Möglichkeiten genutzt werden, dass sich das Team am Ende der Schicht nochmals treffen kann zum „Debriefing" z.B. zur Besprechung was gut umgesetzt wurde und welche Verbesserungen möglich sind. Dadurch ist auch eine offizielle Übergabe an das eintreffende Team möglich.

Teamarbeit ist eine der wesentlichsten nicht-technischen Fähigkeiten für erfolgreiches Management einer kritischen Situation. Ein Team ist eine Gruppe von Individuen, die mit einem gemeinsamen Ziel oder Absicht zusammenarbeiten. In einem Team haben die Mitglieder sich ergänzende Fähigkeiten, und sie können durch deren Koordination synergistisch arbeiten. Teams arbeiten am besten, wenn jeder die Mitglieder namentlich kennt, deren Tätigkeit als wichtig wahrgenommen wird und deren Aufgabe angemessen ist für deren Erfahrung und Fähigkeit. Ideale Teamfunktion hängt (auch) vom Teamleiter ab. Einige Charaktereigenschaften eines guten Notfallteam - Mitglieds sind:

- Kompetenz – ausgestattet mit den nötigen Fertigkeiten und setzt sie nach seinen besten Fähigkeiten ein.
- Engagement – bemüht um den besten Therapieerfolg (Outcome) für den Patienten

- Kommuniziert offen d.h. teilt seine Erkenntnisse und Maßnahmen mit, und ist bereit Bedenken über klinische Probleme oder Sicherheitsfragen zu äußern, aber genauso in der Lage den Anweisungen und Anleitungen des Teamleiters zu folgen
- Unterstützend und vermittelnd – anderen erlauben erfolgreich zu sein.
- Verantwortungsbewusst – für die eigenen und die Maßnahmen die das Team setzt und bereits zu sein Hilfe zuzulassen, wenn sie benötigt wird.
- Kreativität – überlegt verschiedene Möglichkeiten der Interpretation einer Situation.
- Teilnahme an unterstützendem Feedback

3.4. Aufgabenmanagement

Die vielen (zu treffenden) Entscheidungen fallen üblicherweise dem Teamleiter zu. Der Leader wird Informationen von den Teammitgliedern und seine eigenen Beobachtungen zusammenführen und damit die entsprechenden Maßnahmen veranlassen. Typische Entscheidungen während einer HLW beinhalten:

- Diagnose des Herzrhythmus des Atem-Kreislauf– Stillstands
- Energiewahl für die Defibrillation
- Die mögliche reversible Ursache für den Atem-Kreislauf–Stillstand
- Fortdauer der Reanimation

Wurde eine Entscheidung getroffen, ist eine klare und eindeutige Kommunikation für das Team unerlässlich, um sicherzustellen, dass sie umgesetzt wird.

Während der Reanimation sind viele Aufgaben von den Teammitgliedern zu leisten, entweder nacheinander oder gleichzeitig. Die Koordination und die Kontrolle oder das Management dieser Maßnahmen sind die Aufgabe des Teamleiters. Diese sind:

- Vorausplanen und das Team vorab anweisen bevor der Patient eintrifft.
- Das gesamte Team miteinschließen
- Vorbereitet sein für zu Erwartendes und Unerwartetes
- Bereitstellen/Identifikation der nötigen Ressourcen – versichere dich, dass das Equipment kontrolliert und spezielles Material organsiert und delegiert wird.
- Reihenfolge der Maßnahmen im Team festlegen
- Auf Erschöpfung, Stress und Verzweiflung im Team achten
- Konfliktmanagement
- Kommunikation mit den Angehörigen
- Kommunikation mit den Konsiliarärzten für eine sichere Übergabe sowohl am Telefon als auch direkt
- Nachbesprechung im Team
- Dokumentation von unerwünschten Ereignissen, besonders Equipmentfehler oder organisatorische Probleme
- Teilnahme an Audits

Probleme der Kommunikation sind der Grund für mehr als 80% der unerwünschten Ereignisse oder Beinahe-Fehler in den Krankenhäusern. Kommunikation ist essentiell in jeder Phase der Versorgung eines kranken Kindes: vom Hilferuf, in der Vorbereitung und während der Reanimation und in der Postreanimationsbehandlung. Der Einsatz von speziellen Übergabeprotokollen wie das RSVP (Reason, Story, Vital signs, Plan, - Ursache, Anamnese, Lebenszeichen, Vorgehen) oder SBAR [Situation, Background, Assessment, Recommendation - Situation, Hintergrund, Untersuchung, Empfehlungen] ermöglichen eine erfolgreiche und rasche Kommunikation zwischen den einzelnen Individuen aus verschiedenen klinischen Bereichen und Hierarchien.

3.5. CPR im Team

Vorbereitung / Vorauschauende Planung (Antizipation)

Der Teamleiter sollte die Namen und Fähigkeiten seiner Teammitglieder kennen, dies erleichtert die initiale Teambildung. Gute Kommunikation mit den Teammitgliedern erleichtert die angemessene Aufgabenverteilung und zeigt auf, ob weitere Hilfe nötig ist. Sind ausreichend Personen anwesend, kann eine Person dazu delegiert werden, sich um den Atemweg zu kümmern, eine andere kontrolliert die respiratorischen Parameter und eine weitere übernimmt das Kreislaufmanagement. Der Teamleiter kann vorab schon klären, dass er nacheinander abfragen wird, wie die Situation des Atemweges, der Atmung und des Kreislaufs ist und zwar in dieser Reihenfolge, so dass auch mögliche Probleme genau in dieser Reihenfolge behandelt werden. Der Teamleiter sollte mitteilen, dass er auch bei der Wiederbeurteilung des Patienten dem ABCDE Schema folgt um die Wirkung jener Maßnahmen zu sehen, die ausgeführt wurden.

Die Vorbereitung kann so gemacht werden, – falls Zeit dafür vorhanden ist – Vorhersehbares aufzuschreiben, falls das Alter oder Gewicht des Kindes bekannt ist. Wird ein Kind frühzeitig vom Rettungsdienst mit Angabe des Alters angemeldet, erlaubt dies die Einschätzung des Equipments, der Menge des Volumenbolus und der Medikamentendosierungen. Zusätzlich kann die Vorwegnahme von möglichen Problemen („was machen wir, wenn...") die Teamarbeit verbessern.

Reanimation

Während der laufenden Reanimation halten klare Anweisungen, direkt an die einzelnen Personen gerichtet, das Team konzentriert und der Teamleiter sollte die geschlossene Kommunikationstechnik verwenden um sicherzugehen, dass eine Maßnahme ausgeführt wurde z.B. „Blut abgenommen, mit Blutgasanalyse und Kreuzblut für 4 Erythrozytenkonzentraten."

Es kann hilfreich sine, abwechselnd die Teammitglieder nach den einzelnen Befunden des Atemwegs, dann der (Be)Atmung und dann des Kreislaufs zu befragen und jedes Problem anzusprechen sobald dieses erkannt wird.

Postreanimationsbehandlung

Die Reanimation ist nicht beendet mit dem Eintritt eines Spontankreislaufs (ROSC). Für die Übergabe eines Patienten an einen anderen Kollegen, eine andere Abteilung oder ein anderes Krankenhaus können Übergabeprotokolle einen Rahmen für die zu übermittelnde Information zu diesem Zeitpunkt bieten.

Schließlich wird der Teamleiter entscheiden, wann die Reanimation abgebrochen wird.

Kapitel 6.

Ethische Überlegungen

Ethik ist die Fachrichtung, die versucht, menschliche Verhaltensweisen aus moralischer Sicht zu verstehen und zu untersuchen. Medizinische Ethik untersucht die Anwendung ethischer Prinzipien bei medizinischen Entscheidungen. Ethische Prinzipien sind nicht unveränderlich; sie wandeln sich mit der Zeit und entsprechend den sozialen und kulturellen Besonderheiten der Gesellschaft.

Es bestehen immer noch große Unterschiede in der Umsetzung ethischer Grundsätze innerhalb Europas. Die Vereinheitlichung der Gesetzeslage würde eine gemeinsame ethische Vorgehensweise fördern. Bis dahin sollten professionelle Helfer die bestehenden lokalen und nationalen Empfehlungen anwenden.

In der Vergangenheit hat sich die medizinische Ethik am Hippokratischen Prinzip orientiert „Tue Gutes und vermeide Schaden", oft ohne die Patientenmeinung zu berücksichtigen. Heute wird die zentrale Rolle des Patienten (oder der Eltern/Vormund im Falle eines Kindes) im Entscheidungsprozess anerkannt. Nach Beauchamp und Childress (1977) beruht die Analyse der medizinethischen Fragestellung auf vier Prinzipien: **Gerechtigkeit, Schadensvermeidung, Autonomie und Fürsorge**. Würde und Aufrichtigkeit werden häufig auch zu diesen grundlegenden Werten gezählt.

Gerechtigkeit
Alle Patienten werden als gleich angesehen. Jedem muss ohne Benachteiligung aufgrund des Geschlechts, der Rasse, der Religion, sozialer oder wirtschaftlicher Stellung die gleiche Qualität der Pflege und Unterstützung angeboten werden. Gleiche Möglichkeiten müssen garantiert und eine gerechte Verteilung der Ressourcen gewährleistet sein. Zusätzlich müssen medizinische Handlungen im Einklang mit dem lokalen Zivil- und Strafrecht stehen.

Die ethischen Überlegungen für die Entscheidungen am Lebensende zielen auf das beste Ergebnis für den einzelnen Patienten, für die Angehörigen und auch für die Gesellschaft als Ganzes im Sinne der angemessenen Verteilung der verfügbaren Ressourcen. Es gibt keine Einigkeit darüber, wie eine gerechte und faire Balance der Wünsche und Bedürfnisse von Einzelpersonen und den verschiedenen Anforderungen der Gesellschaft erreicht werden kann.

Schaden vermeiden

Die Handlungen des medizinischen Personals dürfen dem Patienten keinen (oder keinen weiteren) Schaden zufügen. Therapiemaßnahmen, die dem Patienten schaden, müssen vermieden werden. Die Vor- und Nachteile einer vorgeschlagenen Therapie müssen im Hinblick auf das mögliche Wohl des Patienten sorgfältig abgewogen werden. Nur Behandlungen, die ihre Wirksamkeit bewiesen haben, sollten angewandt werden und daher sollten Wiederbelebungsmaßnahmen in hoffnungslosen Fällen unterbleiben. Sinnlosigkeit ist allerdings schwierig so zu definieren, da es eindeutig, prospektiv und in den meisten Fällen anwendbar sein sollte.

Autonomie

Das Grundprinzip Autonomie bezeichnet das Recht des Patienten eine Behandlung zu akzeptieren oder abzulehnen: die Person, die die endgültige Entscheidung über Maßnahmen und Behandlungen trifft, ist der adäquat informierte, entscheidungsfähige Patient. Dieses Prinzip bedingt, dass das gesamte medizinische Personal die aktive Teilnahme des Patienten an seiner Behandlung und den Entscheidungen unterstützt. In der Kinderheilkunde ist es eine Grundvoraussetzung, dass die Eltern/Vormund korrekt informiert werden und dass sie die klinische Situation, den Behandlungsplan und die Alternativen vollständig verstehen, bevor sie eine Entscheidung treffen. Wenn der Patient wegen seines Alters oder einer Einschränkung seiner geistigen Fähigkeiten nicht selbst entscheiden kann, müssen dies Eltern/Vormund in seinem Sinne übernehmen.

- *Der Patient hat das Recht auf eine vertrauliche Behandlung: Das medizinische Personal darf nur den Patienten selbst informieren und/oder die, die auf seinen ausdrücklichen Wunsch informiert werden sollten. Hier können Interessenskonflikte besonders bei kranken Jugendlichen entstehen. Die einzige Ausnahme davon stellen kriminelle Aktivitäten dar, in deren Fall eine fehlende Weitergabe von Informationen das Gemeinwohl wesentlich gefährden würde.*
- *Jede Person – falls dazu fähig - hat das Recht seine Entscheidung jederzeit zu ändern.*

Fürsorge

Alle medizinischen Handlungen müssen vom Ziel geleitet werden Gutes für den Patienten zu erreichen. Dieses Prinzip verpflichtet dazu, dem Patienten alle möglichen diagnostischen und potentiell heilsamen Therapiemaßnahmen anzubieten. Es gibt evidenzbasierte klinische Leitlinien zur Erleichterung der Entscheidungsfindung. Zunehmend werden Patienten als aktive Partner in den Entwicklungsprozess von Leitlinien eingebunden, zur Sicherstellung, dass die Sicht und die Perspektiven des Patienten in der vorgesehenen Empfehlung erfasst werden.

1. Patienten-orientierte Pflege und Menschenrechte

Patientenversorgung erfordert von den Klinikern einen zunehmend patienten-orientierten Ansatz der Betreuung; sie müssen die Perspektiven des einen Herzstillstand Überlebenden erkennen. Die Beurteilung der kurz- und langfristigen Ergebnisse müssen auf den klinischen als auch von den Patienten angegebenen Angaben basieren. Empfehlungen basierend auf einem Patienten-orientiertem Outcome könnten die Entscheidung zum Einsatz bestimmter Therapien und damit auch die Verteilung der Ressourcen erleichtern.

Vorgaben im Rahmen der Reanimation und individuelle Entscheidungen von medizinischen Mitarbeitern müssen den Menschenrechten insbesondere dem Recht auf Leben entsprechen;

- zum Schutz vor unmenschlichen und unwürdigen Behandlungen
- aus Respekt vor der Privatsphäre und dem Familienleben
- Meinungsfreiheit und Recht auf Informationen
- Recht auf Gleichbehandlung

2. Medizinische Aussichtslosigkeit und Patientenverfügung

Eine Behandlung ist aussichtslos, wenn „keine begründbare Hoffnung auf Erholung oder Verbesserung" erreicht werden kann oder aus der „der Patient dauerhaft keinen Nutzen zieht". Die Reanimation ist dann als sinnlos anzusehen, wenn die Chancen auf ein Überleben mit guter Lebensqualität minimal sind.

Die Entscheidung die Reanimation nicht zu beginnen, erfordert keine Zustimmung des Patienten oder dessen Angehörige, die oft unrealistische Erwartungen über den Erfolg haben. Wird eine hoffnungslose Therapie begonnen, erweckt diese bei der Familie und dem Patienten falsche Hoffnungen. Die Autonomie des Patienten und die Fähigkeit zur rationalen Entscheidung werden geschwächt. Die Entscheidungsträger sind verpflichtet den Patienten oder seine gesetzliche Vertretung (falls der Patient nicht selbst dazu fähig ist) aufzuklären und ein klares und nachvollziehbares Vorgehen zu vereinbaren. In diesem Gespräch muss klar hervorgehen, dass die Entscheidung mit der Reanimation nicht zu beginnen nicht bedeutet, dass alle Therapien beendet werden, oder der Patient im Stich gelassen oder aufgegeben wird, sondern vielmehr die Absicht besteht ihn vor Leid zu bewahren und die Lebensqualität zu verbessern.

Die Patientenverfügung ist die Entscheidung eines Individuums über eine zukünftige Behandlung für den Fall, dass es nicht mehr in der Lage ist am medizinischen Entscheidungsprozess teilzunehmen. Auch bei Kindern können Anweisungen wie „Beginne keine Reanimation" ("Do Not Attempt Resuscitation" (DNAR)) oder "Ermögliche einen natürlichen Tod" ("Allow Natural Death" (AND)) in besonderen Situationen definiert sein. Falls sie vorhanden sind, müssen sie klar in der Patientenakte dokumentiert und für jeden ersichtlich sein.

- *In einigen Ländern sind Patientenverfügungen über den Nicht-Beginn von Reanimationsmaßnahmen erlaubt. Es gibt Länder oder auch Religionen, die dies nicht gestatten bzw wo dies illegal ist.*
- *Ärzte dürfen die Wiederbelebungsmaßnahmen nicht verzögern um festzustellen, ob eine Patientenverfügung vorliegt. Andererseits darf kein Reanimationsversuch begonnen werden, wenn dieser mehr Nachteil als Nutzen bringt; selbst wenn dies im Widerspruch zu einer gültigen und zutreffenden Patientenverfügung steht.*
- *Menschen passen sich oft an Behinderungen an, und Prioritäten können sich mit der Zeit ändern. Daher müssen Verfügungen regelmäßig überprüft werden, um sicherzustellen, dass sie den aktuellen Willen des Patienten ausdrücken und dass aktuelle Umstände sorgfältig berücksichtigt werden.*

2.1. Zurückhaltendene Reanimation

Für manche professionellen Helfer ist es schwierig, eine einmal begonnene Reanimation abzubrechen, und plädieren - besonders bei jungen Patienten - für die Fortsetzung der Maßnahmen bis zur Ankunft in eine besser ausgestattete Einrichtung (das Krankenhaus im Fall eines prähospitalen Herzstillstandes). Dieses Vorgehen wird von einigen damit verteidigt, dass das „im Interesse" der Familie liegt und dieser Wunsch bedeutsamer ist, als der Wille des Patienten. Diese Sichtweise wird allerdings durch keine Evidenz gestützt. Bei posttraumatischem Kreislaufstillstand scheint es so, dass die Angehörigen von Patienten, die außerhalb des Krankenhauses versterben, den Verlust besser verarbeiten können, wenn aussichtlose Reanimations-Bemühungen vor Ort abgebrochen werden. Eine aussichtslose Wiederbelebung durchzuführen, um der Trauer und den Bedürfnissen „wichtiger Personen" zu entsprechen, ist sowohl irreführend als auch paternalistisch und somit ethisch unseriös.

Ähnlich argumentierten einige Autoren über eine „verhaltene" Reanimation, bei der die Wiederbelebungsmaßnahmen nur angedeutet begonnen werden. Dies geschieht besonders in Situationen, wo keine starke Arzt-Patienten-Beziehung besteht und klare Informationen fehlen, um dem Arzt und der Familie das hilflose Gefühl des Nichtstuns zu ersparen und potentielle Konflikte ebenso zu vermeiden wie die Notwendigkeit, schlechte Nachrichten kommunizieren zu müssen. Ein solches „zurückhaltendes" Vorgehen ist in gleichem Maße irreführend wie paternalistisch und untergräbt sowohl das Patienten-Arzt-Verhältnis als auch das Training und die Ausbildung unserer Teams.

Eine nützliche Alternative kann ein „angepasstes" Vorgehen sein; dabei werden Reanimationsmaßnahmen von hoher Qualität durchgeführt, aber klare Grenzen definiert. Familienangehörige werden auf transparente Weise darüber informiert, was getan wird und was nicht.

3. Ethische Aspekte der Wiederbelebungsmaßnahmen bei Kindern

Üblicherweise sind ein Atem-Kreislauf-Stillstand und andere Notfälle nicht vorhersehbar. Häufig besteht keine Möglichkeit, Behandlungsoptionen mit dem Kind und/oder den Eltern/Vormund vorher zu besprechen. Unter diesen Umständen ist das Prinzip der Selbstbestimmung des Kindes schwierig anzuwenden und professionelle Helfer müssen rasch die Entscheidung zur Reanimation treffen. Das Einverständnis für lebensrettende Maßnahmen wird vorausgesetzt. Bei Kindern muss die Information so schnell wie möglich den Eltern/Vormund weitergegeben werden. Wenn die Eltern/Vormund anwesend sind, können sie auch während der Reanimation informiert werden; wenn sie nicht anwesend sind, müssen die Umstände sorgfältig in der Patientenakte vermerkt werden. In manchen Fällen kann ein Interessenskonflikt zwischen den Eltern bestehen, oder sie verweigern aus religiösen oder anderen Gründen eine angemessene und wirksame Therapie. Wenn das der Fall ist, hat das medizinischen Personal das „Interesse" des Kindes zu schützen und sollte falls nötig juristischen Beistand konsultieren. Sorgfältige Dokumentation inklusive der ethischen Gründe für die medizinischen Entscheidungen ist unerlässlich. Beim jugendlichen Patienten können Kompetenz, Schweigepflicht und adäquate Information besondere Konflikte und Schwierigkeiten verursachen.

3.1. Innerklinischer Herzstillstand [IHCA]

Nach einem innerklinischem Herzstillstand besteht das Standardvorgehen darin, mit der Wiederbelebung zu beginnen, außer es gibt eine Entscheidung diese nicht einzuleiten. Solche Entscheidungen werden gewöhnlich von einem dienstälteren Arzt in Zusammenarbeit mit den Mitgliedern des multiprofessionellen Teams getroffen. Reanimationsentscheidungen sollten bei folgenden Anlässen aktualisiert werden: nach notfallmäßiger Aufnahme ins Krankenhaus, nach jeder bedeutsamen Änderung des Patientenzustands oder Prognose, auf Verlangen des Patienten oder seiner Angehörigen sowie vor der Entlassung oder der Verlegung in eine andere Einrichtung. Es kann Situationen geben, in denen ein Kliniker entscheidet, sich über eine frühere Festlegung zum Unterlassen einer CPR hinwegzusetzen. Zu derartigen Umständen gehört der plötzliche Kreislaufstillstand aufgrund einer schnell behebbaren Ursache (z. B. Verlegung der Atemwege oder des Tubus) oder im Rahmen einer speziellen Prozedur oder einer Allgemeinanästhesie.

3.2. Prä-klinischer Herzstillstand [OHCA]

Die Entscheidung, eine Wiederbelebung zu beginnen oder abzubrechen, ist außerhalb des Krankenhauses meist herausfordernder und so gilt die Vorgabe, so schnell wie möglich mit der Reanimation zu beginnen und sich anfallenden Fragen später zu widmen. Ausnahmen bilden jene Zustände, die den Tod klar erkennen lassen [wie massive Schädelverletzungen und Gehirnschäden, Enthauptung, Verwesung oder Fäulnis, Verkohlung, Totenflecke (Hypostase) mit Leichenstarre sowie fetale Mazeration]. In derartigen Fällen kann auch ein Nicht- Arzt den Tod feststellen, ihn aber nicht bescheinigen, dies kann in den meisten Ländern nur ein Mediziner tun.

6

Ein Wiederbelebungsversuch, der keine Aussicht auf Erfolg im Sinne von Überleben oder akzeptabler Lebensqualität hat, ist sinnlos und verletzt gegebenenfalls das Recht auf Barmherzigkeit und Würde im Angesicht des Todes. Dieses „Keine Chance auf Erfolg" zu definieren ist jedoch sehr schwierig. Im Gegensatz zu anderen medizinischen Interventionen sind Überlebensraten von weniger als 1 % nach Reanimationsbemühungen zu rechtfertigen. Institutionelle Leitlinien zur Beendigung der Reanimation im prähospitalen Umfeld basierend auf der aktuellen Evidenz sind dringend notwendig, um die unerwünschte Variabilität bei dieser Entscheidung zu verringern.

Nichteinleiten oder Abbruch der CPR sollte überlegt werden, wenn:

- Die Sicherheit des Helfers nicht länger gewährleistet ist
- Eine offensichtlich tödliche Verletzung vorliegt oder der irreversible Tod eingetreten ist
- Eine gültige und zutreffende Patientenverfügung vorliegt
- Es einen überzeugenden Hinweis gibt, dass weitere Reanimationsmaßnahmen gegen die Wertvorstellung und Präferenz des Patienten verstoßen oder die Maßnahmen als aussichtslos betrachtet werden
- Trotz laufender erweiterter Maßnahmen und ohne reversibler Ursachen eine Asystolie länger als 20 Minuten besteht

Transport ins Krankenhaus unter Fortführung der Reanimation sollte durchgeführt werden, wenn:

Einer oder mehrere der folgenden Punkte vorliegen und Abbruchskriterien fehlen:

- Vom Rettungsdienst beobachteter Stillstand
- Spontankreislauf (ROSC) zu irgendeinem Zeitpunkt während der Reanimation
- Kammerflimmern/Kammertachykardie (VF/VT) als vorliegender Rhythmus
- Reversible Ursache angenommen werden (z. B. kardial, toxisch, Hypothermie).

Diese Entscheidung sollte frühzeitig im Ablauf erwogen werden, z.B. nach 10 min ALS ohne ROSC und unter Berücksichtigung der Umstände, wie Entfernung zur Klinik, Verzögerung der Reanimation und vermutliche Qualität der Maßnahmen, und im Hinblick auf z. B. die zu erwartende Lebensqualität.

Der Patient sollte ausschließlich in ein geeignetes Krankenhaus transportiert werden, das bei Kindern hochqualitative erweiterte lebenserhaltende Maßnahmen und Postreanimationsbehandlung durchführen kann.

3.3. Sicherheit für medizinische Helfer

Epidemische Infektionen haben Bedenken über die Sicherheit für die medizinischen Helfer aufgeworfen, die an der Versorgung von kritisch kranken Patienten beteiligt sind. Bis heute gibt es nur wenige Informationen über das genaue Übertragungsrisiko während der Reanimation eines infektiösen Patienten. Ein ordnungsgemäß geschützter Helfer sollte auch bei diesen Patienten einen Wiederbelebungsversuch beginnen. Ausnahmen wären Infektionen oder Situationen, bei denen für den professionellen Helfer, selbst wenn er geschützt ist, eine klare Gefahr besteht. In diesen Fällen hätte die eigene Sicherheit des Helfers oberste Priorität.

3.4. Organspende

Das primäre Ziel einer Reanimation besteht darin das Leben des Patienten zu retten. Gleichwohl können Wiederbelebungsbemühungen zum Hirntod führen. In solchen Fällen kann das Ziel der Reanimation sich dahingehend verändern, dass Organe für eine mögliche Spende erhalten werden (und der Transport des Patienten in ein geeignetes Zentrum erwogen wird).

Verschiedene Studien haben gezeigt, dass die Ergebnisse von Organen, die von hirntoten Patienten nach Reanimation transplantiert wurden, sich nicht von den Ergebnissen nach Organtransplantation von Patienten, die aus anderen Gründen für hirntot erklärt worden sind, unterscheiden. Dabei sollen geeignete Vorkehrungen sicherstellen, dass jede mögliche Einflussnahme des Transplantationsteams auf die Entscheidungsfindung des Reanimationsteams vermieden wird. Kontraindikationen für die Organspende sollten Teil eines schriftlich festgelegten „Organspende-Protokolls" (z.B. bestimmte Infektionskrankheiten, maligne Tumorerkrankungen, Stoffwechselerkrankungen, ...) sein. Die Spende darf keinesfalls den Trauerprozess der Familie des Kindes beeinträchtigen.

4. Anwesenheit der Eltern

Eltern haben das Recht während invasiver Maßnahmen oder einer Reanimation anwesend zu sein. Wird den Eltern ermöglicht, während der Reanimation an der Seite ihres Kindes zu sein, hat sich gezeigt, dass sie eine realistischere Sichtweise der Reanimationsmaßnahmen und auch vom Tod ihres Kindes erhalten. Studien dazu berichten, dass Eltern die während eines Reanimationsversuch anwesend waren, die Anwesenheit erneut wählen würden und das anderen auch empfehlen würden. Auch rückblickend möchten sie in Hinblick auf ihre „Anwesenheitserfahrung" nichts ändern. Eltern, die bei der Reanimation anwesend waren, zeigten eine bessere Bewältigungs- und Anpassungsstrategie nach dem Tod des Kindes. Diejenigen Eltern, die nicht anwesend waren berichten vergleichsweise von mehr Leid. Falls der Reanimationsversuch scheitert haben sie zusätzlich die Gelegenheit, sich vom Kind zu verabschieden. Schließlich kann die Anwesenheit der Eltern bei der Reanimation dem Team (trotz teilweiser Ablehnung) helfen ihre Professionalität zu wahren, indem sie ihnen das Kind als menschliches Wesen und als Familienmitglied bewusst machen.

Wird die Anwesenheit der Eltern erwogen so müssen kulturelle und soziale Unterschiede verstanden und mit Sensibilität gewürdigt werden. Sind Angehörige während der Reanimation anwesend, soll ein Teammitglied zu Verfügung stehen, dass die Handlungen einfühlsam erklärt und darauf achtet, dass es zu keiner Störung oder Ablenkung durch Anwesende kommt. Behindert die Anwesenheit den Ablauf der Reanimation, soll die Familie auf eine einfühlsame Weise gebeten werden, den Raum zu verlassen. Ist die Reanimation nicht erfolgreich, sollte - wenn möglich - körperlicher Kontakt mit dem Kind erlaubt werden, besonders in den finalen Momenten des Sterbens.

Der Teamleiter, nicht die Eltern trifft die Entscheidung über die Beendigung der Reanimation; Das muss in einfühlsamer und verständnisvoller Weise kommuniziert werden.

5. Überbringen schlechter Nachrichten – Trauer

Es ist die Pflicht des Teamleiters die Eltern über den Tod ihres Kindes zu informieren. Dies ist immer eine schwierige Aufgabe, besonders wenn der Herzstillstand unerwartet und die Eltern bei der Reanimation nicht anwesend waren.

Folgende Richtlinien erleichtern diesen Prozess:

- Wähle eine geeignete Umgebung (mit gesicherter Privatsphäre).
- Die ärztliche Haltung muss professionell sein durch eine einfache und klare Darlegung der Fakten, gleichzeitig einfühlsam und die emotionalen Bedürfnisse der Eltern berücksichtigend.
- Erkläre von Beginn an und mit eindeutiger Klarheit, dass das Kind tot ist (benutze speziell das Wort „tot"). Die Information sollte mit Einfühlungsvermögen, Mitgefühl und Sympathie übermittelt werden. Die Details der Umstände sollten klar übermittelt werden. Benutze den Vornamen des Kindes. Vermeide „leere einleitende Sätze" (er kam mit..., wir versuchten..., möglicherweise waren wir erfolgslos...)-. Die Eltern erwarten eine klare und schnelle Aussage, ob das Kind lebt oder tot ist.
- Vergewissere dich, wer die Familienmitglieder sind und welches Verwandtschafts-verhältnis sie zu dem Kind haben.
- Frage nach religiösen Bedürfnissen.
- Ermutige die Eltern ihr Kind zu sehen und bei ihm zu bleiben, es zu berühren oder zu halten.
- Besonders in Fällen von plötzlich unerklärlichem Versterben oder Unfalltod müssen die Eltern informiert werden, dass die Polizei routinemäßig kontaktiert werden muss.
- Erlaubnis für Untersuchungen nach dem Tod sollten nur dann angefragt werden, wenn die Eltern in einem akzeptablen emotionalen Zustand sind. Sind solche Untersuchungen notwendig, müssen sie durchgeführt werden. Stelle keine

Vermutungen über die Diagnose an, sondern erkläre, dass der Pathologe versuchen wird, sie zu ermitteln.

- Biete einen Termin für weitere Diskussion und Information.
- Informiere den Hausarzt und/oder den Kinderarzt des Kindes; möglicherweise auch Sozialarbeiter und alle anderen Personen, die die Eltern informieren möchten.
- Dokumentiere alle diese Informationen in der Patientenakte und ermögliche ihre sichere Verwahrung.

Multidisziplinäre Trauerprogramme sind hilfreich für die Familien der Patienten, die in der Notaufnahme versterben. Der Trauerprozess kann unterstützt werden durch uneingeschränkte Besuchsmöglichkeit, Bereitstellung von klarer verbaler und schriftlicher Informationen, der Möglichkeit den Verstorbenen zu sehen und die Gewährleistung der Durchführung religiöser Rituale.

Es ist wichtig, allen Teammitgliedern, die an der Versorgung des Kindes beteiligt waren, eine Nachbesprechung anzubieten. Diese Nachbesprechung ist wichtig um Bedenken, Gefühle und Empfindungen, die nach der Versorgung eines Kindes entstehen, zu äußern und um angemessene Unterstützung zu erhalten.

6. Ausbildung und Forschung

Es liegt in der persönlichen Verantwortung von professionellen Helfern, ihre Kenntnisse, ihr Verständnis und ihre Fertigkeiten hinsichtlich der Reanimation aufzufrischen. Ihre Kenntnisse über relevante nationale, gesetzliche und organisatorische Richtlinien sollen auf dem neuesten Stand gehalten werden.

Professionelle Helfer sollen in den rechtlichen und ethischen Grundlagen von DNAR-Entscheidungen ausgebildet werden und auch darin, wie mit Kindern, Eltern und anderen Angehörigen erfolgreich kommuniziert wird. Lebensqualität, palliative Versorgung und Entscheidungen am Lebensende müssen zu festen Bestandteilen ärztlichen und pflegerischen Handelns erklärt werden. Die Ausbildung soll sensibel machen für persönliche, moralische und religiöse Vorstellungen und Gefühle der Patienten und deren Angehörigen

Es besteht eine unerlässliche Notwendigkeit die Qualität der Reanimation und das Langzeitüberleben durch Einführung besserer Methoden zu verbessern, und ineffektive Handlungen zu unterlassen. Um dies zu erreichen sind Forschungsarbeiten äußerst wichtig. Allerdings bestehen wichtige ethische Fragen so wie rechtliche Beschränkungen bezüglich der Durchführung von Studien an Patienten im Rahmen eines Herzstillstandes, welche keine Einwilligung für die Teilnahme an der Untersuchung geben können. Publikationen legen nahe, dass eine teambasierte Reanimationsinfrastruktur mit einem auf mehreren Ebenen institutionalisierten Audit, die genaue Dokumentation der Reanimationsversuche auf Ebene eines nationalen Audits und/oder eines multinationalen Registers sowie nachfolgend eine Datenanalyse mit Rückkopplung der Ergebnisse zur kontinuierlichen Verbesserung der innerklinischen Reanimationsqualität und des Outcomes nach Herzstillstand beiträgt.

Im Allgemeinen sind (Interventions-) Studien und Ausbildung an Kindern im Herzstillstand oder Verstorbenen eingeschränkt, außer die Angehörigen geben die Erlaubnis dazu. Trotz dieser Schwierigkeiten muss das Team erwägen die Einwilligung einzuholen, im Hinblick auf den möglichen Nutzen für andere Kinder.

Kapitel 7.

Postreanimationsmaßnahmen, Transport und Übergabe

Der Herzstillstand stellt das schwerste Schockstadium dar, während dem der Transport von Sauerstoff und Stoffwechselsubstraten in die Organe plötzlich und vollständig unterbrochen wird. Die cardiopulmonale Wiederbelebung (CPR) gleicht diesen Prozess nur teilweise aus und führt lediglich zu einer suboptimalen kardialen Auswurfleistung und systemischen Versorgung mit Sauerstoff. Die Wiederherstellung eines spontanen Kreislaufs (ROSC) stellt dabei den ersten Schritt in einem kontinuierlichen Prozess des Wiederbelebungsmanagements dar. Eine signifikante Anzahl von reanimierten Kindern verstirbt oder überlebt mit schweren neurologischen Defiziten. Das Ziel der Stabilisierungsmaßnahmen nach Reanimation ist, die Sauerstoffversorgung und Durchblutung vitaler Organe so schnell wie möglich wiederherzustellen und stabil zu halten, um damit die primäre Schädigung zu minimieren und sekundäre Organschädigungen (wie: hypoxisch - ischämische Enzephalopathie, ARDS, akutes Nierenversagen, Hepatopathie, Koagulopathie, akute gastroduodenale Läsionen) zu verhindern.

Das Management beinhaltet nicht nur die Behandlung der Pathologie, die den Herzstillstand verursacht hat, sondern auch die der Komplikationen, die infolge eines Herzstillstands auftreten. Das Post-Reanimations-Syndrom stellt einen Komplex aus pathophysiologischen Prozessen dar; primär die, die durch den Herzstillstand verursacht wurden: die hypoxisch - ischämische Hirnschädigung, die Herzmuskeldysfunktion und der systemische Reperfusionsschaden. Das Ausmaß hängt von der Dauer des Herzstillstands ab und kann zu einer generalisierten Aktivierung immunologischer Reaktionen und der Gerinnung führen, die das Risiko eines Multiorganversagens und von Infektionen erhöhen. Einige dieser Vorgänge laufen auch bei einer Sepsis ab. Die klinischen Folgen eines systemischen Reperfusionsschadens sind der intravasale Volumenmangel, eine Störung der vasomotorischen Regulation, der Sauerstoffverwertung und eine erhöhte Infektionsgefährdung.

1. Stabilisierung nach Reanimation

Die Stabilisierung eines Patienten nach einer Reanimation verlangt das gesamte Spektrum der Intensivmedizin. Dieses Kapitel beschränkt sich auf die Maßnahmen, die unmittelbar nach der Reanimation erfolgen müssen und die notwendigen Vorbereitungen für einen sicheren Transport auf eine pädiatrische Intensivstation. Das ABCDE-Schema soll in der Stabilisierungsphase nach Reanimation fortgesetzt werden und gewährleistet die weitere Beurteilung des Patienten und fokusiert die Behandlungsprioritäten.

1.1. Sicherung der Atemwege und Stabilisierung der Atmung

Nach der Reanimation eines Kindes mit einer Beutel-Maske-Beatmung oder unter Verwendung einer supraglottischen Atemwegshilfe muss entschieden werden, ob eine weitere Beatmung und eine Intubation notwendig sind. Indikationen für die Intubation :

- Bewusstseinsstörung mit Fehlen der Atemwegs-schutzreflexe.
- Atemwegspathologie, bei der ein sicherer Atemweg notwendig ist
- Lungenpathologie mit weiterer Beatmungsnotwendigkeit
- Atemwegssicherung für den Transport
- Hohes Risiko für eine akute Zustandsverschlechterung

Eine Intubation erfordert Training und Erfahrung. Wenn kein in der Intubation erfahrener Helfer verfügbar ist, stellt eine supraglottische Atemwegshilfe eine akzeptable Alternative dar. Sie weist meist Vorteile gegenüber einer prolongierten Beutel-Maske-Beatmung auf, Voraussetzungen sind die geeignete Größe der Atemwegshilfe und die richtige Platzierung durch geschultes Personal. Für die Intubation ist in den meisten Fällen eine Analgesie, Sedierung und Muskelrelaxation notwendig. Es sollte nach Möglichkeit an die Hilfe durch einen Erfahrenen gedacht werden. Die Messung des $ETCO_2$ ist sowohl für die rasche Beurteilung der korrekten Tubuslage als auch für die kontinuierliche respiratorische Überwachung wichtig. Da jedoch zwischen $PaCO_2$ und $ETCO_2$ eine signifikante Differenz bestehen kann, muss zur Vermeidung einer Hyper- oder Hypokapnie möglichst bald eine arterielle Blutgasanalyse (BGA) durchgeführt werden.

Die Tubuslage sollte durch ein Thoraxröntgen überprüft werden. Eine zu tiefe Tubuslage kann zu Atelektasen führen und verschlechtert die Ventilation, eine zu hohe Tubuslage kann eine oesophageale Dislokation zur Folge haben. Sowohl die Beutel-Maske-Beatmung als auch die Beatmung über einen endotrachealen Tubus können zu einer Überblähung des Magens führen und dadurch die Beatmung beeinträchtigen. Um den Magen zu entleeren und damit auch das Risiko zu erbrechen und der Aspiration von Mageninhalt zu vermindern, sollte eine Magensonde gelegt werden. Die Lage der Magensonde kann im Röntgen mitüberprüft werden. Die nasogastrische Sondenlage wird bei Kindern bevorzugt, bei Verletzungen der Schädelbasis muß der orogastrische Zugang gewählt werden. Kinder, die weiter beatmet werden müssen, benötigen eine Sedierung und Analgesie. Nach Intubation können unter Beatmung Komplikationen mit akuter Veschlechterung der Oxygenierung und Ventilation auftreten; die häufigsten werden mit dem Akronym DOPES erfasst *(siehe Seite 45)*.

Die prolongierte Zufuhr hoher O_2-Konzentrationen hat einen toxischen Effekt auf Lungen und Gehirn. Deshalb muss nach erfolgter Kreislaufstabilisierung die O_2-Konzentration in der Einatemluft soweit reduziert werden, dass damit eine normale Oxygenierung erreicht wird (normaler PaO_2 bzw. SaO_2 von 94 – 98%).

Ausnahmen: Bei Patienten mit Rauchgasinhalation (CO- oder Zyanidvergiftung) oder Patienten mit schwerer Anämie sollten weiterhin hohe O_2-Konzentrationen erhalten um den Anteil des gelösten O_2 zu erhöhen.

Die Beatmungsziele in der Stabilisierungsphase sind ein adäquate Oxygenierung und Ventilation.

Die empfohlenen Beatmungsparameter *(Tabelle7.1.)* müssen in Abhängigkeit von der Klinik und der Oxygenierung (pO_2, SaO_2) sowie Ventilation (pCO_2, $ETCO_2$) adaptiert werden. Mechanische Beatmung erfordert spezifisches Wissen und Fähigkeiten und sollte daher nur von geschultem und trainiertem Fachpersonal angewendet werden.

Tabelle 7.1
Grundeinstellungen des Beatmungsgerätes (druck- oder volumenkontrolliert) nach Reanimation. Einstellungsanpassungen in Abhängigkeit von **Oxygenierung (Funktion von FiO_2 und PEEP)** und **Ventilation (Funktion von Beatmungsfrequenz und Atemzugvolumen).**

Hintergrund: Grundeinstellungen des Beatmungsgerätes
• Volumenkontrollierte Beatmung: Atemzugvolumen (AZV) = 5-8 ml/kg (-10ml/kg) (Beachte: adäquate Hebung des Brustkorbs)
• Druckkontrollierte Beatmung: Spitzendruck = 20-25 cm H_2O (Beachte: Atemzugvolumen)
• Beatmungsfrequenz (altersabhängig) 1-6 Monate: 30-40/min 6 Monate – 2 Jahre: 25-30/min 2-5 Jahre: 20-25/min 5-10 Jahre: 15-20/min > 10 Jahre: 15/min
• I/E ratio: ½
• PEEP: 5 cm H_2O
• FiO_2: beginnend mit 1,0 und wenn möglich auf < 0,6 reduzieren
• Überdruckalarm: cmH_2O

Ein während der Reanimation intubiertes Kind sollte auch dann, wenn es eine Spontanatmung entwickelt, erst auf der Intensivstation und nach Einschätzung der hypoxischen Schädigung vitaler Organe, insbesondere des Gehirns, extubiert werden. Die Phase der Stabilität sollte abgewartet und weitere neuroprotektive Maßnahmen erwogen werden, bevor die Extubation durchgeführt wird. Eine Extubation vor oder während des Transportes sollte vermieden werden, da eine akute Zustandsverschlechterung auftreten kann. Die Beatmung eines intubierten Kindes kann sowohl manuell mit einem Beatmungsbeutel als auch maschinell mit einem Beatmungsgerät erfolgen.

Auch unter Beutelbeatmung sollte ein $ETCO_2$-Monitoring durchgeführt werden.

1.2. Stabilisierung des Kreislaufs

Wenn nach einer Reanimation die zentralen Pulse wieder tastbar sind, muss der Kreislauf sorgfältig beurteilt und die Kreislaufparameter in den altersabhängigen Normalbereichen stabilisiert werden. Ein kontinuierliches EKG-Monitoring ist obligat, da nach einer Reanimation häufig Rhythmusstörungen auftreten. Der arterielle Blutdruck (RR), insbesondere der mittlere arterielle RR, ist ein indirektes Maß für die Güte der Gewebedurchblutung; er sollte in kurzen Intervallen mittels Manometer oder kontinuierlich über einen arteriellen Zugang gemessen werden. Im Rahmen einer Volumentherapie gibt uns die Palpation der Lebergröße und die Auskultation der Lungen Auskunft über den Volumenstatus und die Herzfunktion. Die Messung der zentralvenösen Sättigung und die Echokardiographie sind hilfreich bei der Behandlung von Kreislaufstörungen und kardialer Dysfunktion. Die Bestimmung des Laktatspiegels im Blut kann einen nützlichen Hinweis auf das Ansprechen der kreislaufstabilisierenden Maßnahmen geben (normal < 2 mmol/l oder < 18 mg / dl).

Ziel der Kreislaufstabilisierung nach erfolgreicher Reanimation ist eine adäquate Perfusion und Oxygenierung der Organe. Häufig tritt nach einer CPR eine kardiale Dysfunktion auf, die meist auf eine parenterale Volumentherapie und die Gabe von Katecholaminen reversibel ist. Isotone kristalloide Volumenlösungen werden bevorzugt zur Optimierung der Vorlast verwendet. Blutprodukte sollten bei spezifischer Indikation verabreicht werden. Inotrope Medikamente und Vasopressoren müssen erwogen werden, wenn die hämodynamischen Ziele trotz Optimierung der Vorlast nicht erreicht werden. Kreislaufinstabile Kinder sollten intubiert und beatmet werden.

Dopamin, Dobutamin, Adrenalin und Noradrenalin sind die häufigsten Katecholamine, die in der Post-Reanimationsphase verwendet werden *(siehe Seite 64)*. Sie werden mittels Perfusor als Dauerinfusion verabreicht. Sie können mit einer Kochsalz- oder mit einer Glukose-Lösung verdünnt werden. Bevorzugt sollte die Verdünnung mit physiologischer Kochsalzlösung (0,9% NaCl) erfolgen, weil eine Hyperglykämie eine zerebrale Minderdurchblutung begünstigen kann. Die Mischung mit alkalischen Substanzen muss vermieden werden. Katecholamine sollten möglichst über eine eigene Leitung und zentral infundiert werden.

Zunehmende Bedeutung bei der Behandlung der myokardialen Dysfunktion nach Reanimation erlangen neue Medikamente wie Milrinon und Levosimedan.

1.3. Neurologische Stabilisierung

Nach erfolgreicher Reanimation sollte eine einfache neurologische Beurteilung des Bewusstseins mittels AVPU, der Pupillenreaktion, Abweichungen der Körpersymmetrie und fokaler Zeichen erfolgen. Der neurologische Check sollte regelmäßig wiederholt werden. Bei Vorliegen fokaler Auffälligkeiten besteht die Notwendigkeit der weiteren neurologischen Abklärung mittels Bildgebung.

Die Hirnschädigung nach einer erfolgreichen Reanimation stellt eine häufige Ursache für Mortalität und Morbidität dar. Das Gehirn ist durch Ischämie und Hypoxie besonders verletzlich und reagiert speziell im Rahmen der Reperfusion mit z.Bsp. Ödembildung. Eine Hirnschädigung kann Folge der Ischämie, eines direkten Traumas, einer Infektion, einer Hyper- oder Hypoglykämie, von Krampfanfällen oder eines erhöhten Hirndrucks (ICP) sein.

Verschiedene dieser Mechanismen sind für die Hirnschädigung durch einen Herzstillstand und nach Reanimation verantwortlich und werden über Stunden bis Tage danach aktiviert. Dieser verzögerte Ablauf der 'Schädigungskaskade' öffnet ein therapeutisches Fenster.

Das Ziel neuroprotektiver Maßnahmen nach Reanimation ist die Vermeidung von Sekundärschäden des Gehirns und erfolgt durch Vermeidung von Hypo- und Hypertonie, Normalisierung der Ventilation und Oxygenierung, Vermeidung von Blutzuckerentgleisungen und Fieber, Hypo- und Hyperkapnien und Krampfanfällen *(siehe Seite 165)*. Damit sollte unmittelbar nach erfolgreicher Reanimation begonnen werden.

- **Zerebrale Perfusion:** Von zentraler Bedeutung ist die Vermeidung einer arteriellen Hypotonie, um eine verminderte zerebrale Durchblutung und einen weiteren Hirnschaden zu verhindern. Der kindliche arterielle (mittlere) Blutdruck sollte durchgehend im oberen (altersentsprechenden) Normalbereich liegen.

  Unmittelbar nach der Reanimation besteht eine Phase mit instabiler zerebraler Durchblutung und der zerebrovaskuläre Widerstand kann bei komatösen Überlebenden über mindestens 24 Stunden erhöht sein. Die zerebrale Durchblutung hängt vom zerebralen Perfusions-Druck (CPP) ab. Der CPP wird durch die Differenz zwischen dem mittleren arteriellen Blutdruck (MAP) und dem intrakraniellen Druck (ICP) bestimmt. (CPP = MAP – ICP) Der intrakranielle Druck steigt infolge eines zerebralen Ödems, das nach erfolgreicher Reanimation in unterschiedlichem Ausmaß auftreten kann. Bisher wurden keine prospektiven Studien über die Bedeutung des Monitoring und der Behandlung von ICP-Veränderungen von reanimierten Patienten publiziert.

- **Ventilation:** es liegen keine Studien vor, die ein spezifisches $PaCO_2$ -Therapieziel nach Reanimation definieren. Aufgrund der Ergebnisse anderer Studien erscheint eine Normokapnie empfehlenswert.

  Obwohl die zerebrale Autoregulation in der akuten Phase nach Reanimation gestört oder aufgehoben ist, scheint die zerebrovaskuläre Reaktion auf Veränderungen des $PaCO_2$ erhalten zu bleiben. In Studien wurde gezeigt, dass Patienten mit einer zerebralen Schädigung auf eine Hyperventilation mit einer zerebralen Vasokonstriktion reagieren, die zu einer potentiell schädlichen Ischämie führen kann. Eine Hyperventilation verursacht aber auch eine Erhöhung des intrathorakalen Druckes mit Abnahme der kardialen Auswurfleistung während und nach einer CPR. Auch eine Hypoventilation kann schädlich sein, da Hypoxie und Hyperkapnie einen Anstieg des ICP zur Folge haben bzw. eine metabolische Azidose verschlechtern. Bei beatmeten Kindern erscheint zur Vermeidung einer Lungenschädigung durch eine zu aggressive Beatmung die Strategie einer milden 'permissiven' Hyperkapnie vertretbar.

- **Oxygenierung:** Obwohl die Wiederherstellung der Sauerstoff- und Glukoseversorgung für das Gewebe sehr wichtig ist, gibt es Hinweise, dass zu viel Sauerstoff während der Reperfusion eine neuronale Schädigung durch Bildung freier Radikale und eine Schädigung der Mitochondrien verstärken kann. Deshalb sollte eine Hyperoxämie vermieden werden. Dies geschieht in der Stabilisierungsphase durch Titration der Sauerstoffzufuhr je nach SpO_2 und PaO_2 Werten.

- **Krampfanfälle:** Anfälle können nach einer Reanimation immer auftreten und ein Hirnödem durch Steigerung des Sauerstoffverbrauchs bei erhöhten zerebralem

Stoffwechsel verstärken. Kurze Anfälle dürften das Outcome nicht verschlechtern, ein Status epilepticus ist aber mit schlechtem Outcome assoziiert. Die Behandlung besteht in einer Kontrolle und Korrektur von Blutzucker- und Elektrolytstörungen und einer medikamentösen antikonvulsiven Therapie. Für eine prophylaktische antikonvulsive Medikation fehlt die Evidenz.

- **Temperatur:** Nach erfolgreicher Reanimation ist eine Überwachung der Körpertemperatur mit strikter Vermeidung einer Hyperthermie (> 37,5°C) und schweren Hypothermie (< 32 °C) wichtig. Eine Hyperthermie tritt häufig in den ersten 48h nach CPR auf und führt zu einer Verschlechterung der Hirnschädigung, mit signifikanter Zunahme der Morbidität für jedes Grad über 37°C. Deshalb muss Fieber aggressiv mit Antipyretika und aktiver Kühlung behandelt werden. Zum anderen sollte ein erfolgreich reanimiertes hypothermes Kind nicht aktiv wiederwärmt werden, ausgenommen es weist eine Körperkerntempertur von < 32 °C auf.

  Aktuelle Daten von pädiatrischen und adulten Patienten betreffend der therapeutischen Hypothermie sind widersprüchlich und eine kürzlich publizierte pädiatrische Studie (THAPCA) wies ungenügende Aussagekraft auf, um weitere eindeutige Empfehlungen zu unterstützen. Eine therapeutische Hypothermie kann verschiedene Komplikationen auslösen und sollte nur auf pädiatrischen Intensivstationen mit einem erfahrenen Team durchgeführt werden.

- **Blutzucker:** Hypoglykämie (< 3 mmol/l oder 54 mg/dl) und Hyperglykämie sind mit schlechterem neurologischen Outcome verbunden.

  Tierexperimentelle Studien legen nahe, dass erhöhte posthypoxämische Blutzuckerspiegel ischämische Hirnschädigungen verstärken. Bisher konnten jedoch Studien bei pädiatrischen Patienten nicht beweisen, dass eine strikte normoglykämische Blutzuckersteuerung von Vorteil ist, andererseits aber mit einem erhöhten Hypoglykämierisiko verbunden ist.

- **Analgesie und Sedierung:** Wenn Patienten nach erfolgreicher Reanimation nicht innerhalb der ersten 10 Minuten adäquat erwachen, benötigen sie eine weitere Beatmung und eine Sedierung und Analgesie. Eine ausreichende Analgosedierung vermindert den Sauerstoffverbrauch, erleichtert die Beatmung und verhindert Komplikationen. Die Vermeidung und Behandlung von Schmerzen und eine ausreichende Sedierung sind deshalb sehr wichtig. Es gibt eine Vielzahl von Sedativa, Analgetika und Muskelrelanxantien. Man sollte jene verwenden, mit deren Anwendungsbereichen, Wirkungen und Nebenwirkungen man am besten vertraut ist. Die meisten Sedativa haben keine analgetische Wirkungen und müssen durch eine adäquate Analgesie ergänzt werden. Muskelrelaxantien dürfen niemals ohne tiefe und anhaltende Sedierung verabreicht werden. Die Sedoanalgesie kann kontinuierlich mit einer Dauerinfusion durchgeführt werden, außerhalb der Intensivstation ist aber eine Bolusgabe meist einfacher durchführbar. Zur Steuerung einer wirksamen Sedoanalgesie ist die wiederholte klinische Beurteilung notwendig.

1.4. Entkleiden

Das Kind sollte kurzzeitig entkleidet werden, um es sorgfältig untersuchen zu können. Dabei ist auf Läsionen, Exantheme und Verletzungen zu achten, die für die weitere Diagnostik und Therapie wichtig sind (z.B. Petechien, die auf eine Meningokokkensepsis hinweisen, erfordern eine sofortige Antibiotikagabe). Dabei muss auf das kindliche Schamgefühl Rücksicht genommen werden.

Die Nierenfunktion kann durch die Messung der Harnmenge und des Kreatinin- und Harnstoffspiegels im Blut beurteilt werden. Häufig ist das Legen eines Blasenverweilkatheters notwendig. Zur Aufrechtserhaltung einer ausreichenden Nierenperfusion ist ein adäquates Kreislaufvolumen erforderlich.

Die Funktionen des Gastro-intestinaltraktes und der Leber können durch Hypoxie und Ischämie nach einem Atem-Kreislauf-Stillstand gestört sein. Die Schädigung der Mucosabarriere kann zum Entstehen eines Multiorganversagens beitragen. Die Behandlung nach Reanimation besteht in der Aufrechterhaltung eines adäquaten Kreislaufvolumens und der Gabe von Magenschleimhaut schützenden Medikamenten (z.B. H2 Rezeptorenblocker wie Ranitidin oder H^+ (Protonen)- Pumpenhemmern wie Omeprazol).

Die Erhaltungsfüssigkeitstherapie sollte den Flüssigkeitsbedarf, die Elektroyt- und Blutzuckerspiegel berücksichtigen und wird meist mit isotoner balancierter Lösung mit oder ohne 5 – 10 % Glukose oder mit der Ringerlösung durchgeführt. Dabei müssen Hypo- und Hyperglykämien vermieden werden. Der Erhaltungsbedarf entspricht ca.70-90 % des normalen Bedarfs, da nach einer Reanimation häufig das Syndrom der inadäquaten ADH-Sekretion (SIADH) auftritt und zur einer Volumenüberladung und Hyponatriämie führen kann.

2. Transport und Patientenübergabe

Nach erfolgreicher Reanimation (außerhalb oder im Krankenhaus) muss der Patient auf eine geeignete pädiatrische Intensivstation transportiert werden. Der Transport muss gut organisiert werden. Dazu ist die Kommunikation der beteiligten Teams von Notarzt bzw. Reanimationsteam bzw. MET mit der PICU erforderlich.

2.1. Patientenübergabe

Eine gute Patientenübergabe erfordert einen strukturierten Ablauf, Zeit und Führungsqualität. Sie beinhaltet einen Informationsaustausch und gibt die weitere Richtung der Vorsorgung vor. Die Kommunikation muss aktiv in beide Richtungen, zwischen Übergebenden und Übernehmenden, erfolgen, damit das übernehmende Team die Information und den weiteren Plan versteht. Die Anwendung von Grundregeln der Kommunikation (entsprechende Vorbereitung, Closed-loop-Kommunikation, Vermeidung von Jargons oder Abkürzungen…) und ein Kommunikationstraining können den Ablauf einer Patientenübergabe verbessern.

Ein empfohlenes Schema für die Patientenübergabe wird durch das Akronym RSVP beschrieben:

Reason (Grund):	WER übergibt WEN und WARUM
Story (Anamnese):	Kurzanamnese - Transferierungsgrund
Vital Signs (Vitalparameter):	Vitalzeichen – relevante Symptome oder Untersuchungsergebnisse
Plan:	was möchtest du vom Übernehmenden, was schlägst du vor (Vorbereitung), welche Bedenken und nicht durchgeführten Maßnahmen bestehen ...

Ein weiteres Schema für eine strukturierte Patientenübergabe ist das SBAR (Situation, Background, Assessment, Recommendation)

2.2. Transport

Vor und während des Patiententransportes müssen folgende Aspekte unter Anwendung des ABCDE-Schema beachtet werden:

- **Hilfe:** wenn nötig und möglich, sollte Hilfe für die Stabilisierung vor dem Transport hinzugezogen werden
- **AB:** Oxygenierung und Ventilation müssen kontinuierlich überwacht und die Therapie angepasst werden. Alle Materialien, insbesondere der Tubus, müssen gut fixiert werden. Vor dem Transport müssen Sekrete abgesaugt werden und eine Magensonde gelegt sein. Das Kind muss adäquat sedoanalgesiert sein, ggf. erwäge eine Muskelrelaxation, um das Risiko einer akzidentellen Extubation zu minimieren. Vermeide daß das intubierten Kindes unruhig ist.
- **C:** Der Kreislauf muss kontinuierlich überwacht werden und die Therapie angepasst erfolgen. Die Gefäßzugänge müssen gut fixiert und wenn notwendig Blut abgenommen werden. Erwäge das Legen eines Blasenverweilkatheters zur Messung der Harnmenge.
- **DE:** Frakturen werden in-line geschient und stabilisert, um Bewegungen während des Transportes zu verhindern. Wunden müssen verbunden werden. Neuroprotektive Maßnahmen sollten baldigst eingeleitet werden. Sowohl eine Hyper- als auch eine Hypothermie müssen vermieden werden; ein aktives Aufwärmen erfolgt nur bei einer Körperkerntemperatur < 32°C. Eine therapeutische Hypothermie sollte nur auf der PICU durch ein erfahrenes Team durchgeführt werden.
- **Kontaktaufnahme:** Kontaktiere die aufnehmende PICU / Team und informiere sie strukturiert über den klinischen Zustand des Patienten, den Krankheitsverlauf und die Therapie. Informiere die Eltern über den bisherigen Ablauf und den geplanten Transport. Dokumentiere alle Ereignisse und Maßnahmen während der Stabilisierung und des Transportes, nach Möglichkeit entsprechend den Utstein Kriterien.

Diagnostische Maßnahmen vor dem Transport sind manchmal erforderlich. Ihr Nutzen wird aber gegen den Zeitverlust abgewogen und vorher mit dem übernehmenden Team besprochen. Bei kritischen Problemen, in denen die Zeit eine bedeutende Rolle spielt, ist die sofortige Transferierung notwendig.

Wenn aufgrund der Symptomatik eine dringende (Neuro-) chirurgische Intervention erforderlich ist, muss der Transport sofort erfolgen; dadurch kann eventuell eine ausreichende Stabilisierung ohne inakzeptable Verzögerung des Transportes praeoperativ nicht erreicht werden. In solchen Fällen sollte das erfahrendste Personal die Transferierung durchführen. In jedem Notfalldepartment sollten Leitlinien für ein solches Szenario vorliegen.

Transport: Das Equipment (Reanimationsmaterial, Monitore, Infusionspumpen, Beatmungsgerät, elektrische Anschlüsse, Batterien, Inkubator, Heizung, Sauerstoffquellen) und die Medikamente müssen vor dem Transport überprüft werden. Für den Transport muss das optimale Transportmittel gewählt werden, was von verschiedenen Faktoren abhängig ist: Alter und Zustand des Kindes, Transportdistanz und benötigte Zeit, Wetterbedingungen.

Der Transport sollte durch ein erfahrenes Team durchgeführt werden, da nach einer Reanimation die Komplikationsrate hoch ist. Die Mindestgröße eines Transportteams besteht aus dem Fahrer, der mit der Fahrstrecke vertraut ist, einem Arzt und einer Pflegekraft, die in der Versorgung pädiatrischer und / oder neonatologischer Notfälle geschult und trainiert sind und mit dem Equipment und den Versorgungsmöglichkeiten im Transportfahrzeug vertraut sind. Während des Transportes muss eine kontinuierliche klinische Überwachung und ein kontinuierliches Monitoring erfolgen.

Blutgasanalyse (BGA)

Die Blutgasanalyse gibt wichtige Informationen über den Zustand des Patienten und hilft beim weiteren Management. Im Folgenden wird eine einfache Interpretation der BGA dargestellt:

Die gemessenen Parameter sind: pH, PaO_2, $PaCO_2$, Standard Bikarbonat (SB), Base excess (BE), Blutzucker und Laktat. Direkt gemessen werden: pH, PaO_2, $PaCO_2$, Blutzucker und Laktat. Kalkulierte Parameter sind: SB, BE und O_2-Sättigung (außer es wird ein Oximeter verwendet).

- ***Der pH-Wert*** *ist der negative Logarithmus der Wasserstoffionen-konzentration (H^+) im Blut (eine Verminderung des pH von 7,0 auf 6,0 bedeutet den 10 fachen Anstieg der H^+ Ionen). Er gibt uns Auskunft über die Säure – Basen – Balance. Der normale Bereich des menschlichen Säure-Basen-Haushalts liegt bei einem pH von 7,35 bis 7,45. Im diesem Bereich funktionieren die menschlichen Enzyme und biologischen Prozesse am besten.*
- *Der menschliche Organismus reguliert seinen Säure-Basen-Haushalt sehr streng und benutzt dafür die Nieren und das respiratorische System. Säuren entstehen im Rahmen verschiedener biologischer Prozesse. Sie werden primär im Blut durch verschiedene Puffersysteme neutralisiert, das Wichtigste ist das Bikarbonat / Kohlensäure-System.*

- *Die Nieren können überschüssige Säuren ausscheiden und Bikarbonationen bilden. Diese Reaktion braucht aber Stunden.*
- *CO_2 reagiert im Blut teilweise unter Bildung von Kohlensäure. Hohe CO_2-Spiegel (Hyperkapnie, durch Hypoventilation) führen zu einem Anstieg saurer Valenzen und einem Absinken des pH. Niedrige CO_2-Spiegel (Hypokapnie, durch Hyperventilation) verursachen einen pH-Anstieg; die respiratorische Reaktion erfolgt innerhalb von Minuten.*

Einfache Blutgasanalyse

- ***Schritt 1: Ist der pH normal?***
  Bei einem pH < 7,35 spricht man von einer Azidose,
  bei einem pH von > 7,45 von einer Alkalose.
- ***Schritt 2: Besteht eine metabolische oder respiratorische Auffälligkeit oder beides?***
  Die metabolische Azidose ist definiert durch ein SB < 22 mmol/l,
  die metabolische Alkalose durch ein SB > 26 mmol/l
  Eine respiratorische Azidose liegt bei einem $PaCO_2$ > 45 mmHg (>6 kPa) vor,
  eine respiratorische Alkalose bei einem $PaCO_2$ < 35 mm Hg (< 4,5 kPa).
- ***Schritt 3: Ist die metabolische oder respiratorische Abnormalität kompensiert, teilweise kompensiert oder nicht kompensiert?***
  Der menschliche Körper versucht mit seinen Puffersystemen jede Störung im Säure-Basen-Haushalt auszugleichen, deshalb kann eine respiratorische oder metabolische Störung mit oder ohne Azidose oder Alkalose einhergehen.

  1. Beispiel: *Bei einer metabolischen Azidose wird das Atemzentrum stimuliert, der Patient beginnt schneller zu atmen, der CO_2-Spiegel sinkt und führt in Richtung einer respiratorischen Alkalose. Gelingt die Kompensation, normalisiert sich der pH, gelingt sie nicht, sinkt der pH und es kommt zu einer Azidose.*

  2. Beispiel: *Ein schwer schockiertes Kind ist bewusstlos und kann auf die metabolische Azidose unzureichend respiratorisch reagieren. Die Folge ist eine gemischte metabolische und respiratorische Azidose ohne Kompensation.*

Tabelle 7.2
INTERPRETATION der Blutgasanalyse

pH	CO_2	HCO_3	Interpretation
< 7.35	↑	↑	Respiratorische Azidose
< 7.35	↓	↓	Metabolische Azidose
> 7.45	↓	↓	Respiratorische Alkalose
> 7.45	↑	↑	Metabolische Alkalose
< 7.35	↑	↓	Kombinierte Azidose
> 7.45	↓	↑	Kombinierte Alkalose

Konsequenzen einer auffälligen Blutgasanalyse

Nach Interpretation der Blutgasanalyse muss über mögliche Konsequenzen nachgedacht werden. Am Häufigsten treten bei akut kranken Kindern metabolische und respiratorische Azidosen auf. Eine akut auftretende Alkalose könnte auf eine Vergiftung, z.B. durch Salizylate, hinweisen.

- *Die Ursachen für eine respiratorische Azidose sind v.a. Pneumonie, Asthmaanfall, neuromuskuläre Erkrankung und Koma*
- *Die Ursachen einer metabolischen Azidose können v.a. Durchfall und Erbrechen, Sepsis, Herzinsuffizienz, diabetische Ketoazidose und / oder eine Schockform sein.*

Um die Ursache einer metabolischen Azidose zu klären, sind weitere Untersuchungen wie die Bestimmung des Chloridspiegels und der Anionenlücke erforderlich.

Der pH-Wert des Blutes gibt uns einerseits Auskunft über die Schwere der kindlichen Beeinträchtigung, andererseits beeinflusst er selbst die Perfusion und Sauerstoffversorgung verschiedener Organe und Gewebe.

Veränderungen des pH-Wertes führen zu einer Verschiebung der Sauerstoffdissoziationskurve. Ein Anstieg des $PaCO_2$ und ein Absinken des pHs erhöhen den pulmonalen Gefäßwiderstand und vermindern die pulmonale Perfusion. Auch die zerebrale Durchblutung wird durch Veränderungen des pH und $PaCO_2$ beeinflusst: wenn der $PaCO_2$ ansteigt und der pH abfällt erweitern sich die zerebralen Gefäße und der zerebrale Blutfluss nimmt zu, was insbesondere bei Patienten mit einem Hirnödem vermieden werden muss. Wenn der $PaCO_2$ abfällt und der pH ansteigt, kommt es zu einer zunehmenden zerebralen Vasokonstriktion, was eine zerebrale Ischämie verstärken kann.

Kapitel 8.

Spezielle Pädiatrische Notfälle

Ein kindlicher Herz-Kreislauf-Stillstand ist in der Regel die Folge eines Unfalls oder einer akuten fortschreitenden Erkrankung. Die Prognose eines sekundären Herz-Kreislaufversagens im Kindesalter ist schlecht, darum sind Strategien notwendig diese Erkrankungen frühzeitig zu erkennen und entsprechend zu behandeln um die Entwicklung eines Organversagens oder Herz-Kreislauf-Stillstandes zu verhindern. Initial ist das Erkennen eines respiratorischen und/oder zirkulatorischen Versagens wichtiger als die Erstellung einer präzisen Diagnose. Kenntnisse über den spezifischen Krankheitsverlauf sind hilfreich, um eine zielgerichtete Therapie durchzuführen und die Prognose zu verbessern.

1. Laryngotracheitis (Pseudokrupp)

Der Pseudokrupp ist relativ häufig und definiert als eine akute klinische Symptomatik mit inspiratorischem Stridor, bellendem Husten, Heiserkeit und wechselnder Ausprägung von Atemnot. Die akute virale Tracheobronchitis ist die häufigste Form des Pseudokrupps. Die Mehrheit der Patienten benötigt keine stationäre Behandlung, aber Kinder mit moderater oder schwerer Atemnot benötigen eine Klinikeinweisung und stationäre Therapie. Sehr wenige Fälle benötigen eine Atemunterstützung oder Intubation und Beatmung aufgrund eines respiratorischen Versagens.

- **Atemwege:** Die respiratorische Symptomatik entsteht durch die Obstruktion der oberen Atemwege und verbessert sich bei adäquater Therapie. Mit der Zunahme der Schleimhautschwellung besteht das Risiko der partiellen oder kompletten Obstruktion der Atemwege. Ist das Kind bei Bewusstsein und atmet, belassen Sie es in der von ihm gewählten Position, da Manipulation oder Aufregung die Atemwegeobstruktion verschlechtern. Jedoch ist es bei schwerer Symptomatik erforderlich die Atemwege zu öffnen. Die Intubation ist schwierig und mehrere erfolglose Versuche verschlechtern die Situation. Es sollte ein entsprechend geschultes Team zu Hilfe gerufen werden.
- **Atmung:** Die respiratorische Symptomatik (Atemfrequenz, Atemarbeit, inspiratorischer Stridor) verschlechtert sich mit dem Grad der Obstruktion. Bei respiratorischer Erschöpfung kann sich die Symptomatik scheinbar verbessern. Ein Atem- Monitoring ist erforderlich und 100 % FiO_2 sollten verabreicht werden. Vernebeltes Adrenalin mit einer Dosis von 0,1-0,5 mg/kg KG (max. 5 mg) ist die Therapie der ersten Wahl zur Schleimhautabschwellung. Ein Rebound-Phänomen

kann eintreten. Topische Steroide sind in der Regel weniger effektiv. Im Rahmen einer Intubation ist möglicherweise eine Beutel-Masken-Beatmung erforderlich, dazu sind oft zwei Helfer notwendig. Systemisch verabreichte Steroide bewirken auch eine Schleimhautabschwellung; der Effekt tritt aber erst nach 1-2 Stunden ein.

- **Kreislauf:** Die Kreislaufsituation ist in der Regel unauffällig. Eine kardiozirkulatorische Insuffizienz kann im Rahmen des respiratorischen Versagens eintreten. Ein intravenöser Zugang ist sinnvoll um Flüssigkeit oder Medikamente geben zu können. Diese Maßnahme bedeutet aber oftmals Stress für den Patienten und kann zu einer respiratorischen Verschlechterung führen.

2. Epiglottitis

Diese entsteht durch eine starke Schwellung der Epiglottis und des umgebenden Gewebes und wird in der Regel durch Haemophilus influenza verursacht. Sie tritt vorwiegend im Alter von 1-6 Jahren auf. Aufgrund der Einführung der HiB- Impfung ist diese Erkrankung sehr selten geworden.

Typischerweise entwickeln die Kinder hohes Fieber; sind lethargisch und blass. Das klinische Bild ist klassisch: sitzende Haltung, offener Mund, vorgeschobenes Kinn und aufgrund der Schluckstörung starker Speichelfluss.

- **Atemweg:** Die Schwellung der Epiglottis führt zu einer schweren Obstruktion der oberen Atemwege. Bei unbehandelter Infektion ist ein tödlicher Verlauf möglich. Ebenso kann sich die Situation dramatisch verschlechtern, wenn das Kind aufregt ist (z.B. Inspektion des Halses, Versuch es hinzulegen, Anlage eines intravenösen Zugangs, Röntgen, etc.). Es sollte bei den Eltern belassen werden und unter enger Beobachtung bleiben. Zeitgleich muss die Intubation durch das kompetenteste verfügbare Team geplant werden. Ein schwieriger Atemweg ist zu erwarten und alternative Techniken müssen vorbereitet werden.
- **Atmung:** Typischerweise präsentiert sich das Kind mit einer erhöhten Atemfrequenz und Atemarbeit, einer heiseren Stimme, kloßiger Sprache, sowie einem leichten inspiratorischen Stridor bei fehlendem oder nur leichtem Husten. Das respiratorische Versagen erfolgt durch die Verlegung der oberen Atemwege.

Wenn ein Herz-Kreislauf-Stillstand eintritt, ist die Beutel-Masken-Beatmung aufgrund der Verlegung der oberen Atemwege sehr schwierig. Die Durchführung mit der Zwei-Helfer-Technik kann eine minimale Beatmung sicherstellen. Eine kardiopulmonale Reanimation sollte durchgeführt werden bis die Intubation oder Tracheotomie erfolgt ist.

- **Kreislauf:** Ist in der Regel normal, bei Zeichen einer Kreislaufinsuffizienz sind entsprechende Maßnahmen (Volumengabe und Katecholamine) erforderlich.

  Trotz der Schwere der Symptomatik ist die Prognose bei geeigneter antibiotischer Therapie sehr gut.

3. Respiratorisches Versagen bei Kindern mit Tracheostoma

Respiratorische Probleme entstehen durch die Verlegung der Trachealkanüle und dadurch ineffektiver Atmung. Es sollte versucht werden die Obstruktion der Trachealkanüle mittels Absaugen zu beseitigen. Ist dies erfolglos, sollte sie sofort entfernt und durch eine neue ersetzt werden. Ist eine neue Trachealkanüle nicht vorhanden, sollte eine Beatmung über das Tracheostoma erfolgen, bis die Kanüle gesäubert und neu eingesetzt werden kann. Sind die oberen Atemwege offen, ist eine Beutel-Masken-Beatmung über Mund und Nase möglich, allerdings muss das Tracheostoma abgedeckt werden. Im Notfall ist die tracheale Intubation mit einem Endotrachealtubus möglich. Man muss auf die korrekte Tubuslage achten und eine endobronchiale Fehllage vermeiden.

4. Bronchiolitis

Die Bronchiolitis ist eine häufige, schwere Infektion der Atemwege bei Säuglingen, verursacht durch verschiedene Viren (in 75 % Respiratory Syncytial Virus, RSV). Es ist der Grund für 1-2 % aller Krankenhauseinweisungen. 90 % der Patienten sind zwischen 1 und 9 Monate alt, die Erkrankung ist nach dem ersten Lebensjahr selten. Eine spezifische Therapie ist nicht möglich. Sie beschränkt sich auf unterstützende Maßnahmen. Der Entzündungsprozess verursacht eine Sekretbildung und ein Schleimhautödem der kleinen Atemwege und führt zur Hypoxie und eventuell Hyperkapnie. Es entsteht ein Ventilations-Perfusions-Ungleichgewicht. Zusätzlich besteht bei jungen Säuglingen unabhängig vom Ausmaß der Ateminsuffizienz das Risiko für plötzliche lebensbedrohliche Apnoen.

Diese Kinder können auch durch Krampfanfälle auffallen aufgrund einer Hyponatriämie (Syndrom der inadäquaten Produktion des Anti-Diuretischen Hormons, SIADH). Jeder Hinweis auf eine deutlich reduzierte Urinproduktion sollte darauf aufmerksam machen, dies abzuklären.

- **Atemweg:** Die Atemwege sind üblicherweise offen; die Nase kann durch Sekret verlegt sein. Vorsichtiges Absaugen der Nase und schleimhautabschwellende Nasentropfen sind erforderlich, falls die Nasenatmung behindert ist.
- **Atmung:** Atemmonitoring und Sauerstoffgabe sind erforderlich. Bei Säuglingen mit kompensierter Ateminsuffizienz sollte darauf geachtet werden, Aufregungen fernzuhalten und die Sauerstoffgabe dem Bedarf entsprechend zu adaptieren. Viele Kinder können gut mit CPAP über gut sitzende Nasen- oder Gesichtsmasken behandelt werden. In vielen Zentren ist die nicht-invasive Beatmung die Therapie der ersten Wahl. "High-flow-Nasenbrillen mit optimaler Anfeuchtung" sind eine gute Alternative. Bei weniger als 2 % der stationär aufgenommenen Säuglingen wird eine maschinelle Beatmung notwendig. Dies kann entweder wegen wiederholter Apnoen, Erschöpfung, Hyperkapnie und Hypoxie notwendig werden (Obstruktion der kleinen Atemwege trotz noninvasiver Beatmung). Wenn die Patienten intubiert sind ist eine schlechte Lungen-Compliance zu erwarten und die Beatmung erfordert hohe Beatmungsdrücke.

- **Kreislauf:** Die Kreislauffunktion ist bis zum Endstadium des respiratorischen Versagens unbeeinträchtigt. Eine Dehydratation kann aufgrund der schlechten Trinkleistung vorliegen.

5. Asthma

Weiterhin hat Asthma eine hohe Prävalenz in vielen Ländern und damit eine wesentliche Bedeutung für die Morbidität und die Mortalität. Die Mehrzahl der durch Asthma verursachten Todesfälle tritt vor der Klinikeinweisung ein. Ein Herzstillstand kann durch Hypoxie, Spannungspneumothorax, dynamischer Hyperinflation oder sekundären Arrhythmien (hervorgerufen durch Medikamente oder Elektrolytstörungen) verursacht werden.

Exspiratorisches Giemen ist ein Zeichen der Atemwegeobstruktion. Es besteht kein Zusammenhang zwischen der Schwere des Giemens und dem Grad der Obstruktion. Differentialdiagnosen des exspiratorischen Giemens sollten ausgeschlossen werden: Anaphylaxie, Fremdkörperaspiration, subglottische Raumforderungen, Pneumonie, Bronchiolitis, etc. …

Das Fehlen des exspiratorischen Giemens ist ein Alarmsignal für eine kritische Obstruktion. Eine Zunahme des Giemens zeigt dann ein Ansprechen auf die bronchodilatatorische Therapie an.

- **Atemweg:** Die Atemwege sind üblicherweise offen, können aber im Rahmen einer Bewusstseinsstörung verlegt sein.
- **Atmung:** Atemmonitoring und eine Sauerstoffgabe sind erforderlich. Solange eine kompensierte Ateminsuffizienz besteht, sollte eine Aufregung des Kindes vermieden werden und die Sauerstoffgabe entsprechend angepasst werden.

  Die Schwere des Asthmaanfalls kann mit objektiven Messungen der Oxygenierung und Ventilation (PaO_2 und/oder SpO_2 und $PaCO_2$ und/oder Kapnographie) und den klinischen Zeichen der Dekompensation (Erschöpfung und zunehmenden Bewusstseinsverlust) beurteilt werden.

  Im Falle eines dekompensierten respiratorischen Versagens ist eine Beatmung erforderlich. Eine Beutel-Maskenbeatmung ist aufgrund des erhöhten Atemwegewiderstandes schwierig und es besteht das Risiko einer Überblähung des Magens. Im Falle dieser Dekompensation ist eine frühe Intubation zu erwägen (Voraussetzung ist eine dafür ausgebildete Person). Die dynamische Hyperinflation(Überblähung) der Lungen führt zu einer Verschlechterung der Beatmung. Durch die Begrenzung des Tidalvolumens (Hebung des Thorax) und der Atemfrequenz (Verlängerung der Exspirationszeit) kann die Hyperinflation vermieden werden.

Eine dynamische Überblähung entsteht häufig im Rahmen einer Überdruckbeatmung. Das in der Inspiration in die Lunge gelangte Gas entweicht nicht vollständig während der Exspiration ("Air trapping"). Der intrathorakale Druck steigt und der venöse Rückfluss und die Vorlast werden dadurch beeinträchtigt (obstruktiver Schock). Unter Umständen ist eine manuelle

Thoraxkompression in der Exspiration bei diskonnektiertem Trachealtubus erforderlich um die Überblähung zu behandeln.

Durch eine nicht-invasive Beatmung kann ein PEEP (positiv-endexspiratorischer Druck) appliziert und die Oxygenierung verbessert werden. Sie kann eine weitere Dekompensation verhindern. Voraussetzung ist ein ausreichender Atemantrieb.

Erhöhte $PaCO_2$-Werte trotz Tachypnoe zeigen eine Verschlechterung der Ateminsuffizienz an und erfordern eine sofortige Behandlung.

- **Kreislauf:** Der Kreislauf ist in der Regel unbeeinträchtigt. Es kann aber eine Dehydratation oder ein obstruktiver Schock (verursacht durch einen Pneumothorax oder eine dynamische Hyperinflation) vorliegen. Besteht der Verdacht einer Dehydratation sollte ein Volumenbolus verabreicht werden, da eine Hypovolämie bei Patienten mit einer dynamischen Hyperinfaltion zu einer Kreislaufdekompensation führen kann.

Beim Vorliegen eines Herz-Kreislauf-Stillstandes ist die frühzeitige Beachtung der 4H/4T´s unbedingt erforderlich.

- **Spezielle Maßnahmen:**
  - **Inhalative Beta-2-Agonisten:** Sie sind die Medikamente der ersten Wahl eines akuten Asthmaanfalles und sollten so schnell wie möglich verabreicht werden. Die Dosierung erfolgt in regelmäßigen Abständen; ein schwerer Asthmaanfall erfordert unter Umständen eine kontinuierliche Verabreichung des kurz wirksamen Beta-2-Agonisten (z.B. Salbutamol). Sauerstoff sollte für die Verneblungseinheit benutzt werden (mind. 6 l/min). Alternativ kann Salbutamol auch mittels Dosier-Aerosol oder Spacer verabreicht werden. Beim schweren Status asthmaticus kann das Vorliegen einer Hypoventilation die effektive Verabreichung der vernebelten Medikamente verhindern. Dies macht die Verwendung eines intravenösen Bronchodilatators erforderlich.

Inhalative Anticholinergika (z.B. Ipratropium) können eine zusätzliche Bronchodilatation bewirken.

Intravenöse Kortikosteroide sollten frühzeitig verabreicht werden. Bei einem schweren Asthmaanfall ohne adequates Ansprechen auf Inhalation mit Bronchodilatatoren kann intravenöses Magnesiumsulfat einmalig verabreicht werden (über 20 min). Aufgrund der Nebenwirkungen (Hypokaliämie, Azidose, Herzinsuffizienz) sollten intravenöse Beta-2-Agonisten nur verwendet werden, wenn die Inhalationstherapie nicht möglich ist oder keinen ausreichenden Erfolg zeigt. Intravenöse Aminophylline können einen zusätzlichen Vorteil bei Kindern mit einem schweren Asthma haben. Sie werden als „loading dose" gefolgt von einer kontinuierlichen Infusionen verabreicht. Serumspiegelbestimmungen (< 20 µg/ml) sollten zur Vermeidung von toxischen Spiegeln erfolgen.

Intramuskuläres [i.m.] Adrenalin sollte bei Patienten mit akuten schweren Symptomen ohne entsprechende Vorerkrankung in Betracht gezogen werden. Bei diesen Patienten ist die Unterscheidung zur Anaphylaxie schwierig; damit ist auch der Einsatz von Adrenalin i.m. nach Anaphylaxie-Leitlinie sinnvoll

6. Anaphylaxie

Anaphylaxie ist eine seltene, aber lebensbedrohliche generalisierte oder systemische Überempfindlichkeitsreaktion. Sie ist charakterisiert durch eine sich rasch entwickelnde Atemwege- und/oder Atmung- und/oder Kreislaufproblematik, die häufig mit Haut- und Schleimhautveränderungen einhergehen. Die Wahrscheinlichkeit an einer Anaphylaxie zu versterben ist mit unter 1 % gering. Sie steigt jedoch bei vorbestehendem Asthma.

Obwohl biphasische Reaktionen vorkommen (sekundäre Verschlechterung nach mehreren Stunden), entstehen fatale Verläufe mit tödlichem Ausgang i.d.R. kurz nach dem Kontakt mit dem auslösenden Allergen. Tödliche Nahrungsmittelunverträglichkeiten treten typischerweise nach 30-35 min auf; Insektenstiche bewirken einen Kreislaufkollaps nach 10-15 min; der Tod durch Unverträglichkeit von intravenös applizierten Medikamenten tritt meist innerhalb von 5 Minuten ein. Über ein Versterben von mehr als 6 Stunden nach Allergenkontakt wurde bisher nicht berichtet.

Die Atemwege können inkomplett oder komplett verlegt sein. Das Kind kann einen Stridor, eine heißere Stimme, eine geschwollene Zunge und geschwollene Lippen haben. Häufig zeigen sich Zeichen einer respiratorischen Insuffizienz aufgrund des laryngealen Schleimhautödems, verbunden mit einer Weichteilschwellung. Möglicherweise besteht eine Kurzatmigkeit, Giemen und eine Hypoxie. Ein respiratorisches Versagen kann auch im Rahmen von Bronchospasmen auftreten.

Die Vasodilatation ist oft ausgeprägt und verursacht eine frühe arterielle Hypotension. Die Haut ist gut durchblutet und die Rekapillarisierungszeit beträgt < 1 Sek. Es besteht eine relative Hypovolämie mit einer erhöhten Kapillarpermeabilität und Verschiebung von intravasaler Flüssigkeit ins Gewebe. Rötung, Blässe, Schwitzen, Hauterythem, Urtikaria oder Angioödem können vorliegen. Gastrointestinale Symptome wie Erbrechen, abdominelle Schmerzen und Diarrhoe können ebenso bestehen

10-20 % der Patienten haben keine Hautmanifestation.

- **Atemwege und Atmung:** Ein Atemmonitoring muss erfolgen und 100 % Sauerstoff sollte verabreicht werden. Das entscheidende Therapieelement ist die Gabe von **Adrenalin im**. Dies sollte bei allen Patienten mit respiratorischer oder kardiozirkulatorischer Problematik sofort verabreicht werden. Ist das Kind bei Bewusstsein und atmet ausreichend, sollte man es in der von ihm eingenommenen Position belassen, da eine Manipulation oder Aufregung die respiratorische Situation und die Atemwegeproblematik verschlechtert. Die intramuskuläre Adrenalingabe sollte wiederholt werden, falls sich die Symptome **nicht innerhalb von 5 min verbessern.**

Dosierung von Adrenalin (1:1000) Intramuskulär 10 µg/kgKG oder
Bis 6 Jahre: 150 µg IM (0,15 ml)
6-12 Jahre: 300 µg IM (0,3 ml)
ab 12 Jahre und Erwachsene: 500 µg IM (0,5 ml)

Weitere Maßnahmen zur Atemwegesicherung sind nur in seltenen Fällen erforderlich. Die Intubation kann schwierig sein und es kann sich im Rahmen dieser Maßnahmen die Situation verschlechtern. Erfahrene Hilfe sollte angefordert werden. Möglicherweise ist eine Beutel-Masken-Beatmung vor der definitiven Atemwegesicherung erforderlich, oftmals ist dazu eine Zwei-Personen-Technik notwendig.

- **Kreislauf:** Die entscheidende Therapie ist die intramuskuläre Adrenalingabe. Diese sollte wiederholt werden, falls die Schocksituation sich nicht innerhalb von 5 min verbessert. Die bestehende relative Hypovolämie wird mit einem Volumenbolus von 20 ml/kgKG kristalloider Lösung behandelt. Nach jedem Bolus muss eine Wiederbeurteilung erfolgen. Die intravenöse Adrenalingabe sollte bei persistierendem Schock durch erfahrene Spezialisten durchgeführt werden. Selten ist die kontinuierliche intravenöse Gabe von vasoaktiven Medikamenten zur Blutdruckstabilisierung erforderlich.

Krankheitsspezifische Behandlung: *Für schwere und rezidivierende Reaktionen und bei Patienten mit Asthma ist die Hydrokortisongabe, 10 mg/kgKG (max. 500 mg) oder Methylprednisolon 2 mg/kgKG im oder langsam iv zusätzlich erforderlich. Antihistaminika können zusätzlich eingesetzt werden, ebenso eine bronchodilatatorische Therapie.*

7. Dehydratation-Hypovolämischer Schock

Eine Dehydratation besteht aufgrund eines vermehrten Flüssigkeitsverlustes und/oder einer verminderten Flüssigkeitsaufnahme, die durch die Regulation der Nieren nicht kompensiert werden kann. Ein hypovolämischer Schock entsteht wenn die Dehydratation nicht mehr durch Kreislaufregulationsmechanismen kompensiert werden kann. Ursachen einer Dehydratation bei Kindern sind Verbrennungen, Trauma, gastrointestinale Erkrankungen und die diabetische Ketoazdiose. Die Zeichen einer Dehydratation gehen oftmals - aber nicht immer - den Zeichen eines Schocks voraus.

Die genaueste Methode um eine Dehydratation zu quantifizieren ist der Gewichtsverlust. Dieser ergibt sich aus der Differenz zwischen dem Gewicht vor der akuten Erkrankung und dem aktuellen Gewicht. Jedoch ist dies nicht immer möglich, sodass man klinische Zeichen einer Dehydratation heranziehen muss um die Schwere der Erkrankung einzuschätzen. Wichtige Zeichen sind: verminderte Urinausscheidung (trockene Windel), Verlust des Hautturgor, trockene Augen und Schleimhäute, eingesunkene Augen und Fontanelle, Unruhe, Erregbarkeit, intensiver Durst, reduziertes Bewusstsein und Zeichen eines Kreislaufversagens (Tachykardie, schlecht tastbare periphere Pulse, verlängerte Rekapillarisierungszeit, marmorierte Haut und zuletzt arterielle Hypotension). Eine Dehydratation ist klassifiziert, als mild (3 bis 5 % Flüssigkeitsverlust), moderat

(5 bis 10 %) oder schwer (> 10 %). Im Falle einer hypernatriämischen Dehydratation entsteht ein hauptsächlich intrazellulärer Flüssigkeitsverlust und die klassischen Zeichen einer Dehydratation können fehlen.

- **Atemweg:** Der Atemweg ist meist offen und frei solange keine Bewusstseinsstörung vorliegt.
- **Atmung:** Die Mehrzahl der Kinder präsentiert sich mit Tachypnoe zur Kompensation der beeinträchtigten Zirkulation und/oder der metabolischen Azidose. Bei Kindern mit klaren Zeichen eines Schocks wird auch bei kompensierter Kreislaufinsuffizienz eine Unterstützung mit 100 % Sauerstoffvorlage empfohlen. Atemunterstützung - durch Beutel-Masken-Beatmung oder mechanische Beatmung – kann notwendig werden wenn sich der Bewusstseinszustand verschlechtert oder ein Lungenödem entsteht.
- **Kreislauf:** Die Überprüfung der Zeichen eines Schocks ist entscheidend für die weitere Therapie. Die Notwendigkeit für einen Gefäßzugang und einer Volumentherapie wird durch die Einschätzung der Minderperfusion bestimmt. Bei moderater und schwerer Dehydratation ist ein genauer Ersatz des berechneten Flüssigkeitsdefizits und der weiter bestehenden Verluste erforderlich, genauso wie ein Monitoring der Elektrolyte. Die Schnelligkeit des Flüssigkeitsersatzes ist abhängig von dem Maß der Elektrolytverschiebungen und der Zeit seit dem Beginn der Dehydratation. Je länger die Dehydratation besteht, umso langsamer sollte der Ausgleich erfolgen.

  Bei Kindern mit klaren Zeichen eines hypovolämischen Schocks sind auch im kompensierten Stadium, mehrere Flüssigkeitsgaben innerhalb der ersten Stunde erforderlich (bis zu 60 ml/kg). Nach jedem Flüssigkeitsbolus muss eine Wiederbeurteilung erfolgen um eine Flüssigkeitsüberladung zu vermeiden. Die Notwendigkeit rezidivierender Volumengaben kann einen Flüssigkeits-Refraktären-Schock anzeigen. Eine sorgfältige Suche und Behandlung von Blutungen oder anderen Flüssigkeitsverlusten ist dann erforderlich. Im Falle eines hämorrhagischen Schocks sollten Blutprodukte so schnell wie möglich eingesetzt und rasche chirurgische Hilfe angefordert werden.

8. Septischer Schock

Sepsis ist eine der Hauptursachen für Morbidität und Mortalität im Kindesalter. Sie ist das Resultat einer Entzündungsreaktion im gesamten Körper als Reaktion auf die Infektion. Eine rasche Erkennung und schnelle Therapie ist entscheidend. Ein Schockgeschehen im Rahmen einer Sepsis kann distributiver oder kardiogener Natur sein. Der septische Schock kann aufgrund von Kompensationsmechanismen mit einer Vasokonstriktion oder einer Vasodilatation (Vasoplegie) einhergehen und mit einer erhöhten oder erniedrigten Herzleistung verbunden sein.

- **Atemweg:** Die Atemwege sind meist offen und frei solange keine Bewusstseinsstörung vorliegt.

- **Atmung:** Die Mehrzahl der Kinder präsentiert sich mit Tachypnoe im Rahmen der Kompensation der beeinträchtigten Zirkulation und/oder der metabolischen Azidose. Bei Kindern mit klaren Zeichen eines Schocks wird auch bei kompensierter Kreislaufinsuffizienz die Gabe mit 100 % Sauerstoff empfohlen. Atemunterstützung - durch Beutel-Masken-Beatmung oder mechanische Beatmung – kann notwendig werden wenn sich der Bewusstseinszustand verschlechtert oder ein Lungenödem entsteht.
- **Kreislauf:** Die Suche nach Zeichen des Schocks, klinisch (inkl. Urinausscheidung) sowie biochemisch (Blutgasanalyse, Laktat, Gerinnung) sowie ein kardiozirkulatorisches Monitoring sind entscheidend zur Steuerung der Therapie. Ein sofortiger Gefäßzugang ist im Rahmen eines Schockgeschehens zwingend erforderlich. Bei Zeichen eines Schocks sind während der ersten Stunde, auch im kompensierten Zustand, mehrere Volumengaben notwendig (60-100 ml/kg), und weitere Volumengaben in den Stunden danach. Der Bedarf für diese großen Volumenmengen entsteht durch eine erhöhte kapillare Permeabilität und einem erniedrigten Gefäßtonus. Sie sind erforderlich um eine ausreichende Füllung des Gefäßvolumens zu erzielen. Die initialen Volumengaben werden mit balancierten isotonen Kristalloiden durchgeführt, für weitere Volumengaben kann Albumin 4-5 % sinnvoll sein. Es sollte darauf geachtet werden ausreichende Mengen an Blutprodukten einzusetzen wenn große Volumenmengen verabreicht werden. Insbesondere wenn das zirkulierende Blutvolumen des Patienten erreicht wird (80 ml/kg). Eine Sepsis beinhaltet immer auch eine Gerinnungsstörung, Anämie und Thrombozytopenie, dies wird durch die Verdünnung des Blutes durch die Volumengaben verstärkt.

- *Eine frühe Intubation und mechanische Beatmung sollte bei Kindern die mehr als 40-60 ml/kg Flüssigkeitsvolumen erhalten haben erwogen werden. Erfahrene Hilfe (Pädiatrische Intensivmedizin) sollte frühzeitig angefordert werden.*
- *Im schweren septischen Schock kann bereits frühzeitig eine Herzinsuffizienz aufgrund eines direkten kardiotoxischen Effektes vorliegen. darum ist eine frühzeitige inotrope und/ oder vasopressorische Therapie notwendig um eine ausreichende Organperfusion herzustellen. Die internationalen Leitlinien empfehlen dieses Vorgehen bei allen Patienten mit septischem Schock welche mehr als 40 ml/kg Flüssigkeitsbolus erhalten haben.*
- *Bei Kindern mit einer fieberhaften Erkrankung ohne Zeichen eines Kreislaufversagens wird ein vorsichtiges Vorgehen in Zusammenhang mit der Flüssigkeitstherapie empfohlen. Häufige Wiederbeurteilungen sind sinnvoll.*

- **Krankheitsspezifische Maßnahmen:** Es sollten so früh wie möglich Blutkulturen entnommen werden und innerhalb der ersten Stunde ein Breitspektrumantibiotikum (z.B. Ceftriaxon) verabreicht werden.

9. Kardiogener Schock

Ein kardiogener Schock entsteht durch das Pumpversagen des Herzens. Er kann akut auftreten aber ist genauso oft das Endstadiums eines chronischen kardialen Problems bei verzögerter Diagnosestellung. Typischerweise erfolgt die Vorstellung durch die Eltern aufgrund indirekter Alarmzeichen wie Trink- oder Fütterungsprobleme, Abgeschlagenheit, starkem Schwitzen, schlechter Gewichtszunahme, etc. Eine detaillierte Beurteilung der Zirkulation zeigt dann die typischen Zeichen des Schocks. Das Vorliegen von dilatierten Jugularvenen und die Palpation einer vergrößerten Leber deuten auf ein bevorstehendes Herzversagen hin, eine Röntgen-Thorax-Aufnahme zeigt einen vergrößerten Herzschatten und möglicherweise prominente Gefäße. Im Falle einer fixierten pulmonalen Hypertonie können die Lungen eine verminderte Strahlentransparenz aufweisen. Das EKG zeigt eine milde bis schwere Sinustachykardie, Niedervoltage im Falle eines Perikardergußes und verschiedene Arten von Arrhythmien.

Atemwege: Die Atemwege sind meist offen und frei solange kein Bewusstseinsverlust vorliegt.

Atmung: Viele dieser Patienten haben in unterschiedlichem Ausmaße ein Lungenödem und dementsprechend sind feinblasige Rasselgeräusche zu auskultieren. Prinzipiell sollte eine Unterstützung mit 100 % Sauerstoff erfolgen. Eine Atemunterstützung wird notwendig, wenn sich der Bewusstseinszustand verschlechtert und/oder das Lungenödem sich verstärkt. Eine frühe Intubation und mechanische Beatmung sollte erwogen werden sofern Experten vorhanden sind. Durch die Beatmung entfällt die Atemarbeit und der Sauerstoffbedarf reduziert sich. Dies entlastet die Herzinsuffizienz.

Kreislauf: Die Untersuchung auf Schockzeichen - klinisch (inkl. Urinproduktion), biochemisch (Blutgasanalyse, Laktat und Gerinnung) und durch eine kardiovaskuläres Monitoring - sind entscheidend für die weiteren Maßnahmen. Ein Gefäßzugang ist im Schock zwingend notwendig. Generell kann ein initialer Flüssigkeitsbolus (10 ml/kg) sinnvoll sein (und sollte die Situation auch nicht verschlechtern). Die Reaktion auf einen Flüssigkeitsbolus sollte sorgfältig überprüft werden (klinische Untersuchung der Vorlast, Auskultation der Lunge, Herzultraschall). Der frühe Beginn einer kontinuierlichen Infusion mit Inotropika (z.B. Dobutamin) ist wichtig, sofern keine Arrhythmie vorliegt. Einen Pädiatrischen Kardiologen hinzuzuziehen und die Verlegung auf die PICU sind zwingend erforderlich.

10. Kardiogener Schock verursacht durch Arrhythmien

Lebensbedrohliche kardiale Rhythmusstörungen im Kindesalter sind häufig eher die Folge als die Ursache einer akuten Erkrankung. Respiratorische und/oder zirkulatorische Insuffizienz führt zu Hypoxie, Azidose und/oder arterieller Hypotension. Dies sind die häufigsten Ursachen von Rhythmusstörungen; häufiger als primäre Herzerkrankungen. Bei Kindern mit Kardiomyopathie, Myokarditis oder nach herzchirurgischen Eingriffen sowie bei familiärem Risiko einer angeborenen Arrhythmie besteht ein erhöhtes Risiko für deren plötzliches Auftreten. Elektrolytentgleisungen, Medikamente oder Intoxikationen können ebenso Arrythmien verursachen.

10.1. EKG Beurteilung

Das EKG zeigt die Überleitung des elektrischen Impulses am Herzen *(Abbildung 8.1)*. Es repräsentiert nicht die Effektivität der myokardialen Kontraktion, Gewebsperfusion oder den Zustand des Kindes. Demzufolge sind therapeutische Entscheidungen nur nach sorgfältiger Untersuchung der Kreislaufsituation möglich.

Die erste Welle (P-Welle) entspricht der Depolarisation des Vorhofs. Der QRS-Komplex repräsentiert die Depolarisation der Ventrikelmuskulatur. Die T-Welle und die ST-Strecke spiegeln die Repolarisation wieder. Die P-Welle ist am Monitor nicht sichtbar, wenn die Elektroden-Position senkrecht zu der Achse der Vorhof-Depolarisation ist.

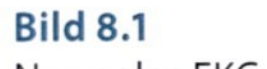

Bild 8.1
Normales EKG

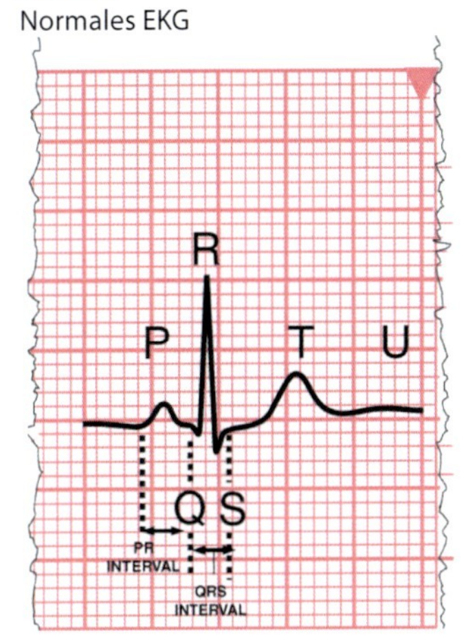

Bild 8.2
EKG Artefakt

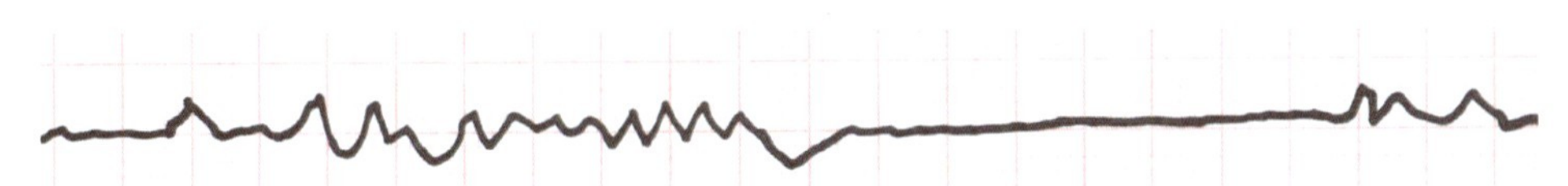

Behandle den Patienten und nicht den Monitor! Während der Beurteilung des EKGs ist unbedingt auf das Vorliegen von Artefakten zu achten (Abbildung 8.2). Die Dislokation von Elektroden kann eine Asystolie und mechanisch verursachte Vibrationen an den EKG-Ableitungen (z.B. im Rahmen des Transportes) können ein Kammerflimmern simulieren. Thorax-Kompressionen können im EKG Kammerkomplexe hervorrufen. Ebenso kann die auf dem Monitor angezeigte numerische Herzfrequenz irreführend sein. Im Zweifel sollte immer manuell zur Kontrolle des angezeigten EKGs der Puls gefühlt oder das Herz auskultiert werden.

Auch ohne ein ausgewiesener EKG-Experte zu sein, sollte jeder im ALS Ausgebildete in der Lage sein, die wichtigsten Arrhythmien in Hinblick auf die verfügbaren Behandlungsoptionen zu erkennen. Die folgenden Fragen sind hilfreich:

1. Sind Lebenszeichen vorhanden?

Sind keine Lebenszeichen vorhanden wird dies als eine Herz-Rhythmus-Störung mit Kreislaufstillstand behandelt. Eine kardiopulmonale Reanimation muss begonnen werden.

2. Bestehen Zeichen für einen fortschreitenden oder dekompensierten kardiogenen Schock?

Je schwerer die Schocksituation desto schneller müssen die therapeutischen Maßnahmen begonnen werden. Bei einem hämodynamisch stabilen Patienten soll der Rat eines Spezialisten (Kinderkardiologe oder Päd. Intensivmediziner) eingeholt werden.

3. Ist die Herzfrequenz schnell (> 160/min, >180/min bei Säuglingen) oder langsam (< 60/min, < 80/min bei Säuglingen)?

4. Ist der QRS-Komplex schmal (< 0,08 s) oder breit (> 0,08 s)?

Ist der QRS-Komplex schmal, ist die Tachykardie supraventrikulären Ursprungs. Ist der QRS-Komplex breit, ist bis zum Beweis des Gegenteils von einer ventrikulären Arrhythmie auszugehen. Trotzdem ist es im Kindesalter häufig, dass Breitkomplex-Tachyarrhythmien ihren Ursprung im Vorhof haben. Bei hämodynamisch stabilen Patienten sollte ein entsprechender Spezialist (Kinderkardiologe oder Päd. Intensivmediziner) hinzugezogen werden

5. Regulär oder irregulär?

Ein irregulärer Rhythmus kann durch ein Vorhofflimmern, Extrasystolen mit kompensatorischer Pause, Blockbilder, etc. verursacht werden. Im Kindesalter stehen diese Rhythmusstörungen häufig in Verbindung mit einem Zustand nach herzchirurgischem Eingriff oder einer Medikamentenintoxikation.

10.2. Bradykardie

Eine symptomatische Bradykardie *(Abbildung 8.3)* im Kindesalter ist oft bedingt durch respiratorisches oder zirkulatorisches Versagen und kann ein Vorzeichen eines Herzstillstandes sein. Hypoxie, Azidose, arterielle Hypotension, Hypothermie und Hypoglykämie können die Herzfunktion reduzieren und die Erregungsbildung und –Ausbreitung verlangsamen.

Symptomatische Bradyarrhythmien müssen unverzüglich behandelt werden, auch wenn der Blutdruck noch im Normbereich ist. Bei einer weiteren Verschlechterung droht der kardiopulmonale Stillstand. Die initiale Behandlung sollte immer mit der Sicherung der Atemwege und der optimalen Oxygenierung mit 100 % Sauerstoff und falls notwendig auch mit einer Beutel-Maskenbeatmung erfolgen. Besteht aufgrund einer Hypoxie und/oder Ischämie eine sekundäre Bradykardie und die Herzfrequenz steigt nicht über 60/min an oder fällt sogar weiter ab, ist die Situation als bevorstehender Herz-Kreislauf-Stillstand zu werten. Der Beginn von Thoraxkompressionen und die Gabe von Adrenalin sind sofort indiziert. Dies ist v.a. beim Säugling bedeutsam, wo der Cardiac-Output mehr von der Herzfrequenz als vom Schlagvolumen abhängt.

Mitunter können starke vagale Stimulation (z.B. tracheales Absaugen oder tracheale Intubation) oder zentralnervöse Erkrankungen eine Bradykardie hervorrufen. Ist ein erhöhter Vagotonus oder ein AV-Block *(Abbildung 8.4)* die Ursache der Bradykardie, ist die Gabe von Atropin indiziert. Hat die Gabe von Atropin keinen raschen Effekt, wird Adrenalin verabreicht. In den Fällen von Bradyarrhythmien durch Erregungsleitungsstörungen (AV-Block oder Sick-Sinus-Syndrom), die auf Oxygenierung, Beatmung, Thoraxkompression und Medikamente reaktionslos bleiben, kann der Einsatz eines externen oder intravenösen Schrittmachers lebensrettend sein.

Der Einsatz eines Schrittmachers ist nicht hilfreich bei Hypoxie, Ischämie oder bei einem durch respiratorisches Versagen verursachten Bradyarrhythmie. Ebenso konnte kein Effekt des Schrittmachers bei einer Asystolie nachgewiesen werden.

Bild 8.3
Bradykardie

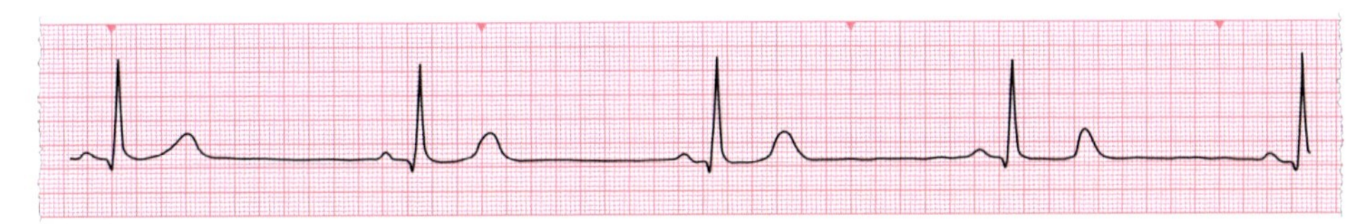

Bild 8.4
AV-Block IIIo

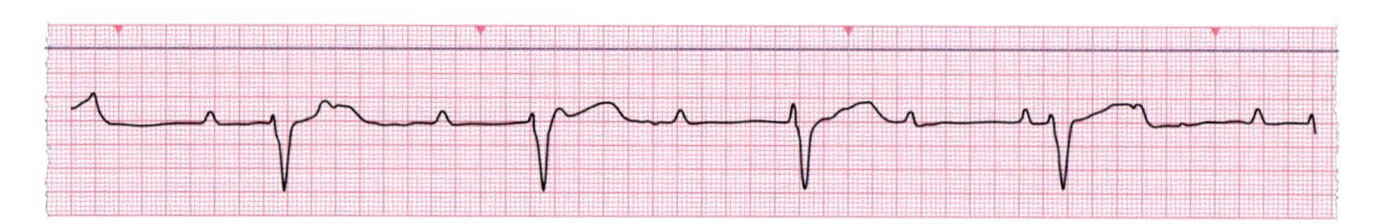

10.3. Tachykardie

Bei Kindern mit einer Tachyarrhythmie muss zuerst beurteilt werden ob ein Sinus-Rhythmus vorliegt. Bei einem abnormen Rhythmus erlaubt das EKG eine Unterscheidung in breite und schmale Kammerkomplexe. Das Auftreten von klinischen Symptomen einer verminderten Perfusion bestimmt die Dringlichkeit der Behandlung.

10.3.1. Sinustachykardie

Die Sinustachykardie [ST] *(Abbildung 8.5)* ist die häufigste Ursache einer Tachykardie im Kindesalter. Sie repräsentiert die Reaktion des Körpers auf eine pathologische Situation wie respiratorisches Versagen, Hypovolämie, Sepsis oder Anämie.

Die Therapie der Sinustachykardie ist die Behandlung der Ursache. Andere Maßnahmen (z.B. anti-arryhthmische Medikamente) welche die Herzfrequenz erniedrigen sind gefährlich.

Bild 8.5
Sinustachykardie

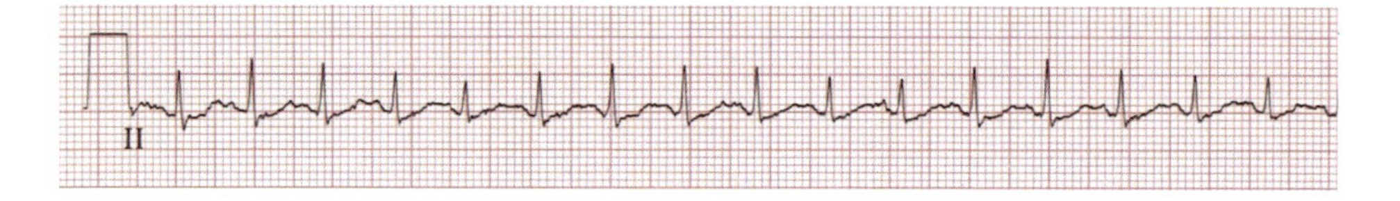

10.3.2. Supraventrikuläre Tachykardie

Eine supraventrikuläre Tachykardie [SVT] *(Abbildung 8.6)* ist die am häufigsten auftretende kardiale Arryhthmie im Kindesalter. Sie ist gekennzeichnet durch einen paroxysmal auftretenden, regelmäßigen Rhythmus mit schmalen Kammerkomplexen. Er ist bedingt durch einen Re-Entry-Mechanismus, der über ein akzessorisches Bündel oder im AV-Knoten unterhalten wird. Die Tachykardie verursacht Irritabilität, Weinen, Müdigkeit, Appetitlosigkeit,

Blässe, Schwitzen und bei älteren Kindern Palpitation, Thoraxschmerz, Ohnmachtsanfälle und Angst. Es kann zum kardiovaskulären Versagen und zum Schock führen.

Die Unterscheidung zwischen einer ST und einer SVT kann schwierig sein. Eine Vorgeschichte mit Hypovolämie, Infektion oder ähnlichem lassen an eine ST denken, während die Anamnese bei einer SVT meist nur unspezifisch ist. P-Wellen können in der SVT fehlen oder abnorm sein. Eine Arryhthmie mit einer Herzfrequenz > 200/min ist allerdings nur schwer einzuordnen. Eine SVT ist in der Regel schneller (> 220/min bei Säuglingen, > 180/min bei Kindern über einem Jahr). Gewöhnlich ist das R-R-Intervall in der SVT nicht variabel. Beginn und Terminierung der SVT sind meist abrupt.

Bild 8.6
Supraventrikuläre Tachykardie

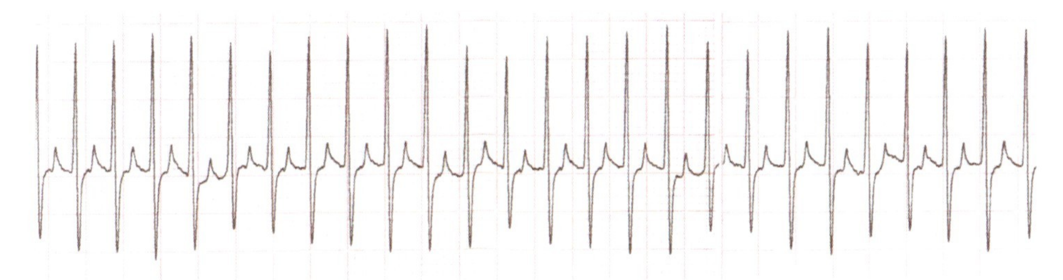

Tabelle 8.1
Unterscheidung ST von SVT

	Sinus Tachykardie (ST)	Supraventrikuläre Tachykardie (SVT)
Anamnese	z.B. Fieber, Flüssigkeits- oder Blutverlust	Unspezifisch Keine klare Ätiologie
Herzfrequenz (pro Minute)	< 220/min beim Säugling < 180/min beim Kind	>220/min Säugling >180/min Kind
P-Welle	Normal/schwer zu sehen bei Herzfrequenz > 200	P-Welle fehlend/pathologisch
R-R -Variabilität	Ja beeinflussbar	Nein
Beginn und Ende	fließend	Abrupt

Atemwege und Atmung müssen überprüft und gegebenenfalls unterstützt werden; die Möglichkeit der Sauerstoffgabe (High Flow) und einer Beutel-Maskenbeatmung sollten vorgehalten und wenn nötig, eingesetzt werden. Bei Zeichen eines Schocks sollten 100 % Sauerstoff verabreicht werden.

- Vagale Manöver können versucht werden um die atrioventrikuläre Überleitung zu verlangsamen und damit die Rückkehr in einen Sinusrhythmus zu ermöglichen. Bei Säuglingen und Kleinkindern erfolgt dies durch einen Eisbeutel welcher kurzzeitig auf das Gesicht gedrückt wird. Bei älteren Kinden kann eine einseitige Karotis-Sinus-Massage oder ein Valsalva-Manöver versucht werden. Ein mögliches Valsalva Manöver ist das Pusten durch den Konus einer Spritze um den Spritzenstempel nach oben zu drücken. Der Druck auf den Augapfel ist bei Kindern wegen der Gefahr von Retinaverletzungen kontraindiziert. Vagale Manöver sollten die definitive Therapie nicht verzögern. Insbesondere bei instabilen Kreislaufverhältnissen ist die elektrische oder medikamentöse Kardioversion sofort erforderlich.
- Ist bereits ein Gefäßzugang vorhanden, ist die Gabe von Adenosin das Mittel der ersten Wahl, solange ein ausreichender Kreislauf vorliegt.
- Beim kreislaufinstabilen Patient, nicht vorhandenem Gefäßzugang oder erfolgloser medikamentöser Kardioversion ist die elektrische Kardioversion (R-Zacken synchronisiert) indiziert. Eine Analgosedierung ist in Abhängigkeit von der Bewusstseinslage erforderlich.

Die Energieabgabe der ersten Kardioversion bei SVT ist 1 J/kg und bei der zweiten 2 J/kg. Wenn das Kind hämodynamisch instabil ist, insbesondere wenn das Bewusstsein eingeschränkt ist, sollte die elektrische Kardioversion sofort durchgeführt werden.

Falls zwei Versuche ohne anhaltenden Effekt sind, sollte im Beisein eines Kinderkardiologen oder Kinderintensivmediziners, alternative Strategien wie die langsame Gabe von Amiodaron (über 20-30 min) oder Procainamid (über 30-60 min) vor dem dritten Versuch erfolgen. Amiodaron und Procainamid sollten niemals zusammen gegeben werden.

Der Ablauf einer **Kardioversion** ist sehr ähnlich zu einer Defibrillation *(siehe Seite 98)*. Der Defibrillator muss aktiv in den Synchronisationsmodus geschaltet werden. Manche Defibrillatoren benötigen eine EKG-Elektrodenableitung um die R-Wellen zu erkennen. Nach der korrekten Energiewahl wird geladen und der Knopf zur Schockabgabe so lange gedrückt, bis die R-Zacke erkannt und der Schock abgegeben wurde. Unter Umständen dauert das einige Sekunden. Die Überprüfung der Lebenszeichen (oder einer Pulskontrolle) erfolgt nach jeder Kardioversion. So wird eine anschließende PEA oder pulslose VT ausgeschlossen.

10.3.3. Ventrikuläre Tachykardie

Breite Kammerkomplex-Tachyarrhythmien haben bei Kindern häufiger im Vorhof ihren Ursprung als in den Ventrikeln. Trotzdem müssen sie vor allem beim hämodynamisch instabilen Kind bis zum Beweis des Gegenteils als Kammer-Tachyarryhthmie angesehen werden *(Abbildung 8.7)*. VTs treten bevorzugt bei Kindern mit angeborener oder erworbener Herzerkrankung auf, wie nach Herzoperationen, Myokarditis, Kardiomyopathie, Elektrolytstörungen, Long-QT-Syndrom oder bei liegendem zentralen Venenkatheter. Die VT ist gekennzeichnet durch eine regelmäßige Herzfrequenz >120/min mit breitem

Kammerkomplex (>0,08 sek) ohne das Vorhandensein von P-Wellen oder mit einer AV-Dissoziation.

Eine VT kann mit einem ausreichenden Kreislauf einhergehen, kann aber auch einen Kreislauf-Stillstand verursachen. Bei Fehlen von Puls oder Kreislaufzeichen wird die VT als schockbare Rhythmusstörung behandelt (pulslose VT).

- Atemweg und Atmung müssen überprüft und gegebenenfalls unterstützt werden; die Möglichkeit der Sauerstoffgabe (High Flow) und einer Beutel-Maskenbeatmung sollten vorgehalten und wenn nötig, eingesetzt werden. Bei Zeichen eines Schockes sollten 100 % Sauerstoff verabreicht werden.
- Ist ein Puls tastbar, aber es finden sich Zeichen eines Schockgeschehens, stellt die synchronisierte Kardioversion mit der gleichen Energiemenge wie bei der SVT die primäre Behandlung dar: 1 J/kg als erste Dosis und soweit erforderlich 2 J/kg für die zweite Dosis. Eine Analgosedierung ist erforderlich, wenn das Kind noch bei Bewusstsein ist. Bleibt eine zweite Kardioversion frustran oder entsteht erneut eine VT, sollte die Gabe von Amiodaron oder Procainamid unter Hinzuziehung eines Kinderkardiologen oder Kinderintensivmediziners erwogen werden. Procainamid sollte niemals zusammen mit Amiodaron verabreicht werden.
- Wie auch bei der Defibrillation ist die Wahrscheinlichkeit einer erfolgreichen Kardioversion besser, wenn eine Hypoxie, Azidose, Hypothermie oder Hypoglykämie ausgeglichen wurde (überprüfe die 4 Hs und die 4 HITs).

Bild 8.7
Ventrikuläre Tachykardie

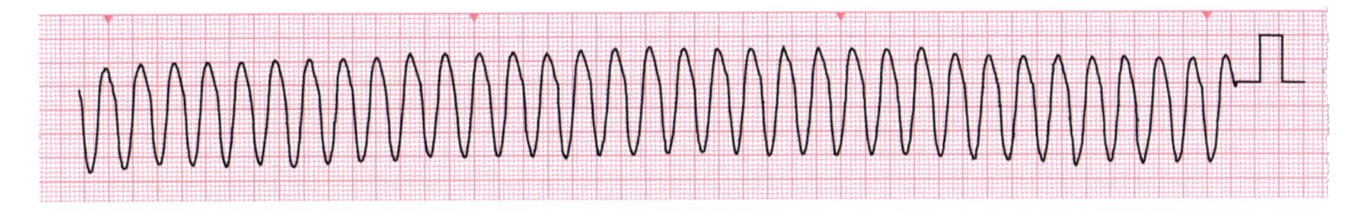

Bild 8.8
Polymorphe ventrikuläre Tachykardie (Torsade de pointes)

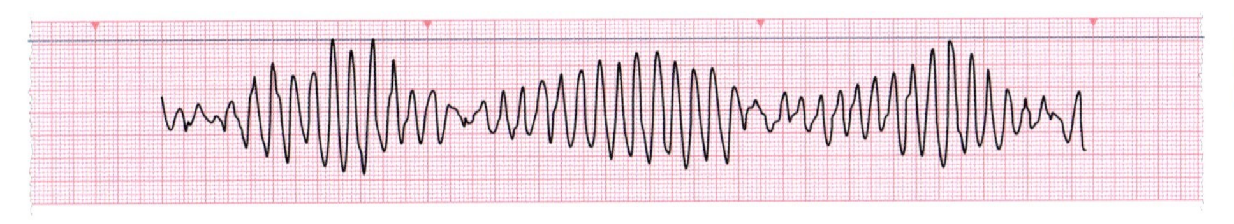

Eine „Torsade de pointes" ist eine sehr seltene Breitkomplextachykardie (polymorphe ventrikuläre Tachykardie) im Kindesalter, die rasch in ein VF oder eine pulslose VT übergehen kann. Sie hat eine spezifische Therapie: Magnesiumsulfat 25-50 mg/kg IV/IO, über 10 bis 20 min (maximale Dosis 2 g).

8

11. Koma

Der Bewusstseinszustand kann durch eine Erkrankung, einen Unfall oder eine Intoxikation beeinträchtigt werden. Koma oder Bewusstlosigkeit ist definiert in der AVPU-Skala, als eine Reaktion nur auf Schmerzreiz (P) oder einen Glasgow-Koma-Motor-Score von 4 oder kleiner, oder einen totalen Glasgow-Koma-Score von 8 oder kleiner *(siehe Seite 24)*.

- **Atemwege und Beatmung:** Eine respiratorische Überwachung und Verabreichung von 100% Sauerstoff sollte erfolgen. Die Atemwege werden aufgrund der Bewusstseinsbeeinträchtigung als gefährdet betrachtet. Im tiefen Koma liegen kein Husten- oder Würge-Reflexe mehr vor, und eine Verlegung oder Obstruktion der Atemwege ist zu befürchten. Weiterhin führt Koma zu einer niedrigeren Atemfrequenz und/oder ineffektiven Atmung. Dies ist umso wahrscheinlicher je mehr atemdepressive Medikamente das Kind erhalten hat (z.B. Benzodiazepine). Die Atemwege sollten geöffnet und in Folge durch geeignete Maßnahmen offen gehalten werden. Ist die Atmung unzureichend und liegt eine Hypoxie vor, ist nach Öffnen der Atemwege mit einer Beutel-Maskenbeatmung zu beginnen. Wenn der Schutz gegen eine Aspiration erforderlich ist, sollte eine Intubation durchgeführt werden. Dabei sollte darauf geachtet werden, dass durch einen Anstieg des pCO_2 der intrakranielle Druck nicht erhöht wird.

- **Kreislauf:** Die Ursache des Komas kann die Kreislaufsituation beeinflussen. Falls ein Schock (z.B. Hypovolämie, Sepsis, Trauma, ...) vorhanden ist muß dieser adäquat behandelt werden.

- **Neurologischer Status – Disability:** Es muss eine neurologische Beurteilung auf Zeichen eines erhöhten Hirndrucks durchgeführt werden (Position, fallender GCS, erhöhter Blutdruck mit Bradykardie, Pupillendifferenz). Wenn möglich, sollte Hilfe angefordert werden (Neurochirurgie, Pädiatrische Intensivmedizin).

- **Krankheitsspezifische Maßnahmen:** Während der Behandlung des komatösen Kindes sollte eine Hypoglykämie und Elektrolytentgleisungen ausgeschlossen und rasch behandelt werden. Eine empirische antibiotische oder antivirale Therapie sollte rasch begonnen werden wenn eine Infektion (Meningitis, Enzephalitis) vermutet wird. Neuroprotektive Maßnahmen um weitere Hirnschäden zu verhindern sind entscheidend *(siehe Seite 120)*.

12. Hypoglykämie

Eine Hypoglykämie ist definiert als ein Plasma-Glukose-Spiegel ≤ 40 mg/dl (< 2,2 mmol/l). Die klinischen Zeichen einer Hypoglykämie sind Unruhe, Lethargie, Tachypnoe, Tachykardie, Schwitzen, Schwäche, Zittern, Verwirrtheit, Krampfanfälle und Koma.

Glukosespiegel zwischen 40-60 mg/dl können bei Diabetikern bereits Symptome hervorrufen

Eine Hypoglykämie muss rasch identifiziert und behandelt werden um eine irreversible Schädigung des Gehirns zu vermeiden. Kinder mit einem beeinträchtigten Bewusstseinszustand und einer Hypoglykämie sollten sofort mit einer intravenösen Gabe von 2-4ml/kg Glukose 10 % (oder eine Äquivalentdosis) behandelt werden. Die

Plasmaglukosespiegel sollten bis zur Stabilisierung alle 30 min überprüft werden (Ziel 70-120 mg/dl oder 3,9-6,6 mmol/l).

13. Intoxikation

Der generelle Therapieansatz beim Kind mit einer vermuteten Intoxikation ist der ABCDE-Handlungsablauf. Die Sicherheit des Helfers hat immer Vorrang. Atemwegeverlegung und Ateminsuffizienz aufgrund eines beeinträchtigten bewusstseinszustandes sind die häufigste Ursache für Morbidität und Mortalität. Erbrechen kann zu Aspiration führen. Die mit der Intoxikation verbundene arterielle Hypotension kann mit Volumengaben behandelt werden, manchmal sind vasoaktive Medikamente erforderlich. Die Überwachung von Körpertemperatur, Elektrolyten, Blutglukose, EKG und Blutgasanalysen sind erforderlich und Abweichungen müssen behandelt werden.

Die Hilfe von Vergiftungsnotzentralen, Nachschlagewerke oder internetbasierte Dateien helfen bei der Beurteilung und der Behandlung. Die Standardbehandlung beinhaltet eine Dekontamination (z.B. Aktivkohle, Entfernung von kontaminierter Kleidung); beschleunigte Elimination (z.B. Urinalkalisierung, extrakorporale Verfahren) und spezifische Behandlung (Antidote).

Im Falle eines Herzstillstandes muss man auf eine verlängerte Reanimation und unter Umständen den Einsatz einer Herz-Lungen-Maschine vorbereitet sein.

14. Krampfanfälle

Krampfanfälle sind ein häufiges Krankheitsbild im Kindesalter. Vor der Untersuchung des neurologischen Status hat die Überprüfung und Stabilisierung der Atemwege, von Atmung und Kreislauf Vorrang vor der Behandlung der Krampfanfälle. In manchen Fällen stabilisiert sich der Patient allerdings erst nach Behandlung der Krampfanfälle.

Krampfanfälle im Kindesalter werden durch viele Erkrankungen ausgelöst (Hirnanlagestörung, Schädel-Hirn-Trauma, Fieberkrämpfe, Stoffwechselerkrankungen, Enzephalitis). Weiterhin können Krampfanfälle durch Blutzucker- und Elektrolytentgleisungen ausgelöst werden (Hypoglykämie, schwere Hyponatriämie, Hypokalzämie und Hypomagnesiämie).

Bestehen Krampfanfälle für länger als 30 min, besteht ein Status epilepticus. Dabei besteht die erhöhte Gefahr einer Hirnschädigung. Ein generalisierter Krampfanfall, der länger als 5 min andauert benötigt eine Therapie, da ein spontanes Sistieren unwahrscheinlich wird. Ein sogenannter nonkonvulsiver Status epilepticus (Krampfaktivität im EEG ohne erkennbares klinisches Krampfgeschehen) kann genauso zu einer Hirnschädigung führen. Weiterhin sollte bei jedem Kind bei dem das Krampfgeschehen klinisch beendet werden konnte, das aber nicht das Bewusstsein wiedererlangt, davon ausgegangen werden, dass sie weiterhin im Status epilepticus sind, solange dies nicht durch ein EEG ausgeschlossen wurde.

- **Atemwege und Beatmung:** Ein respiratorisches Versagen entsteht aufgrund einer Atemwegeobstruktion oder im Rahmen einer schweren Bewusstlosigkeit aufgrund einer Störung des Atemantriebs bis hin zum Atemstillstand. Dies ist umso wahrscheinlicher, wenn die Kinder Benzodiazepine oder ähnliche Medikamente zur Therapie der Krampfanfälle erhalten. Die Atemwege sollten geöffnet und offen gehalten werden. Die respiratorische Überwachung muss erfolgen und 100 % Sauerstoffgabe sollte verabreicht werden. Bleibt das Kind trotz dieser Maßnahmen hypoxisch muss eine Beutel-Maskenbeatmung begonnen werden. Unter Umständen ist die endotracheale Intubation zur Sicherung der Atemwege und zur Verhinderung einer Aspiration erforderlich.
- **Kreislauf:** Die Kreislaufsituation ist in der Regel unbeeinträchtigt, außer bei dekompensierter respiratorischer Störung. Im Rahmen bestimmter Grunderkrankungen, wie z.B. einer Meningokokkensepsis kann ein Kreislaufversagen dem Geschehen vorangehen.
- **Disability/Krankheitspezifische Behandlung:** Krampfanfälle sollten durch eine antikonvulsive Medikation im Rahmen von lokalen oder nationalen Leitlinien behandelt werden. Therapie der ersten Wahl sind Benzodiazpine (z.B. Midazolam, Lorazepam).

  Ein Gefäßzugang sollte rasch etabliert werden um eine gezielte Therapie durchzuführen und um die Blutglukose und die Elektrolyte zu überprüfen. Andere Untersuchungen sollten im Rahmen der vermuteten Ätiologie erfolgen. Sobald der IV oder IO-Zugang etabliert ist, muss innerhalb der ersten 10-15 min nach Beginn der Krampfanfälle eine antikonvulsive Therapie begonnen werden.

  Benzodiazepine können intramuskulär (Midazolam 0,2 mg/kg) oder intranasal bzw. buccal (Midazolam 0,4 mg/kg), verabreicht werden oder, falls vorhanden, intravenös (Lorazepam oder Midazolam 0,1 mg/kg) gegeben werden. Benzodiazepine können alle 5-10 min wiederholt werden solange bis die Krampfanfälle sistieren.

  Die Therapieerweiterung besteht in erster Linie durch Phenytoin (20 mg/kg, NICHT mit Glukose mischen). Phenytoin sollte langsam über 20 min verabreicht werden, da eine schnelle Infusion schwere Bradykardien verursachen kann. Bestehen die Krampfanfälle weiter, wird eine Therapieerweiterung mit Valproinsäure, Levetiracetam oder Midazolamdauerinfusion empfohlen. Lokale Protokolle sollten dabei Anwendung finden. Im Falle einer Lebererkrankung sollte die Gabe von Valproinsäure unterlassen werden. Wenn Krampfanfälle länger als 30 min bestehen ist eine tiefe Anästhesie (in Verbindung mit einer endotrachealen Intubation und Beatmung) erforderlich um irreversible Schäden des Gehirns zu vermeiden. Soweit möglich sollte erfahrene Hilfe (Kinderintensivmedizin, Neuropädiatrie) hinzugezogen werden.

15. Diabetische Ketoazidose

Eine auffällige Anamnese besteht oftmals schon seit vielen Wochen, führende Symptome sind Polyurie, starker Durst, Gewichtsverlust, abdominale Schmerzen (Fehldiagnose: Appendizitis) und Verwirrtheit. Bei Aufnahme präsentieren sich die Patienten oft mit Dehydratation, Kussmaulscher Atmung aufgrund der metabolischen Azidose, Erbrechen und eingeschränktem Bewusstseinszustand. Fieber ist kein Symptom einer diabetischen Ketoazidose und muss an eine zusätzliche Infektion denken lassen.

Das Risiko für ein Hirnödem stellt eine große Gefahr für den Patienten dar. Zudem besteht Risiko für eine Aspirationspneumonie und eine Hypokaliämie. Das Hinzuziehen eines Spezialisten ist frühzeitig erforderlich.

Die diabetische Ketoazidose wird durch niedrige Insulinspiegel verursacht. Dadurch wird der Transport von Glukose aus dem Blut in die Zellen verhindert. Im Rahmen dieser Stoffwechselproblematik werden vermehrt Glukagon, Kortisol und Wachstumshormone ausgeschüttet und es entstehen eine Hyperglykämie mit Hyperosmolarität, Ketonämie, Ketonurie und metabolischer Azidose.

- • **Atemwege und Atmung:** Die Atemwege sollte offen gehalten sowie 100 % Sauerstoff verabreicht werden. Es besteht meist eine deutliche Tachnypnoe um die metabolische Azidose auszugleichen.
- **Kreislauf:** Der Patient muss auf Zeichen einer Herz-Kreislauf-Insuffizienz untersucht werden und es muss eine Herz-Kreislauf-Überwachung erfolgen. Ein Gefäßzugang ist unbedingt notwendig. Blutzucker, Blutgasanalyse und Kaliumwerte müssen überprüft werden. Eine Schocksymptomatik ist nicht häufig; bei klinischen Zeichen eines Schocks soll ein Volumenbolus mit 10 ml/kg NaCl 0,9 % verabreicht werden. Nach regelmäßiger Wiederbeurteilung kann dieser bis zu einem Maximum von 30 ml/kg wiederholt werden. Im Falle eines Schockgeschehens sollte die Pädiatrische Intensivstation hinzugezogen werden.

Der Einsatz von intravenösem Bikarbonat sollte vermieden werden, da dadurch das Risiko eines Hirnödems steigt. Die Ausnahme ist die schwere Azidose und in Zusammenarbeit mit erfahrenen Behandlern.

- **Disabilitiy/Neurologie:** Das Bewusstsein muss regelmäßig überprüft werden und Zeichen eines erhöhten Hirndrucks (Körperhaltung, Glasgow-Koma-Scale, erhöhter Blutdruck bei Bradykardie, und auffällige Pupillenreaktion) müssen überprüft werden.
- **Krankheitsspezifische Behandlung:** Im Fokus steht der Ausgleich der Dehydratation nach lokalen Protokollen. Es besteht immer eine Kalium-Depletion, sodass eine frühe intravenöse Kaliumsubstitution auch bei normalen Kaliumwerten erforderlich ist. Nach der initialen Volumengabe muss eine Insulin-Dauerinfusion begonnen werden.

Soweit vermeidbar sollte eine Intubation unterlassen werden; Ausnahmen sind: gefährdete Atemwege, schweres Koma, beeinträchtigter Atemantrieb oder Atemstillstand. Eine Intubation und Beatmung ist insofern gefährlich, da diese Patienten die metabolische Azidose durch Hyperventilation auszugleichen versuchen und nach einer Intubation ein möglicher CO_2-Anstieg einen weiteren Abfall des pHs herbeiführt.

Es ist eine Insulin-Dauerinfusion mit 0,1 IE/kg/h empfohlen. Dabei sollte ein schneller Blutglukose-Abfall vermieden werden. Wenn der Blutzuckerspiegel unter 150 mg/dl (8,3 mmol/l) fällt ist eine zusätzliche IV-Glukose-Zufuhr empfohlen(kein Reduktion der Insulinzufuhr).

16. Hyperkaliämie

Eine schwere Hyperkaliämie (Kalium > 6,5 mmol/l) kann zu Muskelschwäche, paralytischem Ileus, Atemstillstand und Herzrhythmusstörungen bis zur Asystolie führen.

Der Kalium-Gradient vom intra- zum extrazellulär Raum beeinflusst die Erregungsausbreitung und dadurch die myokardiale Kontraktilität. Bereits geringe Erhöhung des Serumkaliums können eine verminderte Kontraktilität hervorrufen. Der arterielle pH hat einen direkten Effekt auf den Kaliumspiegel, eine Azidose erhöht den Serumkaliumspiegel eine Alkalose reduziert ihn. Ursachen für eine Hyperkaliämie sind: Niereninsuffizienz, Azidose, Nebenniereninsuffizienz, erhöhte Zufuhr, kaliumsparende Medikamente (ACE-Hemmer, Diuretika, Beta-Blocker) und Zellzerfall (Kombinationen sind möglich). Falsche hohe Kaliumwerte durch Hämolyse im Rahmen einer kapillären Blutentnahme sind möglich.

Die typischen EKG-Veränderungen zeigen eine initiale Erhöhung der T-Welle, dem folgt bei weiterem Anstieg ein Kammerersatz-Rhythmus und schließlich Kammerflimmern.

Das Management einer Hyperkaliämie richtet sich nach der Dynamik der klinischen Symptome und dem Zustand des Kindes. Besteht ein Herz-Kreislauf-Stillstand oder zeigen sich schwere EKG-Veränderungen, beinhaltet die Behandlung die Stabilisierung der kardialen Zellmembranen und einen intrazellulären Kaliumshift:

1. Kalziumglukonat 10% 0,4 ml/kg max. 20 ml langsam IV über 2-5 min (wenn kein Herz-Kreislauf-Stillstand vorliegt). Kalzium antagonisiert den toxischen Effekt der Hyperkaliämie an der myokardialen Zellmembran. Der Effekt tritt schnell ein, dauert aber nur kurz an und die Gabe kann wiederholt werden.

2. Insulin-Glukose-Infusion: initial als Bolus: z.B. 2 ml/kg Glukose 20 % (3 IE schnell wirksames Insulin pro 50ml G20%) gefolgt von einer von Glukoseinfusion mit engmaschiger Blutglukosekontrolle. Der Insulin-Glukose-Bolus kann wiederholt werden, solange die Hyperkaliämie weiter besteht.

3. Salbutamol-Inhalation oder intravenöser Bolus

4. Intravenöse Natrium-Bikarbonatgabe bei Azidose oder Nierenversagen.

5. Hämodialyse/Hämofiltration bei schweren, lebensbedrohlichen Kaliumwerten.

Solange das Kind moderate Kaliumerhöhungen zeigt (5,5-6,4 mmol/l) sollte das Kalium aus dem Körper eliminiert werden. Dies kann erreicht werden durch Diuretika (Furosemid) oder Ionentauscher (Resonium oral oder rektal).

17. Hypokalämie

Im Rahmen einer Hypokaliämie (Kalium < 3,5 mmol/l) können muskuläre Hypotonie, Obstirpation, Parästhesien und eine Tetanie auftreten. Schwere Hypokaliämien (< 2,5 mmol/l) können zum Herz-Kreislauf-Stillstand, lebensbedrohlichen Arrhythmien, Paralyse, Rhabdomyolyse, paralytischem Ileus und metabolischer Azidose führen. Eine

Hypokaliämie ist gefährlicher bei Kindern mit vorbestehender Herzerkrankung.

Eine Hypokaliämie wird verursacht durch gastrointestinale Verluste, verminderte Zufuhr, Volumenmangel, Alkalose, Hypomagnesiämie, primärer Hyperaldosteronismus, Diabetes insipidus, die Gabe von Diuretika oder der Einsatz von Dialyse.

Die Behandlung einer schweren Hypokaliämie (< 2,5 mmol/l) oder einer Hypokaliämie in Verbindung mit Arrhythmien besteht in der vorsichtigen Substitution von Kalium unter EKG-Monitoring. Eine Infusion von 0,5 mmol/kg/h Kaliumchlorid wird verabreicht bis die Arrhythmie sistiert und/oder der Serum-Kaliumspiegel 3,5 mmol/l ist. Im Falle eines Herz-Stillstandes ist eine schnellere Infusion sinnvoll (z.B. 2 mmol/min für die ersten Minuten).

Die Behandlung einer milden bis moderaten Hypokaliämie (Kalium < 3,5 mmol/l) beinhaltet das frühe Erkennen der Ursachen. Soweit möglich sollte eine enterale Zufuhr erfolgen. Eine Substituion von Magnesium beschleunigt die Korrektur der Hypokaliämie.

18. Hypo- und Hyperkalziämie

18.1. Hypokalziämie

Die Behandlung einer schweren Hypokalziämie beinhaltet die intravenöse oder intraossäre Gabe von Kalziumchlorid 10 % (0,2 ml/kg max 10 ml). Besteht gleichzeitig eine Hypomagnesiämie muss ebenfalls Magnesium substituiert werden.

Die Ursachen bestehen in Hypoparathyreoidismus, Vitamin-D-Defizienz, Hypoproteinämie und chronischen Niereninsuffizienz. Spezifische Symptome sind neurologische Symptome (Irritation und Krampfanfälle, laryngealer Stridor, Rachitis, und EKG-Veränderung (Verlängerung der QT-Zeit, AV-Block und Kammerflimmern). Zu den unspezifischen Symptomen gehören Erbrechen, muskuläre Hypotonie und Irritabilität.

18.2. Hyperkalziämie

Die Behandlung einer Hyperkalziämie ist bei klinischer Symptomatik erforderlich. Initial besteht diese aus einer Volumengabe (doppelter Erhaltungsbedarf). Die Kalium- und Magnesiumspiegel müssen überprüft werden. Furosemid kann bei Patienten mit Überwässerung eingesetzt werden. Jedoch ist bei Kindern mit Niereninsuffizienz und Oligurie die Dialyse oder Hämofiltration erforderlich.

Zu den klinischen Zeichen einer Hyperkalziämie gehören anhaltende Appetitlosigkeit, allgemeines Unwohlsein, Gewichtsverlust, fehlende Gewichtszunahme und Erbrechen. Weitere Symptome können Krampfanfälle, Koma, Polyurie, Dehydratation, Hypokaliämie, Bradykardie, arterielle Hypotension und EKG-Veränderungen (verkürzte QT-Zeit, breite QRS-Komplexe, AV-Block) sein. Die Ursachen bestehen z.B. in Hyperparathyreoidismus, Hypervitaminose D oder A, idiopathischer Hyerkalziämie des Säuglings, Malignome, Thiaziddiuretikaabusus und Knochenerkrankungen.

Kapitel 9.

Das schwer verletzte Kind

Ein Trauma ist weltweit die Hauptursache für Tod und Behinderung bei Kindern jenseits des ersten Lebensjahres. In 80% der Fälle handelt es sich um ein stumpfes Trauma, das in 2/3 der Fälle mit einem Schädel-Hirn Trauma (SHT) verbunden ist. Das SHT ist für 75% der verletzungsbedingten Todesfälle im Kindesalter verantwortlich. Das Verletzungsmuster von Kindern unterscheidet sich wegen der unterschiedlichen anatomischen und physiologischen Reaktion auf die traumatische Gewalteinwirkung von dem Erwachsener. Kinder haben verglichen mit Erwachsenen einen relativ größeren Kopf (mit prominentem Hinterhaupt) und daher eine höhere Inzidenz für ein SHT. Die auf das Kind einwirkende Energie wird aufgrund der geringeren Muskelmasse, dem geringeren subkutanen Fettgewebe und einer erhöhten Elastizität von Rippen und anderen Knochen an die inneren Organe weitergegeben (z.B. Lunge, oft auch ohne Rippenfrakturen und an die Abdominalorgane). Bei entsprechender Gewalteinwirkung müssen selbst bei fehlenden äußeren Verletzungszeichen, innere Verletzungen angenommen werden. Der Unfallhergang muss erfragt und die klinischen Auswirkungen der Energieeinwirkung auf das Kind abgeschätzt werden.

Unmittelbar nach Identifikation des Problems, müssen Prioritäten gesetzt und angemessene Behandlungsschritte eingeleitet werden. Eine maximale Effizienz wird durch ein strukturiertes Vorgehen erreicht. Wichtig ist, dass alle Handlungen Teil eines strukturierten Arbeitsplans sind.

Die systematische Vorgehensweise zur Beurteilung eines kritisch kranken Kindes unterliegt den bekannten Grundsätzen, erfolgt aber unter Berücksichtigung der spezifischen Trauma-Ursache.

1. *Erste Einschätzung durch Beobachtung oder kurzer Blick (5 Sekunden-Check)*
2. *Erstbegutachtung nach dem adaptierten ABCDE Schema*
3. *Zweitbegutachtung mit besonderer Berücksichtigung von Anamnese und ausführlicher Untersuchung (Status).*
4. *Drittbegutachtung mit Erhebung von Laborbefunden, Bildgebung und weiterführenden Untersuchungen.*

Auf der Suche nach lebensbedrohlichen inneren Verletzungen (Pneumothorax, Blutung, SHT....) und dem sich daraus ergebenden Behandlungsbedarf (Kreuzprobe, OP....) kann in der Erstbegutachtung des verletzten Kindes schon ein Teil der Drittbegutachtung enthalten sein.

Auch wenn das ABCDE Schema betont wird – „treat first what kills first" (behandle zuerst, was zuerst tötet) – erfordert die Versorgung eines polytraumatisierten Kindes ein strukturiertes Teamvorgehen, bei dem jedem Teammitglied eine spezielle Aufgabe zugeordnet wird. Der Zeitfaktor spielt bei schweren Traumen eine große Rolle, so dass für jeden individuellen Fall eine sorgfältige Vorbereitung und vorausschauende Planung erforderlich ist. In Einrichtungen, in denen potentiell schwer traumatisierte Kinder versorgt werden, müssen entsprechende Organisationsstrukturen zur Verfügung stehen.

Ein Trauma-Team besteht idealerweise aus einem (Kinder-) Anästhesisten, einem (pädiatrischen) Intensivmediziner und/oder Notfallmediziner, einem erfahrenen (Kinder-) Chirurgen, einem (Kinder-) Radiologen und Pflegepersonal aus dem Bereich Intensivmedizin und/oder Unfallchirurgie. Insbesondere im Rahmen der Zweitbegutachtung (z.B. bei SHT wird ein neurochirurgisches Konsilium hinzugezogen) kann es notwendig sein, Fachärzte aus weiteren Subspezialitäten mit einzubeziehen. Dabei sind die konsultierten Fachärzte als Berater tätig und kooperieren mit dem Team-Leader, bzw. befolgen dessen Anweisungen. Die Aufgabenverteilung durch den Team-Leader erfolgt in Abhängigkeit von der Anzahl der Teammitglieder. Gleichzeitig versorgen die vorgesehenen Teammitglieder (Ärzte wie Pflegepersonal) Atemwege, Atmung, Kreislauf, erfassen den neurologischen Status und holen die wichtigsten Informationen ein. Auf strukturierte Weise informieren sie den Team-Leader darüber. Dieser koordiniert die Behandlung unter Berücksichtigung vordefinierter Schwerpunkte. Alle Teammitglieder tragen eine spezielle Kleidung (z.B. Westen), die für alle sichtbar ihre jeweilige Aufgabe im Team kennzeichnet. Pflegepersonen, denen keine Aufgabe im Team zugeteilt wurde, nehmen an der Versorgung nicht teil, außer sie werden vom Team-Leader dazu aufgefordert

Die Prinzipien der Wiederbelebung entsprechen denen beim kritisch kranken Kind. Einige wesentliche Unterschiede beinhaltet dieses Kapitel. Das Vorgehen nach ABCDE funktioniert zwischen den Teammitgliedern wie eine „gemeinsame Sprache", die Prioritäten in der Versorgung vorgibt, auch wenn parallel gearbeitet wird.

1. Kurzer Blick (5 Sekunden Check)

Beim Eintreffen wirft der Team-Leader einen kurzen Blick (Blickdiagnose) auf das Kind, noch bevor die Umlagerung zur weiteren Beurteilung und Einschätzung der Lebensbedrohung, die einer sofortigen Intervention bedarf, erfolgt. Dabei wird auf das Öffnen der Atemwege, die Symptome eines Spannungspneumothorax, auf eine relevante sichtbare Blutung und auf Zeichen des dekompensierten Schocks und drohenden Herz-Kreislaufstillstandes geachtet.

2. Erstbegutachtung

Atemwegeverlegung, respiratorisches Versagen und Schock können nach einem Trauma in Kombination vorliegen. Eine schnelle systematische Erhebung (Erstbegutachtung) identifiziert die lebensbedrohlichen Probleme und erfolgt nach dem ABCDE Schema. Als Monitoring sollten zumindest Pulsoxymetrie und EKG angebracht werden.

Abhängig von der Trauma-Ursache werden folgende Punkte abgefragt:

- ***A+*** *Stabilisierung der HWS*
- ***B+?*** *Spannungspneumothorax*
- ***C+?*** *Blutung*
- ***D+?*** *Hirndruck*
- ***E+?*** *AMPLE, Körpertemperatur und Schmerz*

Während der gesamten Erstbegutachtung werden Wiederbelebungsmaßnahmen ohne Unterbrechung durchgeführt. Sobald Probleme erkannt werden, beginnt die Behandlung nach folgendem Grundsatz: 'treat first what kills first' („behandle zuerst, was zuerst tötet"). Es ist wichtig, den Ablauf des ABCDE genau zu befolgen und nicht durch Nebenbefunde zu unterbrechen, damit lebensbedrohliche Verletzungen nicht übersehen werden. Der Zeitfaktor ist für ein gutes Outcome essentiell. Daher können prähospital einzelne Maßnahmen auch während des Transports durchgeführt werden.

2.1. Atemwege und Trauma

Sobald eine Halswirbelsäulenverletzung vermutet wird, sollten die Atemwege durch Anheben des Unterkiefers (den Esmarch-Handgriff) unter Immobilisation der Halswirbelsäule geöffnet werden. *(Abb. 9.1.)*. Durch vorsichtiges Absaugen unter Sicht wird die Mundhöhle von Fremdkörpern, Blut, Erbrochenem und anderen Sekreten befreit. Bei der Untersuchung des Halses wird v.a. auf gestaute Halsvenen, eine Tracheaverlagerung, Wunden oder ein Weichteilemphysem geachtet.

Bild 9.1
Manuelle achsengerechte Stabilisierung der Halswirbelsäule

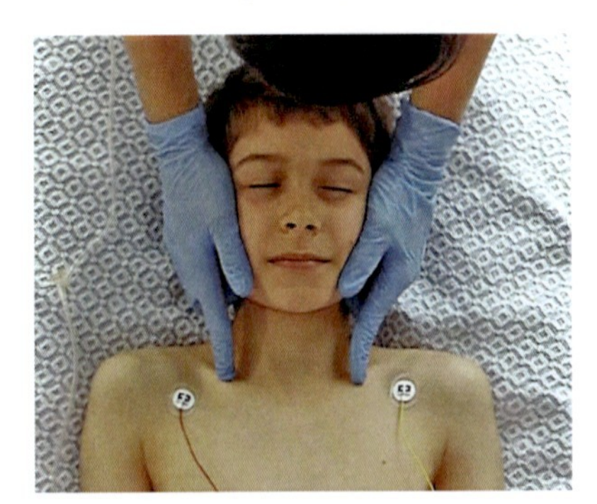

Manchmal ist es notwendig, den Kopf in kleinen Schritten zu überstrecken, bis die Atemwege offen sind. Supraglottische Atemwegshilfen als Unterstützung können herangezogen werden, auch wenn diese keinen Aspirationsschutz gewährleisten. Als Aspirationsschutz und zur Optimierung der Ventilation kann eine endotracheale Intubation notwendig sein. Die Durchführung der Intubation soll ausschließlich von einer erfahrenen Fachkraft durchgeführt werden. Steht diese nicht zur Verfügung, stellen supraglottische Atemwegshilfen eine gute Alternative dar. Während des gesamten Ablaufs sollte die achsengerechte Stabilisierung der Halswirbelsäule (HWS) gewährleistet sein.

2.1.1. Stabilisierung der Wirbelsäule

Bei Traumen mit hoher Energieeinwirkung und/oder Symptomen einer möglichen Wirbelsäulenverletzung und/oder Bewusstseinstrübung ist die Stabilisierung der Wirbelsäule indiziert. Ist der Patient nicht kooperativ oder wehrt sich gegen die Stabilisierung, so ist – sofern auf eine Immobilisation nicht verzichtet werden kann – eine Sedierung indiziert. Gewaltsames Festhalten ist in jedem Fall zu vermeiden, da ein stabilisierter Kopf, während der Rest des Körpers noch die Möglichkeit zur Rotation hat, schädlicher ist, als nichts zu tun.

Falls Reanimationsmaßnahmen erforderlich sind, haben diese Vorrang.

Mobile Patienten können sich selbst auf eine Trage legen. Für immobile Patienten wird zur Lagerung die Schaufeltrage gegenüber dem Spine-Board der Vorzug gegeben. Beim Anlegen wird eine rasche Untersuchung des Rückens durchgeführt, wodurch auf ein Log-roll Manöver verzichtet werden kann. Das Spine-Board sollte nur mehr zur Bergung präklinisch verwendet werden.

Idealerweise wird jeder Patient für den gesamten Transport in einer Vakuummatratze *(Abbildung 9.2.)* gelagert und immobilisiert. Zur Vermeidung gefährlicher Lagerungsmanöver bei kritisch verletzten Patienten sollten spezielle Protokolle zur Immobilisierung zur Verfügung stehen. In einer präklinisch kritischen Situation, kann es sinnvoll sein, den Patienten bis zur Ankunft im Krankenhaus auf der Schaufeltrage zu belassen.

Bild 9.2
Lagerung auf der Vakuummatratze

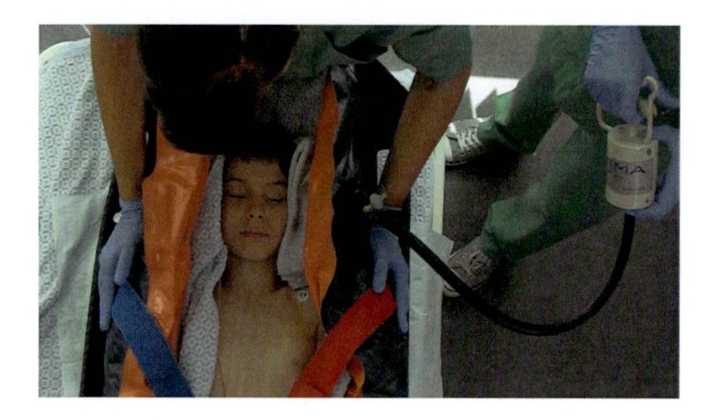

Unabhängig davon, ob der Patient auf einer Schaufeltrage oder einer Vakuummatratze gelagert ist, muss weiterhin auf eine achsengerechte Stabilisierung der HWS geachtet werden. Aufgrund der entwicklungsbedingten Besonderheiten beim Kind (relativ großer Kopf, unreife Wirbelkörper, elastische Ligamenti, Gelenkskapseln und Halsweichteile) kann eine Rückenmarksverletzung (wenn auch sehr selten) ohne radiologische Auffälligkeit in Röntgen oder CT vorliegen. (SCIWORA – spinal cord injury without radiologic abnormality)

Während der Reanimation erfolgt die achsengerechte Stabilisierung der HWS durch einen Helfer. Da dieser für andere Aufgaben blockiert ist und manchmal auch den Ablauf der Versorgung behindert, werden als Alternative die Verwendung von sog. Head Blocks *(Abbildung 9.3)* empfohlen. Diese können entweder mit dem Patienten an der Vakuummatratze fixiert oder an der Schaufeltrage befestigt werden. Die Anwendung von ´Stiff Necks©` bei Kindern wird kontrovers diskutiert, da einerseits der Nutzen im Sinne der Verhinderung weiterer HWS-Verletzungen nicht nachgewiesen ist und andererseits Atemwegemanagement und zerebrale Perfusion beeinträchtigt werden. Dies gilt vor allem dann, wenn das ´Stiff Neck©` nicht exakt passt, was bei Kindern häufig der Fall ist. Daher wird die standardmäßige Verwendung von ´Stiff Necks` nicht mehr empfohlen. Verwendung finden ´Stiff Necks©' noch während der Bergung eines schwer verletzten Kindes oder in der definitiven Versorgung eines Kindes mit gesicherter HWS-Verletzung (zum Beispiel intraoperativ). Wenn eine Schiene verwendet wird, dann sollte sie exakt passen (richtige Größe und richtige Position).

Bild 9.3
Head Block zur Stabilisierung der HWS

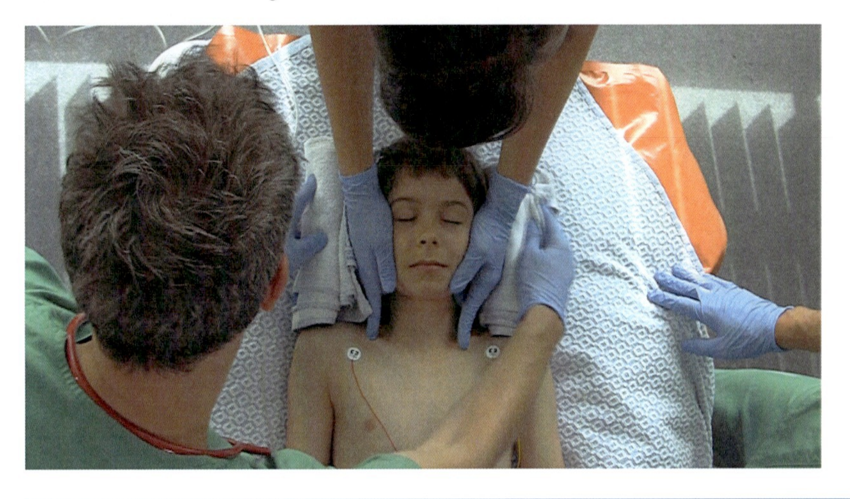

Das Vorliegen einer neurologischen Schädigung kann weder durch ein unauffälliges HWS-Röntgen noch durch einen unauffälligen CT Befund mit Sicherheit ausgeschlossen werden. Daher kann die Wirbelsäule erst freigegeben werden, wenn die neurologische Begutachtung eines wachen Patienten unauffällig ist, keine Intoxikation, fokalen Defizite (motorisch, sensibel; Priapismus...), keine lokale Schwellung mit Schmerz vorliegen. In allen anderen Fällen muss an die Möglichkeit einer unentdeckten Rückenverletzung gedacht werden, da manche Läsionen nur im MRT sichtbar sind.

2.2. (Be)-Atmung und Trauma

Nachdem der Atemweg geöffnet wurde, muss die Effektivität der Atmung und Ventilation überpüft werden. Wenn nötig, wird hochdosierter Sauerstoff zugeführt. Ist die Atmung ineffektiv, wird die Ventilation mit Beutel-Masken-Beatmung und 100% Sauerstoff durchgeführt. Nötigenfalls wird zur Intubation übergegangen. Bei schwierigem Atemwegsmanagement sollen Atemwege- und Intubationshilfen eingesetzt werden. Eine Video-Laryngoskopie kann in dieser Situation hilfreich sein, erfordert aber entsprechendes Training, um effektiv zu sein. Sehr selten ist ein chirurgischer Atemweg notwendig.

Nur erfahrene Anwender sollten eine sog. "Blitz"-Intubation (rapid sequence intubation) durchführen. Die achsengerechte Stabilisierung der HWS sollte auch während der Intubation ohne (oder mit nur minimaler) Überstreckung durchgeführt werden. Falls dies schwierig ist, hat das Atemwegsmanagement in jedem Fall Vorrang. Während der Intubation kann eine zweite Person für die Kontrolle der Halswirbelsäule hinzugezogen werden. In der Notfallsituation erfolgt die Intubation ausschließlich oral, da es bei nasotrachealer Intubation eher zu einer Überstreckung (mit Verschlimmerung einer Rückenmarksverletzung) oder Verletzung der Rachenmandeln (mit Blutung) kommen kann. Im Fall einer Schädelbasisfraktur kann es dabei zu einer direkten Verletzung des Gehirns kommen.

Sofern keine Zeichen einer akuten Einklemmungssymptomatik des Gehirns vorliegen, soll eine Hyperventilation vermieden werden. Bei Patienten mit einer Schädelverletzung verursacht eine Hypokapnie eine zerebrale Vasokonstriktion mit ischämischer Schädigung des Gehirns. Der arterielle pCO_2 soll daher im Normalbereich (35-45 mmHg oder 4,6-6 kPa) gehalten werden. Falls eine arterielle pCO_2-Bestimmung nicht unmittelbar zur Verfügung steht, kann ersatzweise die $ETCO_2$ Messung verwendet werden.

Bild 9.4
Ultraschall der Lunge

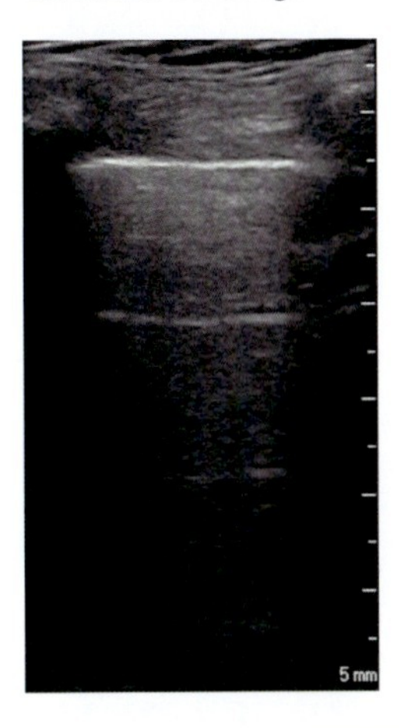

2.2.1. Pneumothorax

Bei einem Pneumothorax befindet sich Luft zwischen Thoraxwand und Lunge. Dadurch reduziert sich das Lungenvolumen und die Atmung und später auch der Kreislauf werden beeinträchtigt. Die Diagnose erfolgt zumeist klinisch. Manchmal sind aber ein Thorax-Röntgen oder eine Ultraschalluntersuchung notwendig, um die Diagnose zu bestätigen. Ein Weichteilemphysem kann Hinweis für das Vorliegen eines Pneumomediastinums sein. Es werden drei Hauptformen unterschieden: Einfacher, offener und Spannungspneumothorax. Alle drei Formen können zum respiratorischen Versagen führen.

Im Rahmen der Evaluation von B muss aktiv nach Hinweisen auf das Vorliegen eines Pneumothorax gesucht werden

Bild 9.5
Die Diagnose des Spannungspneumothorax wird primär klinisch gestellt. Derartige Röntgenbilder sollte es gar nicht geben, da Diagnose und Notfallbehandlung bereits vor der Bildgebung erfolgt sein sollten.

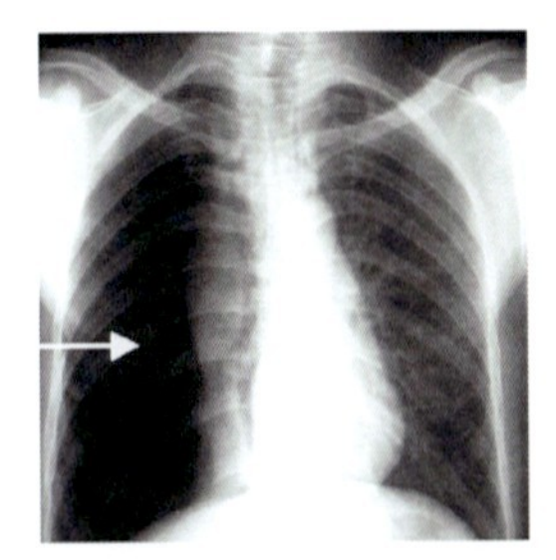

- **Ein einfacher Pneumothorax** zeichnet sich durch eine umschriebene Luftansammlung im Pleuraraum aus. Die Lunge kollabiert, ohne dass hämodynamische Veränderungen auftreten. Er kann nur im Thorax-Röntgen festgestellt werden. Falls eine kontinuierliche Überwachung der Vitalparameter des Kindes gewährleistet ist, kann unter Umständen die Behandlung konservativ erfolgen. Eine Thoraxdrainage ist nur dann notwendig, wenn das Kind beatmet werden muss. Durch die Beatmung kann sich ein Spannungspneumothorax entwickeln.

- **Ein Spannungspneumothorax** *(Abbildung 9.5)* beim spontan atmenden Kind ist selten. Unter Beatmung tritt er jedoch wesentlich häufiger auf. Wenn die Luft, die in den Pleuraraum gedrückt wird, nicht entweichen kann, steigt dort der Druck. Dieser Druck führt zu einer Mediastinalverlagerung auf die Gegenseite und komprimiert die großen Gefäße (Vena cava superior und inferior), wodurch der venöse Rückfluss behindert ist. Dies verursacht einen obstruktiven Schock mit begleitendem Abfall des systemischen Blutdrucks. Bei normovolämen Verhältnissen steigt dabei der Druck in den Jugularvenen. Weitere Zeichen eines Spannungspneumothorax sind: Hypoxie, fehlende/abgeschwächte Atemgeräusche auf der betroffenen Seite und Trachealverlagerung auf die Gegenseite.

  Die Behandlung erfolgt durch Öffnen der Atemwege, Sauerstoffgabe (100%) über Sauerstoffmaske, Beutel-Masken Beatmung oder mechanische Ventilation und sofortige Entlastung des Pneumothorax.

- **Nadelthorakozentese:** auf der Seite des Spannungspneumothorax wird im 2. Interkostalraum in der Medioklavikularlinie eine großlumige Venenverweilkanüle von mehreren cm Länge eingestochen. Beim Entfernen der Nadel entweicht die Luft mit einem zischenden Geräusch aus dem Pleuraspalt *(Abbildung 9.6)*. Die Kanüle bleibt nach außen offen. Sobald die Erstbegutachtung abgeschlossen ist, erfolgt die Anlage einer Thoraxdrainage *(Abbildung 9.6)*.

Verschlechtert sich der Zustand des Kindes nach Nadelthorakozentese, kann sich der Spannungspneumothorax erneut durch ein Abknicken der Kanüle gebildet haben. Die Nadelthorakozentese sollte dann wiederholt werden und die rasche Anlage einer Thoraxdrainage erwogen werden.

Die unmittelbare Anlage einer Thoraxdrainage (mittels Inzision im 4. ICR vordere Axillarlinie und raschem Vordringen in den Pleuraspalt) ist verglichen mit der Nadelthorakozentese möglicherweise die bessere Alternative. Diese Fertigkeit muss allerdings trainiert werden.

Bild 9.6
Entlastung eines Spannungspneumothorax durch Nadelthorakozentese

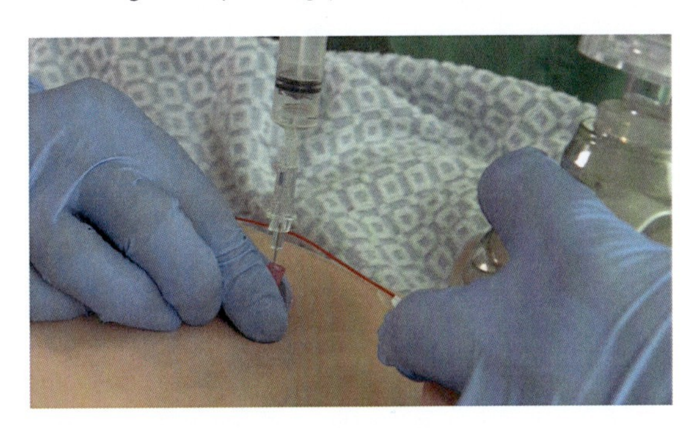

Bild 9.7
Okklusivverband beim offenen Pneumothorax

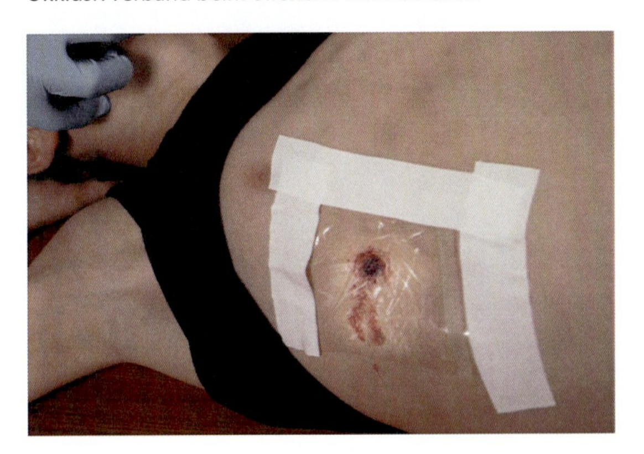

Ein offener Pneumothorax entsteht durch penetrierende Wunden und kann am saugenden Geräusch erkannt werden. Da eine offene Verbindung zwischen der Pleurahöhle und der Außenwelt (intrathorakale und atmosphärische Druck sind gleich) besteht, kommt es während der Inspiration (negativer intrathorakaler Druck) zum Ansaugen von Luft durch die klaffende Wunde in den Pleuraraum. Das verschlechtert mit jedem Atemzug die Atmung und verlagert das Mediastinum, das zur Kreislaufinstabilität führt. Weitere Zeichen eines offenen Pneumothorax sind verminderte Thoraxbewegung, hypersonorer Klopfschall und abgeschwächte Atemgeräusche auf der betroffenen Seite. Aus einem offenen Pneumothorax kann sich ein Spannungspneumothorax entwickeln (wenn sich die penetrierende Wunde verschließt).

Die Behandlung besteht aus Öffnen der Atemwege, Sauerstoffgabe (100%) über Sauerstoffmaske, Beutel-Maskenbeatmung oder mechanische Ventilation. Der Defekt muss mit einem an drei Seiten verschlossenen Okklusivverband verschlossen werden, um zu ermöglichen, dass die Luft während der Exspiration entweicht, aber keine weitere beim Einatmen angesaugt wird *(Abbildung 9.7)*.

Der Thoraxdrain muss auf der Seite des Penumothorax gelegt werden, außerhalb des Wundbereichs. Wird eine PIP Beatmung notwendig, muß ein Thoraxdrain sobald als möglich gelegt werden. Entwickelt sich ein Spannungspneumothorax ist dementsprechend rascher vorzugehen.

2.2.2. Massiver Hämatothorax

Ein massiver Hämatothorax *(Abbildung 9.8)* wird durch eine Blutansammlung im Brustkorbbereich, ausgehend von einer Blutung des Lungenparenchyms mit Pulmonalgefäss- und/oder Brustwandverletzungen, verursacht. Ein Hämatothorax kann einen signifikanten Anteil des gesamten zirkulierenden Blutvolumens eines Kindes beinhalten. Klinische Zeichen für einen Hämatothorax sind: Hypoxie, hypovolämer Schock; verminderte Thoraxwandbewegungen, abgeschwächte Atemgeräusche und gedämpfte Perkussion auf der betroffenen Seite. Die Halsgefäße können flach, schlecht gefüllt oder gestaut sein. Die Behandlung besteht aus Öffnen der Atemwege, Sauerstoffgabe (100%) über Sauerstoffmaske, Beutel-Maskenbeatmung oder mechanische Ventilation. Über zwei grosslumige intravenöse oder intraossäre Zugänge soll ein Flüssigkeitsbolus(i) von 20 ml/kg verabreicht werden. Blutprodukte sollen frühzeitig zum Einsatz kommen und die Anlage einer Thoraxdrainage ist erforderlich.

Da der Volumenverlust durch die Thorxdrainage beträchtlich sein kann, müssen der Gefäßzugang und die Flüssigkeitssubstitution bereits vor der Anlage bereit sein.
Wenn initial mehr als 20 ml/kg Blut abfließt und der Verlust anhaltende Bluttransfusionen notwendig macht, ist ein vorübergehendes Klemmen der Thoraxdrainage oder eine Notfall-Thorakotomie erforderlich.

Bild 9.8
Massiver Hämatothorax

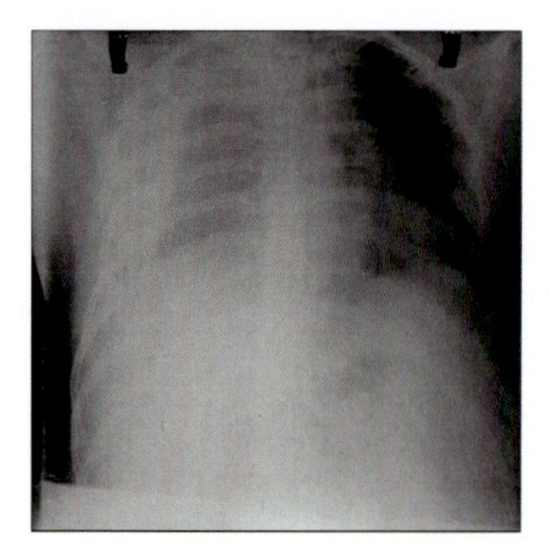

2.2.3. Instabiler Thorax

Wenn zwei oder mehr Rippen an mehreren Stellen gebrochen sind und dadurch nicht mehr mit dem knöchernen Skelett des Thorax verbunden sind und sich dadurch nicht mit dem Brustkorb während der In- und Exspiration mitbewegen, spricht man von einem instabilen Thorax. Ein instabiler Thorax bei Kindern ist aufgrund der Elastizität des knöchernen Thorax sehr ungewöhnlich. Eine schmerzbedingte Hypoventilation, die zu einer respiratorischen Insuffizienz führt, wird zusätzlich durch begleitende Lungenkontusionen verschlimmert.

2.2.4. Überblähung des Magens

Durch verschluckte Luft oder Beutel-Maskenbeatmung kann es zu einer relevanten Überblähung des Magens kommen. Dadurch wird neben der Beweglichkeit des Zwerchfells auch die Beatmung beeinträchtigt und das Risiko, Mageninhalt zu erbrechen oder zu aspirieren, steigt. Wenn der Patient mit Beutel-Masken-Beatmung ventiliert wurde, sollte unmittelbar nach erfolgter Intubation eine Magensonde gelegt werden. Dies muss bei offensichtlichen oder vermuteten Gesichtsschädelverletzungen mit dem Risiko einer Kieferhöhlen- oder Schädelbasisfraktur unbedingt oral erfolgen. Die Lage der Magensonde muss kontrolliert werden.

2.3. Kreislauf und Trauma

Die Überprüfung der Kreislaufsituation und die Wiederherstellung eines ausreichenden zirkulierenden Volumens sind die Schlüsselelemente des Managements im hypovolämischen/ hämorrhagischen Schocks. Daher müssen bei schwer traumatisierten Kindern, zwei grosslumige periphere und/oder intraossäre Zugänge gelegt und gesichert werden. Zugleich wird Blut für die Kreuzprobe, Blutgasanalyse und anderen laborchemischen Untersuchungen entnommen.

Beim verletzten Kind ist der Blutverlust die häufigste Ursache für einen Schock. Der Blutverlust kann sichtbar (d.h. äußere Blutung) oder nicht sichtbar (d.h. innere Blutung) sein. Seltener sind ein kardiogener (durch Erschütterung oder Prellung des Herzens) oder obstruktiver Schock (durch Spannungspneumothorax oder Herzbeuteltamponade). In ganz seltenen Fällen verursacht ein spinaler oder neurogener Schock einen Blutdruckabfall mit oder ohne Bradykardie.

2.3.1.Traumatische Blutung

Jeder offensichtliche Blutverlust aus einem Gefäß muss durch direkten Druck mit einer Kompresse gestoppt werden, auch wenn die Blutung durch eine anfängliche Vasokonstriktion zunächst nur gering erscheint. Es müssen unbedingt Handschuhe getragen werden. Blutstillende Klemmen (Gefäßklemmen) und Tourniquets sollen nur bei anders nicht kontrollierbaren Blutungen, z.B. einer traumatischen Ampuation, verwendet werden.

Offene Frakturen können große Blutverluste verursachen. Die Schienung einer Extremitätenfraktur (nach Reposition in eine anatomisch korrekte Position) reduziert den Blutverlust. Beckenfrakturen und geschlossene Frakturen langer Röhrenknochen können ebenfalls mit Blutungen und Gewebsverletzungen assoziiert sein. Isolierte Verletzungen dieser Art führen in der Regel bei Kindern nicht zu einem hypovolämischen Schock. Jugendliche mit einer vermuteten Blutung aus einer Beckenringfraktur profitieren von einem Beckengurt oder einer anderen äußeren Kompression (z.B. durch ein Tuch). Ein isoliertes Schädel-Hirntrauma verursacht (außer bei Säuglingen) üblicherweise keine Hypovolämie. Liegt bei SHT ein hypovolämer Schock vor, muss nach einer anderen Blutungsquelle gesucht werden.

Wenn die Hypovolämie trotz Stillen der äußeren Blutungen und Volumengabe weiter besteht, müssen innere Blutungen unbedingt ausgeschlossen und behandelt werden, da das Kind unmittelbar vital bedroht ist. Intraabdominelle, retroperitoneale und intrathorakale Blutungen sind lebensbedrohliche innere Blutungen. Intraabdominelle Blutungen (meist durch die Ruptur eines inneren Organs wie Milz, Leber oder große Blutgefäße) zeigen sich durch peritoneale Reizung, Vergrößerung des Bauchumfanges (der nicht durch eine Magensonde verringert werden kann) und Zeichen von Schock und Kreislaufversagen. Da die ersten Zeichen einer intaabdominellen Blutung häufig diskret sind, müssen Helfer diesbezüglich sehr aufmerksam sein.

Eine frühe Ultraschalluntersuchung durch einen erfahrenen Anwender kann rasch freie Flüssigkeit in Thorax oder Abdomen identifizieren. Allerdings schließt ein negativer Ultraschallbefund und eine schwere innere Blutung nicht aus. Hämodynamisch instabile Patienten mit signifikanter Menge an freier Flüssigkeit müssen dringend chirurgisch behandelt werden; das Hinzuziehen eines Chirurgen ist bei der Versorgung jedes traumatisierten Kindes obligat. Zur Aufdeckung innerer Blutungen ist die Computertomographie mit Kontrastmittel Goldstandard. (Allerdings muss der Nutzen dieser Untersuchung gegen die Strahlenbelastung abgewogen werden).

Zur Erinnerung: Das gesamte zirkulierende Blutvolumen eines Kindes beträgt etwa 80 ml/kg KG. Die Beurteilung des Blutverlustes und die Einschätzung des hypovolämen Schocks basiert auf der Beurteilung von Herzfrequenz, Blutdruck, peripheren Pulsen, peripherer Perfusion, Vorlast, Bewusstseinszustand, Oxygenierung und Atemfrequenz. Der Volumenverlust steht in einem Verhältnis zu den Veränderungen dieser Werte. Das Kind muss wiederholt reevaluiert werden, da sich die Kreislaufsituation rasch verändern kann. Ebenso müssen durchgeführte Therapiemaßnahmen auf eine Veränderung der Kreislaufwerte beurteilt werden, um die Notwendigkeit weiterer Interventionen erkennen zu können

Ein Blutdruckabfall tritt spät auf (oft erst nach einem Verlust von >50% des gesamten Blutvolumens). Daher ist dieser Parameter weder zur Entscheidung zur Durchführung einer Behandlung noch zur Steuerung derselben geeignet.

- **BEHANDLUNG**

Auch wenn es unterschiedliche Behandlungsprotokolle - insbesondere hinsichtlich des Verhältnisses der Blutprodukte - gibt, ist man sich einig, dass beim schweren Trauma der Einsatz von Kristalloiden unbedingt auf < 40 ml/kg beschränkt werden soll. Stattdessen sollten frühzeitig Blutprodukte in ausgewogenem Verhältnis (Erythrozytenkonzentrat, Fresh-Frozen-Plasma und Thrombozytenkonzentrat) verabreicht werden. Nach jedem Flüssigkeitsbolus muss das klinische Ansprechen beurteilt werden, um die Therapie entsprechend steuern zu können. Die Blutung kann nicht durch eine einzelne Bestimmung des Hämatokrits quantifiziert werden. Basendefizit und Laktat-Spiegel lassen einen guten Schluss auf die Schwere des Kreislaufversagens infolge der Blutung zu.

Wenn die klinische Verbesserung durch die Gabe von mehr als 40 ml/kg Blutprodukten ausbleibt, oder wiederholte Transfusionen notwendig sind, um ausreichend physiologische Parameter aufrecht zu erhalten, ist meist eine chirurgische Intervention notwendig. Ein erfahrener Chirurg soll die Entscheidung treffen, ob eine unverzügliche operative Intervention notwendig ist, um eine innere Blutung zum Stillstand zu bringen. Dabei soll der Fokus auf die Blutungskontrolle ("Schadensbegrenzende OP") und den Schutz des Gehirns gelegt werden; andere Maßnahmen sind nachrangig. Bei älteren Kindern mit anhaltender Blutung sollte auch immer eine Embolisation mittels Angiographie in Erwägung gezogen werden.

Eine arterielle Hypotonie ist bei Verdacht auf Schädel-Hirn Trauma in jedem Fall zu vermeiden, da dies der Hauptgrund für sekundäre Hirnschäden ist.
Ausgenommen sind Kinder mit einer massiven Blutung bei penetrierenden Verletzungen, wo ein begleitendes Schädel-Hirn Trauma sicher ausgeschlossen wurde. In diesem Fall kann eine permissive Hypotonie (mittlerer arterieller Druck an der 5. altersabhängigen Perzentile, siehe Seite 21) toleriert werden.

Unter diesem Gesichtspunkt wird bei massiven Blutungen die Gabe von Blutprodukten in folgendem Verhältnis empfohlen: pro 10 ml/kg KG Erythrozytenkonzentrat erfolgt die Gabe von 10 ml/kg KG Fresh-Frozen-Plasma (FFP) und 5 ml/kg KG Thrombozytenkonzentrat. Falls kein blutgruppengleiches oder ausgekreuztes Blut verfügbar ist, soll Blut der Blutgruppe 0 Rhesus negativ und FFP der Blutgruppe AB verabreicht werden. Zu beachten ist, dass die Transfusion von mehr als 40 ml/kg KG 0-negativem Blut die spätere Auskreuzung stören kann. Der Spiegel des ionisierten Kalziums muss beobachtet und gegebenenfalls korrigiert werden. Die weitere Gerinnungstherapie wird nach Gerinnungskontrollen (Bestimmung von Fibrinogen und wenn möglich Durchführung einer Thromboelastometrie) gesteuert. Bei einer aktiven Blutung liegen die Zielwerte für Thrombozyten bei 100.000/µl und für Hämoglobin bei 7 g/dl (>4,3 mmol/l). Liegen die Fibrinogenwerte unter 1,5-2 g/l wird Fibrinogen substituiert. Aufgrund der aktuellen Literatur (Evidenz und Sicherheit) kann der Einsatz von Tranexamsäure (Cyclocapron®) als Bolus von 20 mg/kg KG(maximal 1g), gefolgt von 2 mg/kg KG/h über 8 Stunden bei allen Kindern mit massiver Blutung empfohlen werden. Der Beginn der Therapie muss jedoch innerhalb von drei Stunden nach dem Trauma erfolgen.

2.3.2. Herzbeuteltamponade

Eine Herzbeuteltamponade wird häufiger von penetrierenden als von stumpfen Verletzungen verursacht. Deswegen wird sie bei einem kindlichen Trauma selten beobachtet. Wird das Herz verletzt, füllt sich der Herzbeutel mit Blut. Dies engt den Raum für die Herzaktion so ein, dass sich ein obstruktiver Schock entwickelt. Eine Notfallthorakotomie ist notwendig. Falls diese nicht unmittelbar möglich ist, kann eine Perikardpunktion versucht werden. Diese sollte ultraschallgezielt durchgeführt werden mit anschließender Anlage einer Perikarddrainage.

2.3.3. Verletzung der großen Gefäße

Diese Verletzungen führen rasch zum Tod, wenn nicht ein Hämatom unter der Adventitia die undichte Stelle verschließt. Der Patient präsentiert sich im Schock. Ein dringender Verdacht auf diese Verletzung besteht bei Verbreiterung des Mediastinums im Thoraxröntgen, das durch eine CT Angiographie bestätigt werden kann. Eine unmittelbar chirurgische Versorgung ist notwendig.

Atem-Kreislauf-Stillstand und Trauma

Wenn keine rasche und aggressive Behandlung erfolgt, ist die Prognose schlecht. Das Outcome kann nicht verlässlich mit der Pupillenreaktion allein vorausgesagt werden. Vielmehr wird das Überleben von der Dauer und Qualität der kardiopulmonalen Reanimation, sowie der gesamten prähospitalen Versorgung beeinflusst.

Mit Wiederbelebungsmaßnahmen muss unmittelbar begonnen werden. Die sofortige Suche nach reversiblen Ursachen, mithilfe von klinischen Zeichen oder Ultraschall, ist die einzige Möglichkeit, das Outcome zu verbessern. Dabei müssen Hypoxie und Hypovolämie/Blutung rasch beseitigt werden. Auch ein nur vermuteter Spannungspneumothorax soll rasch mit einer Nadel (oder Thorakotomie) entlastet werden. Die Anlage einer Thoraxdrainage kann nach ROSC erfolgen. Im Fall einer traumatischen Herzbeuteltamponade kann eine Perikardpunktion versucht werden, falls eine Notfall-Thorakotomie innerhalb von Minuten nach Bewusstseinsverlust nicht durchführbar ist. Präklinisch sollten nur die notwendigsten lebensrettenden Interventionen erfolgen und der Patient so rasch als möglich in ein geeignetes Krankenhaus gebracht werden.

2.4. Neurologie und Trauma

Das Ziel der Erstbegutachtung ist es, schwere Kopfverletzungen, die einer unmittelbaren neurochirurgischen Intervention oder speziellen intensivmedizinischen Maßnahmen bedürfen, zu erkennen.

Die Vitalparameter und der neurologische Status (Pupillenreaktion, AVPU, GCS-M) müssen regelmäßig erfasst und gemeinsam mit dem klinischen Zustand des Kindes beurteilt werden *(siehe auch Seite 24)*. Insbesondere muss die Pupillenweite, ihre Symmetrie und die Reaktion auf Licht (direkt und beidseitig) beurteilt werden. Eine hier festgestellte Pathologie oder Pupillenasymmetrie (verengt, erweitert, fixiert) in Verbindung mit einer Kopfverletzung weist auf eine mögliche intrakranielle Raumforderung (Blutung, Ödem) auf derselben Seite hin und erfordert eine unmittelbare neurochirurgische Begutachtung.

2.4.1. Hirndruck und drohende Einklemmung

Eine Zunahme des intrakraniellen Drucks kann zu einer Einklemmung des Gehirns durch das Tentorium oder Foramen magnum führen und hat den (Hirn)Tod zur Folge.

Mit Ausnahme von Säuglingen, kann sich der Schädel nur begrenzt ausdehnen ("geschlossene Kammer"). Die Volumenvermehrung einer der drei Komponenten (Blut, Liquor oder Parenchym) führt nach Ausschöpfung der Kompensationsmechanismen (Liquorverdrängung und Reduktion des zerebralem Blutfluss) zum Anstieg des Hirndrucks. Bei zunehmender zerebraler Drucksteigerung droht die Einklemmung. Die Klinische Zeichen sind arterielle Hypertonie, Bradykardie, unregelmäßige Atmung (Cushing Trias) und Veränderung der Pupillen. Während der Kompensationsphase sind die Symptome allerdings wesentlich undeutlicher zu erkennen. Je nach Unfallhergang und klinischem Zustand sollte eine frühe "neuroprotektive Behandlung" etabliert werden, um einerseits eine Hirndrucksteigerung zu vermeiden und andererseits die ersten Symptome zu erkennen und den Hirndruck unter Kontrolle zu bringen.

Arterielle Hypertonie, Bradykardie und irregulärer Atmung (Cushing Trias) sind die Zeichen eines erhöhten Hirndrucks. Im Vordergrund der Behandlung steht eine adäquate Therapie des Hirndrucks und nicht die medikamentöse Senkung des Blutdrucks

2.4.2. Entkleiden, komplette Untersuchung, Umgebung und Trauma

Zur Beurteilung aller Verletzungen muss das Kind komplett entkleidet werden. Da eine Hypothermie, speziell bei Hypovolämie, die Prognose verschlechtert, ist es wichtig das Kind mit Heizstrahlern, warmen Tüchern und Flüssigkeitswärmern warm zu halten.

Hinweise aus der Umgebung können dem besseren Verständnis von Verletzungsmuster und Unfallhergang dienen. Die Erhebung einer kurzen Anamnese kann anhand des Akronyms AMPLE erfolgen.

Auch wenn das Schmerzmanagement strenggenommen nicht zur Erstbegutachtung gehört, sollte sich der Behandelnde damit auseinandersetzen. Denn ein Trauma verursacht in der Regel Schmerzen und diese sollten so rasch wie möglich erkannt und effektiv behandelt werden. Dabei sind oft Opioide (intravenös oder nasal/rektal) notwendig. Hypoxie und Hypovolämie können sich in Agitation, Stöhnen und Bewusstseinsveränderungen äußern und sollten stets ausgeschlossen werden. Keinesfalls sollte dadurch eine optimale Schmerztherapie vermieden werden.

3. Zielgerichtete Beurteilung und Behandlung (Zweit- /Drittbegutachtung)

Die Zweitbegutachtung ist eine Untersuchung des gesamten Körpers („von der Locke bis zur Socke") inklusive Rücken und Genitalbereich, um alle Verletzungen zu entdecken. Nach weiteren Details, die über den Verletzungsmechanismus Aufschluss geben, soll gezielt gesucht werden. Diese stehen im Verhältnis zu den auf das Kind einwirkenden Kräften und sind für die weitere Versorgung wichtig (Umgebung). Diese Zweitbegutachtung erfolgt erst nach Behandlung und Stabilisierung der unmittelbar lebensbedrohlichen Befunde des Kindes. Die Reevaluation der Vitalparameter erfolgt regelmäßig nach dem ABCD Schema. Eine Verschlechterung des klinischen Zustandes verlangt die Wiederholung der Erstbegutachtung. In der Präklinik beschränkt sich die Untersuchung vor und während des Transports ins Krankenhaus zumeist auf die Erstbegutachtung, um eine unmittelbare Lebensbedrohung auszuschließen.

Ein Teil der Drittbegutachtung erfolgt üblicherweise schon während der Erstbegutachtung des traumatisierten Kindes. Dennoch muss aktiv stets nach lebensbedrohlichen inneren Verletzungen (Pneumothorax, Blutung, SHT) gesucht werden, um die erforderliche Behandlung (Kreuzprobe, OP,….) kontinuierlich zu ermöglichen.

3.1. Blutabnahme und Bildgebung

So rasch als möglich ist eine Blutabnahme indiziert: Blutgruppenbestimmung, Kreuzprobe, Laborchemie, Blutgerinnung, Blutbild, Blutgasanalyse und Laktat

Routinemäßig werden im Schockraum folgende Röntgenuntersuchungen durchgeführt:

- Thorax (anterior-posterior)
- Beckenübersicht (ap)
- Halswirbelsäule (seitlich)

Werden bei einem Kind aufgrund des Unfallmechanismus oder der vorliegenden Symptome schwere Verletzungen vermutet, sollte rasch ein Ganzkörper-CT durchgeführt werden. Die Strahlenbelastung durch die Untersuchung ist in diesem Fall zweitrangig. Auf ein zusätzliches Becken-und/oder Wirbelsäulenröntgen kann dadurch verzichtet werden.

Röntgenuntersuchungen der Extremitäten werden erst durchgeführt, wenn das Kind stabil und die Zweitbegutachtung erfolgt ist. Um keine Fraktur zu übersehen, sollten diese sowohl anterior-posterior als auch seitlich angefertigt werden.

3.2. Schädel-Hirn Trauma

Kopfverletzungen sind für 70% der Todesfälle innerhalb der ersten 48 Stunden nach kindlichem Trauma verantwortlich. Um die Wahrscheinlichkeit einer Hirndrucksteigerung zu reduzieren, oder ein etwaiges Auftreten so rasch als möglich zu erkennen und zu behandeln, sollten die behandelnden Ärzte umgehend eine "neuroprotektive Behandlung" etablieren. Als direkte Folge des Traumas können Hirnschädigungen auftreten, welche in der Regel irreversibel sind (primäre Hirnschädigung). Die aggressive Behandlung zielt auf die Verhinderung einer sekundären Hirnschädigung ab, die durch Hypoxie, Ischämie (bei arterieller Hypotension, erhöhtem Hirndruck...) oder direkte Zellschädigung (bei Hypoglykämie, Krampfanfällen) verursacht werden.

Ein isoliertes Schädel-Hirn-Trauma verursacht üblicherweise keine Hypovolämie. Liegt ein hypovolämer Schock vor, müssen zusätzliche innere Blutungen angenommen werden. Thorakale, abdominelle oder Extremitätenblutungen müssen ausgeschlossen werden. Kopfschwartenverletzungen und in bestimmten Fällen auch epidurale Hämatome können jedoch bei kleinen Säuglingen zu großen Blutverlusten (und hypovolämen Schock) führen.

- **Beurteilung**

Kinder mit Bewusstseinsverlust, Kopfschmerz, Erbrechen, Amnesie, zerebralen Krampfanfällen und/oder schwerem Verletzungsmuster mit Einwirkung von hohen Energien, haben ein höheres Risiko für ein schweres SHT. Klinische Warnzeichen sind Prellungen, Rissquetschwunden, Frakturen und andere Läsionen wie Hämatotympanon, Rhinoliquorrhoe oder fokale neurologische Ausfälle. Die „Glasgow Coma Scale" oder deren motorische Komponente müssen gemeinsam mit einer vollständigen neurologischen Untersuchung erhoben werden. Damit die klinische Untersuchung nicht verfälscht wird, erfolgt sie vor der Gabe von sedierenden oder relaxierenden Medikamenten *(siehe Seite 24)*.

Ein Schädel-CT sollte bei jedem verletzten Kind mit Bewusstseinstrübung und/oder nach Hochgeschwindigkeitstraumen durchgeführt werden, außer es ist hämodynamisch instabil. Da sich ein scheinbar stabilisierter Patient jederzeit verschlechtern kann, muss stets ein Reanimationsteam und entsprechendes Notfall-Equipment zur Verfügung stehen.

- **Behandlung**

NEUROCHIRURGIE: Zur Indikationsstellung einer chirurgischen Druckentlastung, eines intrakraniellen Druckmonitorings oder einer Hämatomausräumung wird ein Neurochirurg frühzeitig in die Behandlung einbezogen. Ein Epiduralhämatom ist lebensbedrohlich und muss unmittelbar drainiert werden. Es kann sich rasch ausdehnen und eine plötzliche Einklemmungssymptomatik mit einseitiger Pupillenerweiterung und Bewusstseinsverlust verursachen. In weiterer Folge treten beidseitig erweiterte Pupillen und Bradykardie auf.

NEUROPROTEKTION ***(siehe auch Seite 120)*****:**

- Der mittlere arterielle Blutdruck sollte oberhalb der 50. Perzentile des altersabhängigen Normwertes liegen, um einen ausreichenden Perfusionsdruck des Gehirns zu gewährleisten. Jede noch so kurze zerebrale Minderperfusion *(siehe Seite 21)* führt zu einer sekundären Hirnschädigung und muss unbedingt vermieden werden. Auch wenn bereits eine Hirnschädigung vorhanden ist, sind Flüssigkeitsboli zur Behandlung des hypovolämen Schocks unbedingt notwendig. Oft sind auch vasoaktive Medikamente erforderlich, um den zerebralen Perfusionsdruck zu erhöhen. Ist der Schockzustand stabilisiert, ist ein restriktiver Einsatz von Flüssigkeit geboten, da durch eine Überinfusion ein Hirnödem verschlechtert werden kann.
- Normoxie wird angestrebt. Hypoxie, insbesondere in Kombination mit Minderperfusion, führt zu einer sekundären Schädigung des Gehirns. Die Auswirkung von Hyperoxie ist unklar. Es wird empfohlen, die Sauerstoffkonzentration (FIO_2) nach einer ersten Stabilisierung des Patienten in Abhängigkeit des PaO_2 zu titrieren, oder so einzustellen, dass die SpO_2 zwischen 94 und 98% liegt.
- Eine Normokapnie mit einem $PaCO_2$ zwischen 35-45 mmHg (4,6-6,0 kPa) wird angestrebt. Wenn ein arterieller pCO_2-Wert nicht unmittelbar verfügbar ist, kann die Steuerung ersatzweise auch über $ETCO_2$ erfolgen. Eine Hypokapnie kann fokale Ischämien verursachen. Die Hyperventilation kommt nur im Fall einer Hirndruckkrise unter genauem Monitoring zum Einsatz. Hyperkapnie verursacht Vasodilatation und kann zu einer intrazerebralen Drucksteigerung führen. Es ist unklar, inwieweit dies die Prognose beeinflusst.
- Unter strikter Vermeidung von Blutdruckabfällen ist eine suffiziente Analgosedierung/Allgemeinanästhesie zu gewährleisten. Bei Anzeichen eines erhöhten Hirndrucks muss die Sedierung vertieft werden. Schmerz und Stress führen zu einem Anstieg des zerebralen Metabolismus und führen so zu einer pathologischen Erhöhung des zerebralen Blutvolumens und des intrazerebralen Drucks.
- Normothermie (36-37,5°C) wird angestrebt, Hyperthermie muss unbedingt vermieden werden. Der Beginn einer therapeutischen Hypothermie ohne Studienprotokoll kann aufgrund der derzeitigen Datenlage nicht empfohlen werden.
- Der venöse Abfluss aus dem Gehirn muss optimal sein. Ein zentraler Zugang über die Vv. Jugulares internae ist zu unterlassen um eine Hirndrucksteigerung nicht zu begünstigen. Eine leichte Oberkörperhochlagerung (30°) fördert den venösen Abfluss aus dem Gehirn, sofern der systemische Blutdruck dadurch nicht reduziert wird. Um die Wirbelsäule zu schonen, soll eine Beugung des Körpers im Rahmen dieser Lagerung vermieden werden. Ist der arterielle Blutdruck niedrig, wird der Patient flach gelagert.
- Blutzucker- und Elektrolytwerte sollen im Normbereich liegen. Hyper- und insbesondere Hypoglykämien sind zu vermeiden. Außer bei nachgewiesener Hypoglykämie werden zuckerhältige Lösungen während einer Reanimation nicht verwendet. Blutzuckermessungen sind unerlässlich. Hyponatriämie und Hypomagnesiämie sollten ebenfalls vermieden werden.

- Krampfanfälle sind aggressiv mit Benzodiazepinen oder anderen antiepileptischen Medikamenten zu behandeln. Eine prophylaktische Anwendung wird nicht empfohlen.

Steroide haben in der Behandlung des traumabedingten Hirndrucks keinen Stellenwert.

Bei Zeichen erhöhten Hirndrucks ist zum Senken die Anwendung von hypertoner Kochsalzlösung (3-5 ml/kg KG NaCl 3% als Bolus) sicher und effektiv. Gleichzeitig erhöht sich auch das zirkulierende Volumen. Dieser Effekt ist allerdings passager und setzt eine intakte Blut-Hirn-Schranke voraus. Die Überwachung von Serumosmolarität und Harnausscheidung ist bei der Anwendung von hypertoner Kochsalzlösung Voraussetzung. Besteht eine einseitige Verletzung des Gehirns/Hirnödem (z.B. Epiduralhämatom) kann die Osmotherapie den Mittellinien-Shift vergrößern. Idealerweise sollte vor dem Beginn einer Osmotherapie ein Neurochirurg beigezogen werden.

3.3. Thoraxtrauma

Zusätzlich zu den oben beschriebenen lebensbedrohlichen Verletzungen können abhängig vom Unfallhergang folgende Verletzungen vorliegen:

3.3.1. Rippenfrakturen

Rippenverletzungen sind bei Kindern immer schwerwiegend und weisen auf eine schweres Thoraxtrauma hin. In diesem Falle besteht der Verdacht auf zusätzliche Verletzungen innerer Organe (Thorax und Abdomen). Eine adäquate Schmerztherapie und entsprechende Diagnostik sind unumgänglich.

Verletzungen der ersten bis dritten Rippe und des Schlüsselbeins können Verletzungen der großen Gefäße, des Mediastinums und des Bronchialbaums nach sich ziehen. Verletzungen der mittleren Rippen (4-9) sind mit Lungenkontusionen und Hämatothorax assoziiert, während Verletzungen der unteren Rippen (10-12) mit Leber-und Milzverletzungen verbunden sind.

3.3.2. Lungenkontusion

Lungenkontusionen kommen bei Kindern auch ohne Rippenfrakturen häufig vor. Durch Risse im alveolo-kapillären Gefäßbett füllen sich die Alveolen mit Blut und Hypoxie ist die Folge. Sauerstoffgabe und eine mechanische Beatmung können notwendig werden. Der frühe Beginn einer adäquaten Schmerz- und Physiotherapie sind für den weiteren Verlauf nützlich.

3.3.3. Verletzung des Bronchialbaums

Rupturen des Bronchialbaums führen zu Pneumo- oder Hämatothorax mit Hautemphysem. Nach Anlage einer Thoraxdrainage besteht eine große Leckage (ev. atemsynchron).

3.3.4. Traumatische Zwerchfellhernie

Eine traumatische Zwerchfellhernie tritt nach abdominellen Trauma häufig linksseitig auf. Die Diagnose kann durch Auskultation von Darmgeräuschen oder dem Nachweis von Darmanteilen im Thorax mittels Röntgen oder Ultraschall gestellt werden. Die Behandlung erfolgt chirurgisch.

3.4. Abdominelles Trauma

Es ist schwierig, ohne zusätzliche Untersuchungen das Vorliegen einer intraabdominellen Blutung festzustellen. Im Verdachtsfall oder bei entsprechenden Befunden sind eine chirurgische Begutachtung inklusive Abdomensonographie und CT erforderlich.

3.4.1. Beurteilung

Zeichen die auf ein abdominelles Trauma hinweisen: Schmerzen im Bauch und/oder Schulter (Kehr-Zeichen), ein aufgetriebenes Abdomen, Prell-, Schürf- oder penetrierende Wunden am Bauch, peritoneale Reizung oder Peritonitis und Symptome des hypovolämen Schocks. Die Untersuchung des Abdomens muss vorsichtig erfolgen. Intraabdominelle Blutungen können dabei unentdeckt (falsch negativ) bleiben. Zur besseren Beurteilung und Entlastung des intraabdominellen Drucks können das Absaugen des Magens und das Legen eines Blasenkatheters hilfreich sein. Die vaginale Untersuchung ist ausschließlich von einem Facharzt für Gynäkologie mit Traumaerfahrung durchzuführen. Die Öffnung der Harnröhre und das Skrotum sollen auf Blut, bzw. Blutansammlungen untersucht werden. Eine rektale Inspektion ist während der Zweitbegutachtung zu überlegen und vorzugsweise vom Chirurgen durchzuführen, der gleich die Indikation für eine Operation stellen kann.

Der fokussierte Ultraschall (FAST) kann abdominelle Verletzungen aufdecken, hat aber, unabhängig vom Untersucher, eine geringere Sensitivität und Spezifität als beim Erwachsenen. Eine diagnostische Peritoneallavage ist kein verlässlicher Indikator und sollte daher nicht mehr durchgeführt werden. Für jedes schwer verletzte Kind ist die CT-Untersuchung des Abdomens die bildgebende Untersuchung der 1. Wahl. Das Kind muss dazu jedoch hämodynamisch stabil sein und von einem erfahrenen, in Reanimation geschulten und gut ausgestatteten Team begleitet werden. Bei zu erwartenden leichteren Verletzungen (Unfallhergang entscheidend) sind die Notwendigkeit der Untersuchung mit den Risiken der Strahlenbelastung abzuwägen.

3.4.2. Behandlung

Die meisten Kinder mit Verletzungen der inneren Organe können konservativ (d.h. nicht operativ) auf einer pädiatrischen Intensivstation behandelt werden. Voraussetzung dafür ist aber die Verfügbarkeit eines erfahrenen (Kinder)Chirurgen, der bei Verschlechterung des Zustandes hinzugezogen werden kann. Eine primäre operative Versorgung ist u.a. bei penetrierenden Verletzungen, Darmperforation und therapierefraktärem hypovolämischen Schock indiziert.

*In den ersten Stunden nach einer Verletzung sind operative Interventionen auf lebensrettende oder organerhaltende Maßnahmen beschränkt **("Schadensbegrenzung")**. Nicht vitale Indikationen werden erst nach ausreichender Stabilisierung des Patienten durchgeführt.*

3.5. Verletzung des Bewegungsapparates

Knochenverletzungen sind selten lebensbedrohlich. Ihr Erscheinungsbild kann eindrucksvoll sein und von der Versorgung des verletzten Kindes nach ABCDE-Schema ablenken. Zu den wenigen lebensbedrohlichen knöchernen Verletzungen, zählen Einklemmungsverletzungen des Abdomens und des Beckens, traumatische Amputation (partiell oder komplett) und massive offene Frakturen langer Röhrenknochen. Auf Schädigung von Nerven und Gefäßen sowie dem Entstehen eines Kompartmentsyndroms muss früh geachtet werden, da es zum Verlust der Extremität führen kann.

Die Extremitäten werden auf Hämatome, Schwellung, Achsenabweichung, Wunden mit Hinweis auf offene Frakturen untersucht. Jede offene Wunde über einer Fraktur ist bis zum Beweis des Gegenteils als offen zu betrachten. Durch sanfte Palpation können schmerzende Bereiche identifiziert werden, die Oberflächentemperatur und die Rekapillarisierungszeit beurteilt werden. Durchblutung, Motorik und Sensibilität müssen – insbesondere distal der Verletzung – erfasst und bei Pathologien entsprechende Maßnahmen gesetzt werden (z.B: das Fehlen eines tastbaren Pulses distal einer suprakondylären Humerusfraktur kann ohne rasche Intervention zu einer Gefährdung der Extremität führen).

Die Überprüfung des Gefäßstatus einer Extremität umfasst:
- *Vorhandensein und Qualität des peripheren Pulses distal der Verletzung*
- *Rekapillarisierungszeit und Hauttemperatur im Vergleich mit der nicht betroffenen Seite*
- *Sensibilität und Motorik, Schmerzen und Parästhesien*

Die Notfallversorgung einer Gefäßverletzung im Bereich einer Extremität beinhaltet nach Durchführung von A und B die Blutstillung, die Gabe von Flüssigkeitsboli und in weiterer Folge die Schmerztherapie, achsengerechte Reposition sowie Ruhigstellung durch Schienung. Bei Schmerzen nach Ruhigstellung müssen eine ischämische Verletzung und/oder ein Kompartmentsyndrom ausgeschlossen werden.

3.5.1. Einklemmungsverletzung des Beckens

Durch die Einklemmung von Abdomen und Becken kann es zu einem therapieresistenten hypovolämischen Schock kommen, der erst nach einer Stabilisierung des Beckens und Okklusion der verletzen Gefäße auf eine Flüssigkeitsgabe adäquat anspricht. Das kann durch einen Beckengurt, eine Beckenzwinge oder operativ (inkl. Radioembolisation) erreicht werden. Die rasche operative Versorgung ist in jedem Fall notwendig. Mehrfache Untersuchungen der Beckenstabilität können zu einer Zunahme der Blutung führen, und müssen vermieden werden. Zum Ausschluss einer urogenitalen Verletzung ist eine Bildgebung und Harnanalyse notwendig. Erst danach darf ein transurethraler Harnkatheter gelegt werden.

3.5.2. Traumatische Amputation

Bei einer kompletten Amputation einer Extremität ist der Blutverlust durch einen zeitlich begrenzten Spasmus und die Retraktion der abgerissenen Blutgefäße limitiert. Bei einer Teilamputation fehlt der Gefäßspasmus und unversorgt führt der Blutverlust rasch zu einem hypovolämischen Schock. Die Verwendung von Tourniquets ist ausschließlich lebensbedrohlichen Blutungen vorbehalten, wo direkter Druck mit einer Wundauflage auf das blutende Gefäß unzureichend ist. Der abgetrennte Körperteil wird in einem sterilen Sack verschlossen und in Eiswasser gekühlt transportiert.

3.5.3. Massive Fraktur der langen Röhrenknochen

Diese sind meist offensichtlich und bedürfen sofortiger Behandlung, wenn zusätzlich eine Blutung vorliegt und das Kind bereits Zeichen eines hypovolämischen Schocks zeigt. Durch achsengerechte Schienung wird der Blutverlust gedrosselt und sichtbar blutende Gefäße werden mit Gaze komprimiert. Ein Orthopäde oder Unfallchirurg ist unbedingt beizuziehen.

3.5.4. Kompartmentsyndrom

Wenn der Gewebsdruck in einem Faszienkompartiment den Kapillardruck übersteigt, entwickeln sich Muskelnekrosen. Dies kann z.B. bei einer zirkulären Verbrennung des Oberarms vorkommen.

Der venöse Abfluss aus der Extremität wird behindert (der venöse Druck in den Extremitäten liegt bei ca. 10 – 15 mmHg). Die Perfusion der Extremität bleibt bei dem deutlich höheren Systemdruck erhalten. Blut staut sich in den Muskeln und der Gewebedruck steigt und führt zur Muskelischämie und schließlich zum Zelluntergang.

Symptome eines Kompartmentsyndroms sind: ein Schmerz, der bei passiver Muskeldehnung zunimmt, verminderte Sensibilität, Schwellung und Muskelschwäche. Es ist wichtig die ersten Anzeichen für ein Kompartmentsyndrom zu erkennen, da der distale Pulse erst verschwindet, wenn der Druck innerhalb der Faszie den systolischen Blutdruck übersteigt. Um die Extremität zu erhalten ist eine rasche chirurgische Intervention notwendig (Fasziotomie – Spaltung der Faszie)

4. Notfallbehandlung und Sekundärtransport

Initial steht die Lebenserhaltung im Vordergrund. Notfallbehandlungen sind in den ersten Stunden nach dem Trauma wichtig um lebensbedrohliche Zustände und irreversible Schäden an den Gliedmaßen zu verhindern.

Ein Sekundärtransport ist notwendig, wenn für eine Behandlung eine Spezialeinrichtung nötig ist.

4.1. Sekundärtransport

Im Idealfall werden schwer verletzte Kinder direkt vom Unfallort in ein **Zentrum mit Erfahrung in Kindertraumatologie** gebracht. Wenn das nicht möglich ist, müssen Verletzungen, die einer sofortigen chirurgischen Intervention bedürfen (Epiduralhämatom, nicht stillbare Blutung), im erstversorgenden Krankenhaus versorgt werden und ein Sekundärtransport in das vorgesehen Zentrum schnellst möglich organisiert werden.

Das Ersthelferteam informiert das anzufahrende Krankenhaus über den klinischen Zustand des Kindes inkl. vermuteter Verletzungen, AMPLE und alle bisher durchgeführten Maßnahmen.

Das Transportteam sollte dieselbe Ausbildung wie das Übernahmeteam des Sekundär-Krankenhauses haben. Eine Verschlechterung der Atem- und Beatmungssituation sowie Kreislaufprobleme müssen auch während des Transports zu managen sein, ebenso die Versorgung von Blutungen. Das Legen von sicheren IV oder IO Zugängen vor dem Transport ist ebenso wichtig wie die Überwachung der Vitalparameter nach ABCDE. Ankunftszeit und die Notwendigkeit weitere Hilfe anzufordern ist früh und unmissverständlich mitzuteilen, sodass die nötigen Kompetenzen bei Ankunft vor Ort sind. Eine weitere Überstellung sollte unverzüglich organisiert werden. Wenn das Kind transportfähig ist, ist auf überflüssige Untersuchungen und Behandlungen zu verzichten.

5. Verbrennungen (Thermische Verletzungen)

Die Verbrühung ist die häufigste thermische Verletzung bei Kindern.

Verbrennungen werden durch folgende Eigenschaften charakterisiert:

- *Tiefe:*
  - *Oberflächliche bzw. Erstgradige Verbrennung: Erythem wie bei Sonnenbrand; schmerzhaft*
  - *Zweitgradige Verbrennung: Blasenbildung, die Haut bleibt aber rosa oder leicht marmoriert; schmerzhaft*
  - *Drittgradige Verbrennung (alle Hautdschichten sind betroffen) weiß oder verkohlt schmerzlos, da die Schmerzrezeptoren zerstört sind*
- *Lokalisation: Sind Gesicht, Hände oder der Damm betroffen, ist die Verbrennung als schwer einzustufen. Hier gibt es, unabhängig von der Tiefe spezielle therapeutische Vorgangsweisen.*
- *Verbrannte Körperoberfläche: Die Größe des betroffenen Areals wird nach Verbrennungstabellen abgeschätzt. Diese Tabellen zeigen abhängig vom Alter den Prozentanteil der KOF von Kopf, Extremitäten und Stamm. Eine schnelle und praktische Methode den Prozentsatz der betroffenen KOF zu ermitteln, ist die Größe der Handfläche des Kindes mit abgespreizten Fingern als 1% der Gesamtoberfläche anzusetzen. Die Neuner-Regel des Erwachsenen ist auf Kinder unter 14 Jahren nicht anwendbar.*

5.1. Atemwege (A) und Beatmung (B)

Die direkte Hitzeeinwirkung oder freigesetzte Reizgase können die oberen Atemwege beeinträchtigen. Die Schleimhautschwellung führt rasch zur Okklusion der Atemwege. Eine frühzeitige endotracheale Intubation ist indiziert, da im Verlauf die Intubation unmöglich werden kann. Tuben mit Niederdruckcuffs sind zu bevorzugen.

Bei zirkulären Verbrennungen des Thorax ist seine Beweglichkeit massiv eingeschränkt. Eine Spaltung (Escharotomie) ist notwendig, um den konstringierenden Effekt der Verbrennung zu mildern. Die Inhalation von Rauchpartikeln die das ARDS verstärken, müssen nach Intubation abgesaugt oder bronchoskopisch entfernt werden. Bei Feuer in geschlossenen Räumen (z.B. in einem Haus) muss an eine CO- und/oder Zyanidvergiftung gedacht werden. Neben 100% FiO_2 ist auch die Anwendung einer hyperbaren Sauerstofftherapie und/oder Gabe von Zyanidantidot zu erwägen.

5.2. Kreislauf (C)

Zeigen sich Schocksymptome, muss isotone Flüssigkeit mit 20 ml/kgKG als Boli gegeben werden. Die Hypovolämie nach einer Verbrennung entwickelt sich erst langsam. Treten Schocksymptome früh auf, sollte gezielt nach anderen Ursache gesucht werden (Blutung bei zusätzlichem Trauma, Sepsis,...).

Bei Kindern mit Verbrennungen ist eine sorgfältige Flüssigkeitsbilanz durchzuführen zur Vermeidung von Hypovolämie aber v.a. auch einer Überwässerung. Anfänglich wird eine Harnausscheidung von 1 – 1,5 ml/kgKG/h angestrebt.

5.3. Schmerztherapie & Wundversorgung

Der Einsatz von Opiaten soll bei Kindern mit schweren Verbrennungen großzügig erfolgen (i.v., IO, nasal, rektal). Der Vorteil ist ein schneller Wirkungseintritt (z.B. Fentanyl), nachteilig die Notwendigkeit zur repetitiven Gabe (nach ca 30 Minuten).

Initial wird die Wunde für 15 – 20 Minuten mit lauwarmen fließenden Wasser gespült, danach bis zur definitiven Versorgung mit Plastikfolie oder Wundauflagen trocken gehalten. Ein Druck auf die verbrannte Haut muss vermieden werden. Eine rasche Wundversorgung ist zur Verhinderung einer Infektion notwendig. Vorsicht vor Hypothermie während der Spülung und des Transportes! Der Tetanusimpfstatus ist zu erfragen.

6. Ertrinken

Ertrinken ist ein Vorgang, bei der es durch Eintauchen zumindest von Gesicht und Atemöffnung (Immersion) oder Untertauchen des gesamten Körpers (Submersion) in Wasser oder einer anderen Flüssigkeit zu einer Behinderung der Atmung kommt. Die Folgen sind Asphyxie und Hypoxie. Das Outcome wird hauptsächlich durch die Dauer der Hypoxie beeinflusst.

6.1. Sicherheit (S)

Die eigene Sicherheit hat immer oberste Priorität. Ohne selbst ins Wasser zu steigen unter Nutzung von Hilfsmittel (z.B. ein Stock, die Kleidung des Kindes) sollte das Kind geborgen werden. Auch kann dem Kind ein Seil oder eine Schwimmhilfe zugeworfen oder ein Boot benutzt werden. Ist das Betreten des Wassers unvermeidbar, dann nur unter Verwendung einer Schwimmhilfe. Kein Helfer soll jemals kopfüber ins Wasser tauchen.

Die Bergung des Kindes soll auf die schnellste und sicherste Weise erfolgen; horizontal zur Vermeidung eines Rettungskollaps. Der Rettungsvorgang darf dadurch nicht verzögert werden.

6.2. Atemwege (A) und Beatmung (B)

Im Wasser sind HWS-Verletzungen selten. Wenn der Unfallhergang eine Halswirbelsäulenverletzung annehmen lässt (z.B. nach Kopfsprung, Wasserrutsche), ist eine Immobilisierung der HWS indiziert. Die Atemwege werden geöffnet. Versuche, das Wasser aus den Atemwegen zu entfernen, sind nicht notwendig und verzögern weitere Hilfsmaßnahmen.

Ertrinkungsopfer, die innerhalb von Minuten nach dem Untergehen aus dem Wasser geborgen werden, zeigen häufig Schnappatmung. Wenn nach Öffnen der Atemwege keine Spontanatmung einsetzt, wird mit initialen Atemhüben begonnen. Diese erfolgen im seichten Wasser oder nach vollständiger Bergung aus dem Wasser, außer die Helfer sind in der Methode im Wasser zu beatmen geübt.

Beim spontan atmenden Kind soll schon während der Erstbegutachtung hochdosiert Sauerstoff verabreicht werden. Nicht-invasive Beatmung oder CPAP kann bei persistierender Hypoxie verwendet werden. Bei Kindern in reduzierter Bewusstseinslage oder die auf die o.g. Maßnahmen nicht reagieren, ist eine frühe Intubation indiziert. Der Einsatz supraglottischer Atemwegshilfen kann durch eine herabgesetzte Lungencomplience, welche hohe Beatmungsdrücke notwendig macht, eingeschränkt sein. Wenn der Spontankreislauf wieder eingesetzt hat, ist womöglich eine Beatmung mit hohem PEEP notwendig, um eine ausreichende Oxygenierung zu gewährleisten.

6.3. Kreislauf (C)

Wenn weder Lebenszeichen noch ein Puls vorhanden sind, wird mit Thoraxkompressionen begonnen, sobald der Patient auf einer festen Unterlage liegt. Ist die Kerntemperatur unter 30°C abgesunken und liegt ein defibrillierbarer Rhythmus vor, sollen maximal

3 Defibrillationsversuche durchgeführt werden, bis die Kerntemperatur über 30°C angestiegen ist. Im Falle einer tiefen Hypothermie (< 30°) werden auch i.v. Medikamente vorerst nicht verabreicht. Erst wenn die Kerntemperatur >30°C ist, wird Adrenalin mit doppeltem Dosisintervall (d.h. 6 – 10 Minuten) gegeben. Dies wird solange beibehalten bis die Kerntemperatur >35°C erreicht. Die Beurteilung der Vitalparameter soll bei Hypothermie länger als üblich durchgeführt werden.

Nach der Bergung fällt der auf den Körper wirkende hydrostatische Druck weg und kann bei länger dauernder Immersion zu einer Hypovolämie führen. Daher ist eine rasche i.v. Flüssigkeitssubstitution häufig notwendig.

Ein weiterer Wärmeverlust wird durch die Entfernung der nassen Kleidung, Isolierung des Körpers und der Organisation des raschen Transports ins Krankenhaus verhindert. Kritisch ist sowohl das aktive als auch das passive Aufwärmen. Während der Aufwärmphase benötigen die Patienten durch die Vasodilatation reichlich Volumen.

Das Abkühlen des Körpers im Rahmen eines Ertrinkungsunfalls führt zu einer Reduktion des zellulären Sauerstoffverbrauchs und wirkt auf Herz und Gehirn protektiv. Ein Herzstillstand kann in dieser Situation bis zu 10-mal länger toleriert werden, sofern die Hypothermie vor der Asphyxie auftritt. Kein Kind darf für tot erklärt werden, solange die Kerntemperatur unter 34°C liegt. Es gibt zahlreiche Fallberichte über hypotherme Kinder mit gutem Outcome (inkl. Ertrinkungsopfer nach stundenlanger Reanimation).
Bei einer Reanimation unter tiefer Hypothermie soll der Beginn einer extrakorporalen Zirkulation erwogen werden.
Die kardiopulmonale Reanimation eines hypothermen Patienten darf ausschließlich bei Vorliegen einer eindeutig letalen Verletzung, einer schwerwiegenden Erkrankung, langdauernden Asphyxie oder eines nicht komprimierbaren Thorax abgebrochen werden.
Der Herzstillstand tritt meist erst nach der Hypoxie auf. Wenn in bestimmten Situationen doch eine Arrhythmie als Ursache vermutet wird, kann nach 1 Minute effektiver kardiopulmonaler Reanimation ein Defibrillator angewandt werden. Die Haut muss vor Anlegen der Klebepads getrocknet werden.

Aufgrund des unreifen Thermoregulationssystems, tolerieren Kinder eine Hypothermie schlecht. Sobald die Körpertemperatur fällt, versagen die Kompensationsmechanismen des Körpers (z.B. Kältezittern) und es kann zu einer Bewusstseinstrübung und zum Auftreten von Arrythmien kommen. Bei einer schweren Hypothermie tritt physiologischerweise eine Bradykardie auf. Diese ist selten schrittmacherpflichtig, es sei denn sie persistiert nach dem Wiedererwärmen und führt zu hämodynamischer Beeinträchtigung. Generell tendieren Arrythmien (mit Ausnahme eine VF) nach Wiedererwärmen zu einer Spontankonversion in *den Sinusrhythmus. Bei tiefer Hypothermie (<24°C) liegen oft nur minimale Lebenszeichen vor, die leicht übersehen werden können. Zu ihrer Evaluation sollte man sich mindestens 1 Minute Zeit nehmen und ein EKG zum Nachweis jeglicher elektrischer Aktivität ableiten. Im Zweifelsfall sollte mit der kardiopulmonalen Reanimation begonnen werden.*

7. Kindesmisshandlung

Die Kindesmisshandlung kann sich durch verschiedenste körperliche Verletzungen präsentieren. Medizinisches Personal muss aufmerksam auf Hinweise achten, die auf eine Kindesmisshandlung hinweisen können:

- Der dargestellte Unfallhergang deckt sich nicht mit der klinischen Untersuchung, wird häufig geändert oder ist inadäquat zum kindlichen motorischen Entwicklungsstatus oder unpassend komplex.
- Der Zeitraum zwischen Verletzung und Vorstellung im Krankenhaus ist unerklärlich lang.
- Das Trauma tritt wiederholt auf.
- Die elterlichen Reaktionen sind inadäquat (übermäßig aggressiv, scheinbar gleichgültig oder überängstlich)
- Widersprüchliche Darstellungen von Eltern und anderen Betreuungspersonen
- Charakteristische Verletzungen, die daran denken lassen: Spiralfrakturen durch Drehbewegungen, Korbhenkelfrakturen, dorsale Rippenfrakturen, Verbrennungen durch Zigaretten, usw.

Das Kind soll in diesen Fällen stationär aufgenommen werden und so vor einer möglichen Wiederholung der Verletzung geschützt werden. Ein auf diesem Gebiet erfahrener Facharzt sollte in die Beurteilung und Betreuung der Eltern involviert werden.

Kapitel 10.

Versorgung und Reanimation des Neugeborenen

Die Reanimation eines Neugeborenen unterscheidet sich in vielerlei Hinsicht von einer Reanimation in jedem anderen Lebensalter. Trotzdem lässt sich das Grundprinzip des ABC - in leicht modifizierter Form - auch bei der Versorgung von Neugeborenen anwenden.

Beim Durchtritt des Kindes durch den Geburtskanal wird der Gasaustausch über die Plazenta durch die Wehentätigkeit kurzzeitig beeinträchtigt. Dies führt zu einer passageren Hypoxie des Kindes, die von den meisten reifen Neugeborenen gut toleriert wird. Innerhalb von 90 Sekunden nach der Geburt beginnen reife Neugeborene spontan oder unter Abtrocknen und taktiler Stimulation zu atmen bzw. laut zu schreien. Letztlich benötigen etwa 5-10 % aller Neugeborenen nach der Geburt weitere unterstützende Maßnahmen, die von einer Maskenbeatmung – und in sehr seltenen Fällen - bis hin zu Thoraxkompressionen und Medikamentengabe reichen können. Daher muss der Zustand jedes Neugeborenen nach der Geburt individuell beurteilt werden. Die Maßnahmen, die bei der Versorgung eines beeinträchtigten Neugeborenen ergriffen werden müssen, richten sich nach der normalen Physiologie des Kindes. Intrauterin werden die meisten Organfunktionen, wie Temperaturregelung, Gasaustausch, Ernährung und Metabolismus, von der Plazenta übernommen. Die fetalen Lungen sind mit Fruchtwasser gefüllt und nehmen nicht am Gasaustausch teil. Mit der Entbindung endet die Versorgung des Feten über die Plazenta. Innerhalb weniger Sekunden muss die Lunge von einem flüssigkeits- zu einem luftgefüllten und nun stark durchbluteten Organ werden. Die ersten Atemzüge des Neugeborenen generieren dabei negative Drücke von -50 bis -100 cmH$_2$O. Diese Drücke sind höher als bei der normalen Atmung; scheinen aber notwendig zu sein, um die Oberflächenspannung der Alveolen zu überwinden und die flüssigkeitsgefüllten Lungen zum ersten Mal mit Luft zu füllen.

Wenn in diesem Kapitel von Frühgeborenen gesprochen wird, handelt es sich um Neugeborene unter der 35. Schwangerschaftswoche

1. Vorbereitung

Für jede Geburt müssen geeignete räumliche und personelle Voraussetzungen gegeben sein. Infrastruktur, Ausstattung und personelle Ressourcen sind dabei sehr unterschiedlich und abhängig davon, wo die Geburt stattfindet (z.B. Hausgeburt, Geburtshaus, Geburtsklinik ohne und mit Neonatologie). Auch unerwartete Geburten sind möglich. Für die Versorgung des Neugeborenen gelten allerdings immer dieselben die gleichen Prinzipien, unabhängig davon, wo das Kind geboren wird.

Da es zwar häufig, aber nicht immer, möglich ist, die Notwendigkeit von Reanimationsmaßnahmen vorherzusehen und prinzipiell. jedes Neugeborene während und nach der Geburt Unterstützung benötigen kann, müssen vor jeder Geburt Vorbereitungen getroffen werden, um in der Notfallsituation effektive Reanimationsmaßnahmen umgehend durchführen zu können. Bei jeder Geburt muss mindestens eine in der Neugeborenenreanimation trainierte Person anwesend sein. Bei Risikogeburten muss darüber hinaus speziell neonatologisch ausgebildetes und trainiertes Personal zur Verfügung stehen und zumindest eine Person muss in der Intubation von Neugeborenen erfahren sein.

Professionelle Helfer, die selten mit der Versorgung von Neugeborenen konfrontiert sind, benötigen entsprechendes Training. Gerade auch Kliniken, die nicht über eine Neonatologie verfügen, müssen mit der Versorgung von Neugeborenen betrautes Personal regelmäßig in Neugeborenenreanimation trainieren. Da unerwartete Geburten außerhalb des klinischen Umfelds vor allem das Personal des Rettungsdienstes betreffen, soll dieses auf die Versorgung von Neugeborenen vorbereitet und trainiert sein. Neben dem Training der technischen Fertigkeiten sollte die häufig nicht ganz einfache Einschätzung des Geburtsfortschritts und die sich daraus ergebenden Handlungen Bestandteil dieses Trainings sein (rascher Transfer in die Klinik oder zunächst prähospitale Geburt).

1.1. Material

Findet eine Geburt außerhalb der üblichen Entbindungsbereiche statt, soll als Mindestausstattung folgendes Equipment zur Verfügung stehen:

- ein Hilfsmittel zur sicheren, assistierten Beatmung in der passenden Größe für Neugeborene
- warme, trockene Tücher und Laken
- sterile Instrumente zum Abklemmen und Durchtrennen der Nabelschnur saubere Handschuhe für alle Versorgenden

Für die Reanimation von Neugeborenen notwendiges Material muss in der richtigen Größe (für Frühgeborene und reife Neugeborene) und von entsprechender Qualität zur Verfügung stehen. Es muss standardisiert und vor jeder Erstversorgung auf Vollständigkeit und Funktion überprüft werden. Warme Tücher müssen immer vorbereitet sein, um das Kind umgehend trocknen und wärmen zu können.

Für innerklinische Geburten muss zumindest folgendes Equipment zur Verfügung stehen:

- *eine feste und ebene Arbeitsfläche*
- *ein Wärmestrahler*
- *warme Tücher, um das Neugeborene abzutrocknen und einzuwickeln (Plastikfolien für Frühgeborene)*
- *Druckluft/Sauerstoffquelle mit Sauerstoffblender, die einen Flow von über 5 Liter pro Minute ermöglicht.*

- *ein Beatmungsbeutel oder eine drucklimitierende Beatmungseinheit mit T-Stück (NeoPuff-System)*
- *Beatmungsmasken in geeigneter Größe (z.B. Rundmasken in Größe 00 und 0/1 oder Luftpolstermasken)*
- *Absaugvorrichtung und Absaugkatheter unterschiedlicher Größe (Fr 8,10,12 oder 14, oder Yankauer)*
- *Oropharyngeale Atemwegshilfen (Güdeltuben 60, 50, 40, 30 mm)*
- *Endotrachealtuben Größe 2.0, 2.5, 3.0, 3.5 und 4*
- *Larynxmaske (Gr.1)*
- *Führungsstab*
- *2 Laryngoskope mit geradem Spatel (00/0 und 1)*
- *Kapnometrie*
- *Magensonden (8 und 10 Fr)*
- *Einweghandschuhe*
- *Leukoplast*
- *Spritzen, Verweilkanülen und Nadeln verschiedener Größen*
- *Nabelklemme und Schere*
- *Notfallset für Nabelvenenkatheter*
- *Notfallset für Thoraxdrainage*
- *EKG und Pulsoxymetrie*
- *Suprarenin 1mg (1: 10.000)*
- *Natriumbikarbonat 0,5 mmol/ml (4,2%)*
- *Physiologische Kochsalzlösung (0,9%)*
- *Glukose 10%*

1.2. Wärmemanagement

Dem Schutz des Neugeborenen vor Auskühlung kommt während der Versorgung eine besondere Bedeutung zu. Die Versorgung eines kritisch kranken Neugeborenen soll in einer warmen, gut beleuchteten und zugluftfreien Umgebung erfolgen. Das Baby wird (im innerklinischen Bereich) idealerweise unter einem Wärmestrahler auf einer geraden und glatten Fläche platziert. Sämtliches zur Reanimation notwendige Material muss sofort verfügbar sein.

Eine adäquate Raumtemperatur im Erstversorgungsbereich ist ein wichtiger Faktor. Eine Raumtemperatur, die im Allgemeinen von Erwachsenen als angenehm empfunden wird, ist für ein nacktes, nasses Neugeborenes, insbesondere für Frühgeborene, in keinem Fall ausreichend.
Ein gesundes Neugeborenes gehört, um einen Wärmeverlust zu vermeiden, möglichst rasch auf die Brust der Mutter. Kopf und Körper des Neugeborenen werden, unter Aussparung des Gesichts, mit einem warmen Tuch bedeckt. Alternativ kann das Kind auch nackt auf die Brust der Mutter gelegt werden und beide werden mit einem geeigneten Tuch zugedeckt.

1.3. Maßnahmen zum Wärmeerhalt

Nackte, feuchte Neugeborene sind in einem Raum, der für Erwachsene angenehm warm erscheint, nicht in der Lage, ihre Körpertemperatur zu halten. Beeinträchtigte Neugeborene (insbesondere wachstumsretardierte Neugeborene und Frühgeborene) sind bezüglich eines Wärmeverlustes besonders empfindlich. Kälte bedeutet Stress für ein Neugeborenes und führt zu einer verminderten arteriellen Sauerstoffkonzentration sowie einer zunehmenden metabolischen Azidose. Dies erschwert eine erfolgreiche Reanimation. *Die Kerntemperatur von nicht-asphyktischen Neugeborenen soll daher immer zwischen 36,5 und 37,5 °C gehalten werden.*

Einem Wärmeverlust soll folgendermaßen aktiv vorgebeugt werden:

- Warme Umgebung und warme Tücher
- Vermeiden von Zugluft
- Das gesunde reife Neugeborene wird direkt nach der Geburt sorgfältig abgetrocknet. Die feuchten Tücher werden entfernt und Kopf und Körper des Neugeborenen werden unter Aussparung des Gesichts, mit einem warmen, trockenen Tuch bedeckt.
- Sind keine Reanimationsmaßnahmen notwendig, wird das Neugeborene der Mutter auf die Brust gelegt und beide werden mit einem Tuch zugedeckt.
- Sind in der Anpassungsphase unterstützende Maßnahmen oder Reanimationsmaßnahmen notwendig, wird das Neugeborene unter einem vorgewärmten Heizstrahler auf einer warmen, ebenen Fläche platziert.

2. Initiale Beurteilung

Der klinische Zustand jedes Neugeborenen muss nach der Geburt beurteilt werden.

Das rasche, simultane Erfassen der Atmung, der Herzfrequenz, des Muskeltonus und des Hautkolorits (periphere Sättigung), ist hilfreich, um schnell die Notwendigkeit zur Reanimation zu erkennen. Während der Wehen führen die Kontraktionen der Gebärmutter zu einem kurzzeitig eingeschränkten plazentaren Gasaustausch. Dies kann eine fetale Hypoxie unterschiedlichen Ausmaßes zur Folge haben. Eine fortdauernde Hypoxie kann die Funktion des fetalen Atemzentrums beeinträchtigen. Das Neugeborene kann hypoton, apnoeisch, zyanotisch und bradykard sein. Bei einer schweren Asphyxie führt die periphere Vasokonstriktion dazu, dass das Neugeborene nicht zynaotisch, sondern weiß erscheint. Daher sollten Änderungen der Herzfrequenz, der Atmung, des Muskeltonus, und des Hautkolorits (periphere Sättigung) auch während der Reanimation regelmäßig reevaluiert werden.

2.1. Atmung

Überprüfen Sie zunächst, ob das Neugeborene atmet. Wenn es atmet, beurteilen Sie die Atemfrequenz, die Atemtiefe und ob die Atemexkursionen seitengleich sind. Meistens setzt eine Spontanatmung innerhalb von 90 Sekunden nach der Geburt ein.

Eine suffiziente Atmung zeigt sich häufig durch ein kräftiges Schreien. Achten Sie auf Zeichen pathologischer Atemmuster, wie eine Schnappatmung oder Stöhnen (Knörksen). Kommt es unter dem Abtrocknen und einer taktilen Stimulation nicht zu einer suffizienten Atmung, sind weitere Maßnahmen notwendig.

2.2. Herzfrequenz

Die Herzfrequenz ist der beste klinische Parameter, um den Zustand eines Neugeborenen nach der Geburt zu beurteilen und zeigt zudem am sensitivsten den Erfolg von unterstützenden Maßnahmen an. Die Herzfrequenz kann initial durch die Auskultation mit dem Stethoskop über der Herzspitze, idealerweise aber mit Hilfe eines EKGs beurteilt werden. Das Tasten des Pulses an der Basis der Nabelschnur ist oft möglich, kann aber durchaus irreführend sein. Selbst bei einem gesunden Neugeborenen pulsiert die Nabelschnur nicht in allen Fällen und die Herzfrequenz ist mitunter nicht sicher beurteilbar.

Wird kein EKG verwendet, kann die Herzfrequenz am Besten mit folgender Faustregel beurteilt werden: Anzahl der Herzschläge innerhalb von 6 Sekunden multipliziert mit 10. Es kann auch folgende Faustregel herangezogen werden: Weniger als ein Schlag pro Sekunde bedeutet eine Herzfrequenz < 60/min, mehr als ein Schlag pro Sekunde > 60/min. Eine initiale Herzfrequenz > 60 ist in jedem Fall ist beruhigend, allerdings sollte diese bei einem gesunden Neugeborenen rasch auf > 100/Minute ansteigen. Eine Herzfrequenz < 100 muss immer zu einer weiteren Beurteilung des klinischen Zustandes und ggf. weiteren Maßnahmen führen.

Die Herzfrequenz zeigt am sensitivsten den Erfolg von Reanimationsmaßnahmen an.

2.3. Muskeltonus

Ein unbeeinträchtigtes Neugeborenes zeigt einen kräftigen Muskeltonus mit Beugehaltung der Extremitäten. Ein Neugeborenes mit schlaffem Muskeltonus ist meist bewusstlos und benötigt unterstützende Maßnahmen.

2.4. Hautkolorit und periphere Sättigung

Die alleinige Beurteilung des Hautkolorit ist ein schlechter Parameter zur Einschätzung der Oxygenierung. Diese sollte idealerweise mittels Pulsoxymetrie erfasst werden. Ein gesundes Neugeborenes zeigt häufig direkt nach der Geburt eine periphere Zyanose, auch periphere Rekapillarisierungszeiten von mehr als zwei Sekunden sind nicht ungewöhnlich. Auch wenn die optische Beurteilung des Hautkolorits eine schlechte Methode zur Erfassung einer Zyanose ist, sollte sie nicht unterbewertet werden. Erscheint ein Neugeborenes zyanotisch, wird die präduktale Sättigung durch Anlegen einer Pulsoxymetrie an der rechten Hand überprüft. Eine ausgeprägte, persistierende Blässe – trotz effektiver Ventilationen – kann Zeichen einer signifikanten Azidose, seltener auch einer Hypovolämie, sein.

Die periphere Sättigung sollte beim Neugeborenen immer präduktal (an der rechten Hand) gemessen werden.

Als präduktale Sättigung wird die Sauerstoffsättigung des Blutes vor dem Ductus arteriosus, der Kurzschlussverbindung zwischen der Arteria pulmonalis und der Aorta, bezeichnet. Bei Neugeborenen mit einem zyanotischen Vitium oder einem schlechten Kreislaufzustand kann der Druck im Lungenkreislauf hoch sein und nicht oxygeniertes Blut gelangt über den Ductus arteriosus unter Umgehung der Lunge, von der Art. pulmonalis direkt in die absteigende Aorta. Die Versorgungsbereiche aller Arterien aus der Aorta, die nach dem Ductus liegen (postduktal), können daher eine niedrigere Sättigung aufweisen als oberhalb der Ductuseinmündung. Entscheidend für die Versorgung ist jedoch die Oxygenierung im Gehirn und diese entspricht am Besten der Sättigung an der rechten Hand, da diese im Versorgungsbereich der rechten Arteria subclavia und damit sicher vor dem Ductus (präduktal) liegt.

2.5. APGAR

Der Apgar-Score wird nach 1, 5 und 10 Minuten bestimmt. Er ist zwar die am weitesten verbreitete Methode, den Zustand eines Neugeborenen nach der Geburt zu beurteilen, aber absolut ungeeignet, um zu entscheiden, ob Reanimationsmaßnahmen begonnen werden müssen.

3. Die Reanimation des Neugeborenen

Die meisten Neugeborenen benötigen außer Wärmen, Trocknen und der Sicherstellung freier Atemwege keine weiteren Maßnahmen. Neugeborene mit hypotonem Muskeltonus, die nicht schreien oder spontan atmen, benötigen unterstützende Maßnahmen unterschiedlichen Ausmaßes.

Dabei wird immer nach dem **ABCD**-Schema vorgegangen:

- Atemwege (= **A**irway)
- Atmung (= **B**reathing)
- Kreislauf (=**C**irculation)

und evtl.

- Medikamente (=**D**rugs)

Bei Frühgeborenen kann die Vorgangsweise variieren.

Erste Maßnahmen nach der Geburt:

- Starten Sie die Uhr bzw. notieren Sie die Startzeit der Maßnahmen und dokumentieren Sie nach Möglichkeit die einzelnen Maßnahmen und den klinischen Verlauf.
- Wickeln Sie das Baby in ein warmes, trockenes Tuch.

- Trocknen Sie das Neugeborene schnell und effektiv. Entfernen Sie das nun feuchte Tuch und wicklen Sie das Kind in ein trockenes, warmes Tuch. Der Kopf sollte ebenfalls bedeckt werden. Um das Kind gut beurteilen zu können, bleiben lediglich Gesicht und Brustkorb frei. Das Abtrocknen des Neugeborenen ist gewöhnlich eine ausreichende Stimulation um eine effektive Spontanatmung anzuregen. Eine übertrieben kräftige Stimulation soll vermieden werden.
- Während dieser Tätigkeit beurteilen Sie das Kind danach, ob weitere Maßnahmen notwendig sind.

Zeigt das Neugeborene während des Abtrocknens eine suffiziente Spontanatmung, eine Herzfrequenz > 100/min und einen guten Muskeltonus, sind wahrscheinlich keine weiteren Maßnahmen notwendig. Es wird der Mutter auf die Brust gelegt und beide werden mit einer Decke so zugedeckt, dass das Neugeborene weiter gut beurteilbar bleibt. Atmung, Muskeltonus und Hautkolorit werden weiter beobachtet, um die im Verlauf eventuelle Notwendigkeit weiterer Maßnahmen nicht zu übersehen.

Unbeeinträchtigte Neugeborene, die keine Reanimationsmaßnahmen benötigen, sollen verzögert, frühestens nach einer Minute, abgenabelt werden. Diese Empfehlung gilt auch für stabile Frühgeborene.

Sofern das Neugeborene nicht auf dem Bauch der Mutter liegt, kann dabei das Kind 10 cm unterhalb der Plazentaebene gehalten werden.

Ein Neugeborenes, dass keine Spontanatmung, eine Herzfrequenz < 100/Minute oder einen hypotonen Muskeltonus zeigt, muss hingegen umgehend abgenabelt werden und an einen Ort gebracht werden, an dem es effektiv beurteilt werden kann und ggf. weitere Maßnahmen nach dem ABCD-Schema vorgenommen werden können.

Rufen Sie im Zweifelsfall schnell weitere Hilfe. Je früher der Notruf, umso eher wird die Hilfe vor Ort sein!

3.1. Öffnen der Atemwege (A)

Zunächst müssen die Atemwege geöffnet werden. *(Abb. 10.1a)*

Neugeborene haben einen im Vergleich zum restlichen Körper überproportional großen Kopf. Der prominente Hinterkopf führt in Rückenlage zu einer Beugung des Halses *(Abb. 10.1)*. Zum Öffnen der Atemwege wird der Kopf in die Neutralposition gebracht. Sowohl eine Überstreckung als auch eine zu starke Beugung führen zu einer Verlegung der Atemwege.

Um eine Lagerung des Kopfes in der Neutralposition zu erleichtern, kann ein zwei bis drei Zentimeter dickes Tuch unter die Schultern gelegt werden. Bei hypotonen Neugeborenen kann die Zunge zurückfallen und die Atemwege verlegen. Lassen sich die Atemwege durch das Lagern des Kopfes in Neutralposition nicht öffnen und ist das Anheben des Kinns nicht möglich, dann ist der 2 Hände-Esmarch-Handgriff ein geeignetes Manöver. Die Verwendung eines Guedeltubus kann ebenfalls hilfreich sein.

Bild 10.1
Öffnen der Atemwege

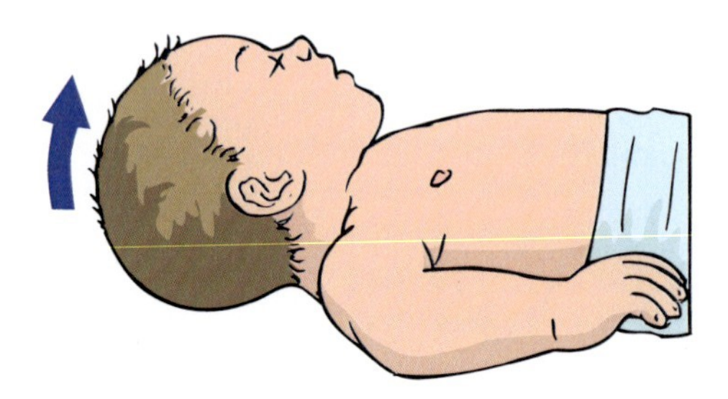

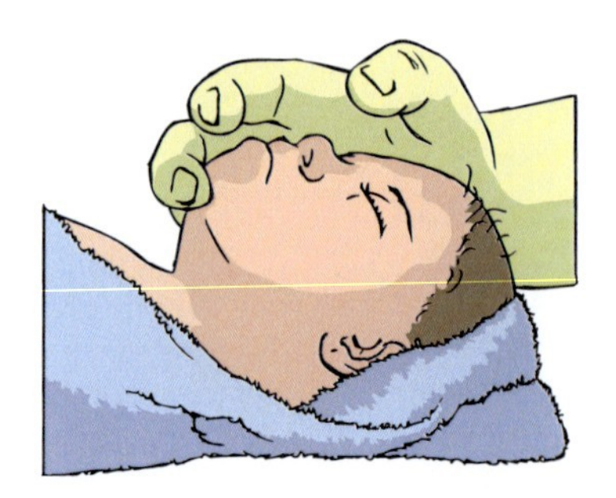

Ein routinemäßiges oropharyngeales Absaugen des Neugeborenen ist nicht notwendig. Neugeborene müssen nur abgesaugt werden, wenn die Atemwege verlegt sind. Eine solche Verlegung kann aufgrund von Mekonium, Blutkoageln, zähem Schleim oder Vernix bestehen.
Wird ein Neugeborenes abgesaugt, ist zu bedenken, dass zu heftiges oropharyngeales Absaugen das Einsetzen einer suffizienten Spontanatmung verzögern und zu einem Laryngospasmus sowie zu einer vagusinduzierten Bradykardie führen kann. Das Absaugen sollte für gewöhnlich mit einem Absaugkatheter mit 8 -12 Fr durchgeführt werden und nicht länger als 5 Sekunden dauern. (evtl. kann auch ein Yankauerkatheter für Kinder verwendet und maximal 5 cm eingeführt werden) Der Sog sollte -150 mmHg nicht überschreiten.

3.2. Atmung (B) und Stimulation

Das Abtrocknen des Neugeborenen ist gewöhnlich eine ausreichende Stimulation, um eine effektive Spontanatmung anzuregen.

- Zeigt ein spontan atmendes Neugeborenes zwar eine Herzfrequenz > 100/Minute aber Zeichen einer vermehrten Atemarbeit und/oder eine persistierende Zyanose, sollte eine Atemunterstützung mittles CPAP (=continuous positive airway pressure) erwogen werden. Hierfür eignet sich idealerweise ein Beatmungssystem mit T-Stück (Neopuff®, Perivent). Die periphere Sättigung wird überwacht, ggf. ist eine Gabe von zusätzlichem Sauerstoff ebenfalls notwendig. Für die stufenlose Titration von Sauerstoff muss zwingend ein Sauerstoffmischer zur Verfügung stehen.

- *Ein CPAP bzw. eine Gabe von zusätzlichem Sauerstoff ist über einen sich selbst füllenden Beatmungsbeutel, der mit einer Nasen-Mund-Maske auf das Gesicht aufgedrückt wird selbst dann nicht möglich, wenn dieser über ein einstellbares PEEP-Ventil verfügt, da das Neugeborene nicht gegen das Einweg-Ventil des Beatmungsbeutel atmen kann.*
- *Sehr selten bleiben Neugeborene trotz adäquater Atmung und Kreislauffunktion hypoxämisch. Ursachen hierfür können ein zyanotisches Vitium, ein Pneumothorax, eine konnatale Pneumonie, ein Surfactantmangel oder z.B. eine Zwerchfellhernie sein.*

- *Zeigt ein Neugeborenes nach dem Trocknen, dem Freimachen der Atemwege und unter taktiler Stimulation keine suffiziente Spontanatmung oder verbleibt die Herzfrequenz unter 100/Minute, muss mit einer Maskenbeatmung (zunächst mit Raumluft) begonnen werden, um die Lungen des Kindes zu öffnen.*

Die adäquate Expansion der Lungen durch eine Maskenbeatmung ist die effektivste und häufig einzig notwendige Maßnahme für die erfolgreiche Reanimation eines Neugeborenen.

Die Belüftung der flüssigkeitsgefüllten Alveolen durch eine adäquate mechanische Atemhilfe kann in den meisten Fällen die Hypoxie und die damit verbundene Bradykardie und respiratorische Azidose beseitigt werden. Die Surfactant-Produktion wird stimuliert und das funktionelle Residualvolumen aufgebaut.

Das beste klinische Zeichen einer suffizienten Beatmung ist der Anstieg der Herzfrequenz.

3.2.1. Initiale Beatmungen

Der optimale Beatmungsdruck, die Inspirationszeit und der benötigte Flow, um ein ausreichendes funktionelles Residualvolumen herzustellen, sind nicht bekannt. Bei reifen **Neugeborenen sollen die ersten fünf Beatmungen mit einem Beatmungsdruck von etwa 30 cmH_2O** durchgeführt werden. Bei Frühgeborenen mit einem Beatmungsdruck von **20-25 cm H_2O**. Dabei sollen die ersten fünf Beatmungen mit einer verlängerten **Inspirationszeit von zwei bis drei Sekunden** durchgeführt werden, um die Lungen zu enfalten.

Um ein Volutrauma zu vermeiden, soll während der Inspirationszeit ein Plateau gehalten werden, ohne dabei die Lungen zu überdehnen. Leichter als mit einem Beatmungsbeutel kann dies mit einem Beatmungssystem mit T-Stück (z.B. Perivent®) durchgeführt werden.

Die Reanimation eines reifen Neugeborenen soll immer mit Raumluft begonnen werden. Zeigt sich trotz effektiver Beatmung keine zufriedenstellende Sauerstoffsättigung (idealerweise gemessen über eine Pulsoxymetrie) oder müssen Thoraxkompressionen durchgeführt werden, soll eine Erhöhung der Sauerstoffkonzentration in Erwägung gezogen werden.

Nach den ersten fünf Beatmungen (ca. 60 Sekunden nach der Geburt) muss die Herzfrequenz überprüft werden. Idealerweise sollte dies mit Hilfe eines EKGs und einer Pulsoxymetrie erfolgen, sofern es dies die Reanimationsversuche nicht behindert.

- Anstieg der Herzfrequenz > 100/Minute: Wenn das Kind noch nicht spontan oder insuffizient atmet (Brady- u/o Dyspnoe, bzw Schnappatmung) wird die Beatmung nach den initialen fünf Beatmungen mit verlängerter Inspirationszeit nun mit normaler Inspirationszeit (1-1,5 Sekunden) und einer Frequenz von etwa 30 Atemhüben pro Minute bis zum Einsetzen einer suffizienten Spontanatmung fortgeführt.
- *Kein Anstieg der Herzfrequenz:*

  Kommt es unter Beatmung zu keinem Anstieg der Herzfrequenz, liegt die Ursache in den meisten Fällen an einer insuffizienten Belüftung der Lungen. Bevor zu Thoraxkompressionen übergegangen werden darf, muss unbedingt sichergestellt sein, dass die Lungen effektiv geöffnet wurden. Unter den nächsten Beatmungen muss daher unbedingt auf ein effektives Heben und Senken des Thorax bei den Beatmungshüben geachtet werden.

  Wenn sich der Thorax unter Beatmung nicht hebt:

  1. Setzen Sie die Maske neu auf und überprüfen Sie, ob diese passt und dicht abschließt.
  2. Repositionieren Sie den Kopf.
  3. Steigern Sie den Beatmungsdruck (in seltenen Fällen hilft auch eine Verlängerung der Inspirationszeit).
  4. Versuchen Sie einen Zwei-Hände-Esmarch-Handgriff mit Hilfe einer zweiten Person.
  5. Verwenden Sie einen Guedeltubus.
  6. Selten kann eine Inspektion des Oropharynx mit einem Laryngoskop und die Entfernung sichtbarer Atemwegshindernisse mit einem großlumigen Absaugkatheter notwendig sein.
  7. Erwägen Sie weitere alternative Hilfsmittel zur Beatmung (z.B. eine Larynxmaske, Intubation)

Werden unter den beschriebenen Maßnahmen nun ausreichende Thoraxbewegungen beobachtet und es kommt weiterhin zu keinem Anstieg der Herzfrequenz > 60 pro Minute, müssen Thoraxkompressionen durchgeführt werden.

3.2.2. Oxygenierung und Beatmung

Effektive Beatmungen lassen sich mit einem Beatmungsbeutel, dessen Füllung vom Gasfluss abhängig ist (anästhesiologischer Beatmungsbeutel), mit einem sich selbst füllenden Beatmungsbeutel oder mit einem T-Stück-System (Perivent®) das eine Regulierung des applizierten Spitzendrucks erlaubt, erreichen. Selbstfüllende Beatmungsbeutel besitzen Überdruckventile, die sich abhängig vom Gasfluss öffnen. Unter brüsker Beatmung kann der applizierte Beatmungsdruck allerdings durchaus den vom Hersteller angegebenen Spitzendruck übersteigen. Die Verwendung eines Systems mit T-Stück erlaubt im Gegensatz zu herkömmlichen Beatmungsbeuteln eine bessere Kontrolle des applizierten Spitzendrucks und erleichtert die Beatmung mit verlängerten Inspirationszeiten *(Abb. 10.2)*. Für eine Atemunterstützung mittels CPAP bzw. für eine Beatmung mit PEEP sind selbstfüllende Beatmungsbeutel nicht geeignet, selbst wenn sie ein sogenanntes „PEEP-Ventil" besitzen.

Masken für die Beatmung von Neugeborenen müssen in entsprechenden Größen vorliegen. Neben den klassischen neonatologischen Rundmasken mit breitem und weichem Rand eignen sich, besonderns für den in der Beatmung Ungeübten, moderne Luftpolstermasken. Eine Maske in der richtigen Größe darf auf keinen Fall die Nase verschließen, auf die Augen drücken und das Kinn überragen.

Bild 10.2
NeoPuff-System

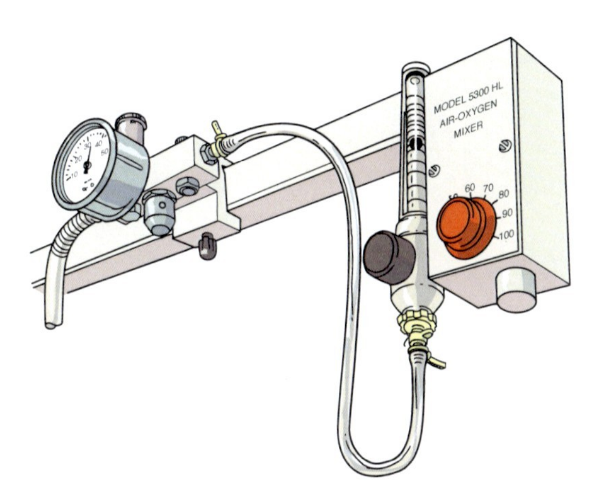

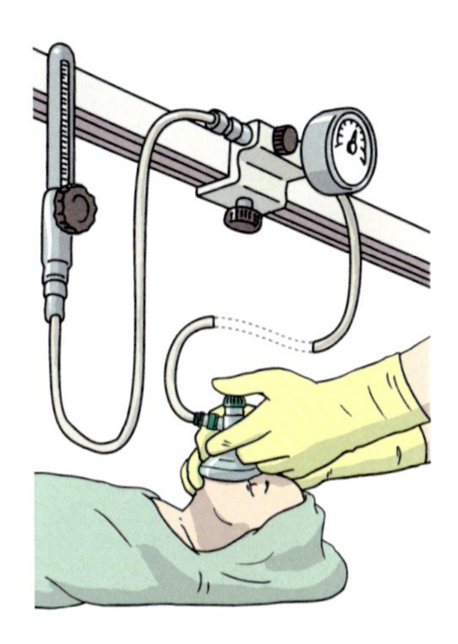

10

Ein Beatmungsgerät mit T-Stück funktioniert nach dem Prinzip eines kontinuierlichen Gasflusses. Die Beatmungsmaske wird mit dem T-Stück verbunden. Durch das kurzzeitige Verschließen des Ventils am T-Stück kann ein konstanter (über ein Manometer kontrollierter), positiver Beatmungsdruck erzeugt werden. Dadurch können Beatmungen mit gewünschter Inspirationszeit und konstantem Beatmungsdruck verabreicht werden (...). (eine reine PEEP-Applikation ist ebenfalls möglich)

Eine Larynxmaske kann für die Beatmung von reifen und nahezu reifen Neugeborenen verwendet werden, vor allem wenn eine Maskenbeatmung oder auch eine intubation nicht gelingt oder nicht möglich ist. Sie kann bei Neugeborenen ≥2000 Gramm bzw. ≥34 Schwangerschaftswochen als Alternative zu einer Maskenbeatmung in Erwägung gezogen werden. Allerdings gibt es bisher wenig Daten über die Verwendung einer Larynxmaske während der Durchführung von Thoraxkompressionen, für die Versorgung von kleineren Frühgeborenen oder im Rahmen von Geburten mit mekoniumhaltigem Fruchtwasser.

- **Sauerstoff**

Eine Beatmung von reifen Neugeborenen soll immer mit einer Sauerstoffkonzentration von 21 % und nicht mit 100 % begonnen werden. Kommt es trotz effektiver Beatmung zu keinem Anstieg der Herzfrequenz oder einer zufriedenstellenden Sauerstoffsättigung (idealerweise gemessen über eine Pulsoxymetrie), soll die zugeführte Sauerstoffkonzentration erhöht werden. Für Frühgeborene soll initial ebenfalls Raumluft oder eine niedrige Sauerstoffkonzentration (21–30 %) verwendet werden.

Die Verwendung einer Pulsoxymetrie ermöglicht eine zielgerichtete Sauerstofftherapie. Den Einsatz von Sauerstoffmischern vorausgesetzt, soll die Sauerstoffkonzentration entsprechend der präduktalen peripheren Sättigung titriert werden. So können sowohl Hypoxien als auch exzessive Sauerstoffgaben bei Früh- und Neugeborenen vermieden werden. Die akzeptablen präduktalen SpO_2-Werte finden sich in Tabelle 10.1. Dabei benötigen Frühgeborene mitunter noch länger um Werte > 90 % zu erreichen.

Tabelle 10.1
Akzeptable SpO_2-Werte nach der Geburt

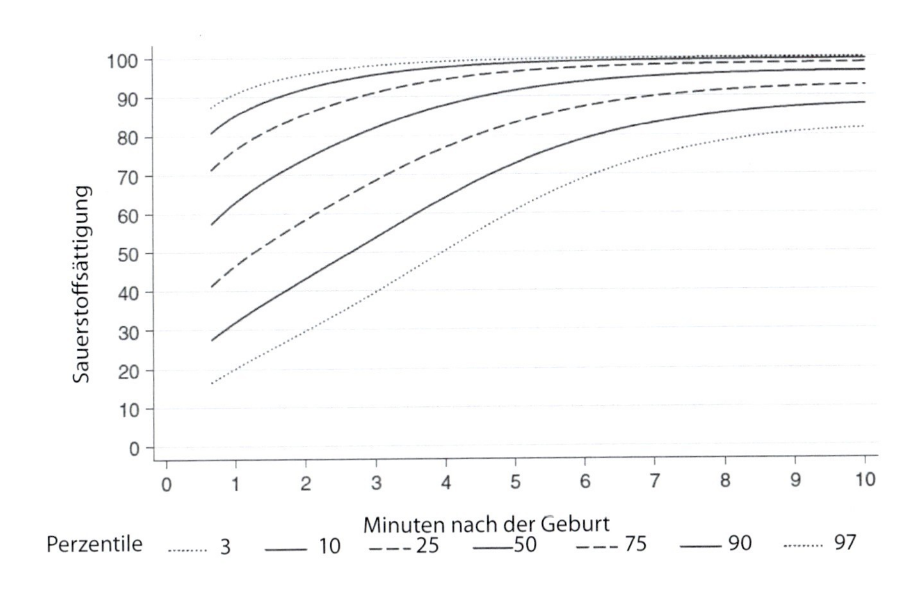

Die Rolle hoher Sauerstoffkonzentrationen für die Bildung freier Sauerstoffradikale und die Erhöhung von oxydativem Stress als Ursache für direkte Gewebeschäden (Reperfusionsschäden) ist mittlerweile belegt. Zudem scheinen experimentelle und klinische Daten darauf hinzuweisen, dass die Verwendung von 100 % Sauerstoff negative Auswirkungen auf die Atemphysiologie und die Hirndurchblutung sowie die Vergrößerung von Gewebsschäden durch die Bildung freier Radikale zur Folge hat. Randomisierte Studien bei asphyktischen Neugeborenen weisen zudem stark darauf hin, dass 21 % Sauerstoff genauso effektiv wie 100 % Sauerstoff sind.

- **Tracheale Intubation**

Gerade die Intubation eines Neugeborenen erfordert Training und Erfahrung. Ein Neugeborenes lässt sich nahezu immer mit Hilfe einer Maskenbeatmung erfolgreich ventilieren. Nur extrem selten gelingt dies nicht. Wenn auch nach Ausschöpfung aller oben beschriebenen Maßnahmen eine Maskenventilation nicht gelingt, muss eine Intubation in Erwägung gezogen werden. Nur in sehr seltenen Fällen, z.B. im Rahmen einer Zwerchfellhernie, ist eine primäre Intubation prinzipiell sinnvoll.

Wann ein Neugeborenes intubiert werden sollte, hängt daher in den meisten Fällen vor allem von der Verfügbarkeit des geeigneten Personals ab.

Die Notfallintubation wird in der Regel oral mittels direkter Laryngoskopie durchgeführt mit einem geraden Spatel der Größe 0 für Frühgeborene und Größe 1 für Termingeborene.

Die Größen der Materialien für das Atemwegsmanagement können anhand des Gewichtes oder der Schwangerschaftswoche abgeschätzt werden (s. Tab. 10.2). Die endotracheale

Tubuslage und die Intubationstiefe müssen bei der Intubation unter direkter Sicht überprüft werden. An dieser Stelle soll darauf hingewiesen werden, dass die Stimmbandmarkierungen, die die korrekte Intubationstiefe erleichtern sollen, von Hersteller zu Hersteller beträchtlich variieren. Ein prompter Anstieg der Herzfrequenz nach der Intubation unter Beatmung ist ein gutes Zeichen für eine endotracheale Tubuslage. Der Nachweis von CO_2 in der Ausatemluft ist ebenfalls sinnvoll und empfohlen. Falsch negative Ergebnisse werden hier im Herz-Kreislauf-Stillstand (und bei sehr kleinen Frühgeborenen) beobachtet.

Tabelle 10.2
Tubusgröße und orotracheale Intubationstiefe bei Neugeborenen

Tubusgröße (mm ID)	Gewicht (g)	GA (Wochen)	Insertionstiefe in (cm)*
2.5	< 1000	< 28	6.5 - 7
3	1000 - 2000	28 - 34	7 - 8
3 - 3.5	2000 - 3000	34 - 38	8 - 9
3.5 - 4	> 3000	> 38	> 9
Tubusgröße in mm = Schwangerschaftswoche/10			

3.3. Kreislauf (C)

Effektive Beatmungen sind die wichtigste und häufig einzig notwendige Maßnahme für die erfolgreiche Reanimation eines Neugeborenen. Thoraxkompressionen müssen begonnen werden, wenn die Herzfrequenz trotz effektiver Beatmung unter 60 pro Minute bleibt.
Da die Beatmung allerdings durch Thoraxkompressionen behindert werden kann, ist es entscheidend, zunächst sicherzustellen, dass sie effektiv ist, bevor Thoraxkompressionen durchgeführt werden.
Zwei Methoden werden zur Durchführung von Thoraxkompressionen beim Neugeborenen empfohlen:

- <u>2-Daumen-Technik:</u> Die effektivste Technik für Thoraxkompressionen beim Neugeborenen ist die 2-Daumen-Technik *(Abb. 10.3)*. Auf diese Weise können ein höherer systemischer Blutdruck und ein höherer koronarer Perfusionsdruck erreicht werden. Während eine Person hinter dem Kopf steht und das Neugeborene beatmet, steht die zweite Person gegenüber an den Füßen des Kindes und führt die Thoraxkompressionen durch. Platzieren Sie hierfür zwei Daumen nebeneinander über dem unteren Drittel des Brustbeins (oberhalb der Brustbeinspitze). Umgreifen Sie mit den Fingern den gesamten Brustkorb und stützen Sie so den Rücken des Kindes. Der Druck muss auf die Mitte des Sternums ausgeübt werden. Ein direkter Druck auf die Rippen muss vermieden werden.

- 2-Finger-Technik: Sind Ihre Hände zu klein oder der Brustkorb des Kindes zu groß und kann daher nicht umgriffen werden oder während einer kurzen Phase weiterer Maßnahmen (z.B. Legen eines Nabelvenenkatheters), sollte die 2-Finger-Technik angewendet werden *(Abb. 10.3)*. Dafür werden zwei Finger im unteren Drittel des Sternums im rechten Winkel zum Sternum platziert. Die zweite Hand kann unter den Rücken gelegt werden.

Bild 10.3
Zwei-Daumen-Technik

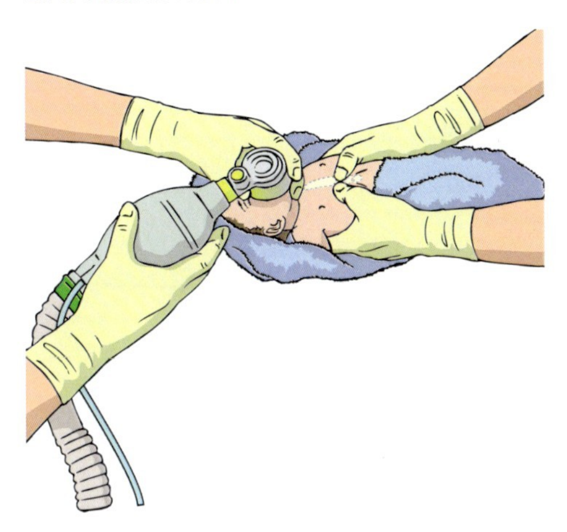

Bei beiden Methoden muss der Thorax etwa zu einem Drittel seines Durchmessers komprimiert werden, um einen tastbaren Puls zu erreichen. Nach jeder Kompression muss das Sternum wieder in seine Ausgangsposition zurückkehren. Die Finger oder Daumen verbleiben dabei auf dem Thorax.

Thoraxkompressionen werden immer in Kombination mit Beatmungen in einem Verhältnis von **3:1** durchgeführt. Bei einer Kompressionsfrequenz von 120/Minute können so 90 Kompressionen und 30 Beatmungen in einer Minute erreicht werden. Allerdings hat die Qualität der Kompressionen und der Beatmungen wahrscheinlich eine größere Bedeutung als das Kompressions-Ventilations-Verhältnis. Ein zeitgleiches Durchführen von Kompressionen und Beatmungen beeinträchtigt die Ventilationen und muss daher vermieden werden

- *Spätestens wenn Thoraxkompressionen durchgeführt werden, sollte die zugeführte Sauerstoffkonzentration auf bis zu 100% erhöht werden.*
- *Alle 30 Sekunden wird die Herzfrequenz wieder überprüft. Werden Thoraxkompressionen und Beatmungen effektiv durchgeführt und es kommt zu keinem Anstieg der Herzfrequenz > 60/Min., kann im weiteren Verlauf die Gabe von Adrenalin und Volumen in Erwägung gezogen werden.*

Bild 10.4
Algorithmus der Neugeborenenreanimation

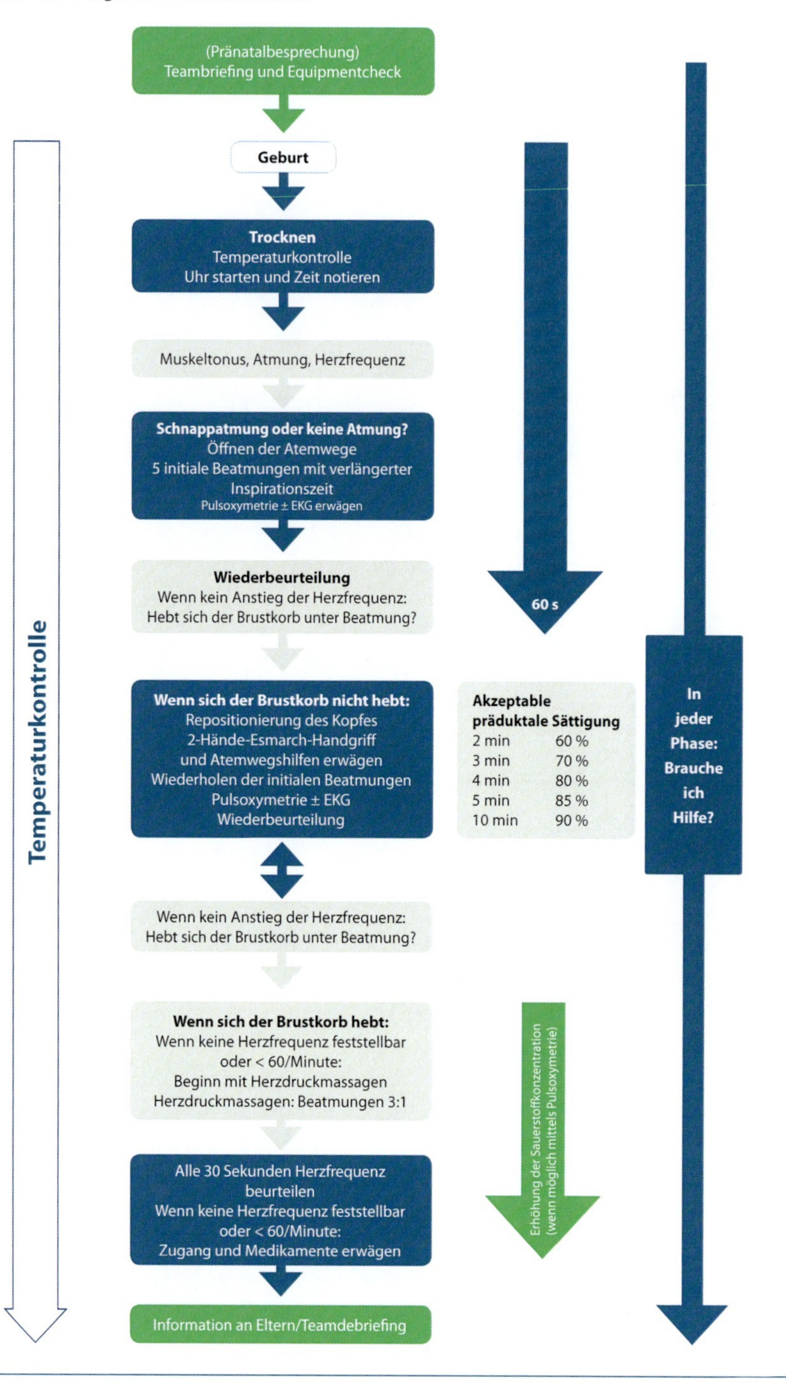

3.3.3. Medikamente und Volumen

Sehr selten werden im Rahmen einer Neugeborenenversorgung Medikamente benötigt, da die Ursache einer Bradykardie zumeist in einer Hypoxie liegt und effektive Beatmungen und/oder eventuell auch Thoraxkompressionen zu einem Anstieg der Herzfrequenz führen. Trotzdem zeigen einige Neugeborene auch unter Beatmungen und nach 30 Sekunden effektiver Beatmungen und Thoraxkompressionen keinen Anstieg der Herzfrequenz > 60/min. In dieser Situation soll die Gabe von Adrenalin erwogen werden.

Zur Verabreichung von Medikamenten und Volumen ist das Legen eines Zugangs notwendig. Eine Möglichkeit hierfür ist ein Nabelvenenkatheter (NVK). Für ein erfahrenes Team mit genügend personellen Ressourcen ist er mitunter schnell und leicht zu legen *(Abb. 10.6)*. Auch im Rahmen einer Neugeborenenreanimation ist der intraossäre Zugang eine sinnvolle Alternative, wenn auch die Erfahrungen bei Neugeborenen noch begrenzt sind. Die endotracheale Medikamentengabe wird beim Neugeborenen nicht mehr empfohlen.

Bild 10.5
Legen eines Nabelvenenkatheters

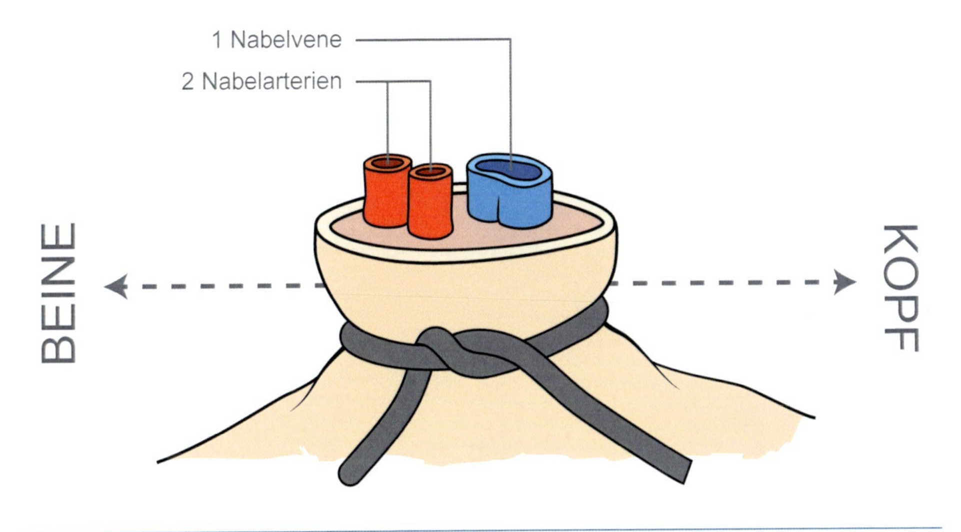

- **Adrenalin**

Liegt die Herzfrequenz nach 30 Sekunden Beatmungen in Kombination mit Thoraxkompressionen weiter unter 60/Minute - und es stehen genügend Personen zur Verfügung - wird ein Zugang gelegt und Adrenalin verabreicht.

Die empfohlene intravenöse Dosis beträgt 10µg/kgKG (0,1 ml/kgKG der 1:10.000-Lösung) und soll so schnell wie möglich intravenös verabreicht werden. Sind weitere Gaben notwendig, werden in der Folge 10–30 µg/kgKG (0,1–0,3 ml/kgKG der 1:10.000-Lösung) pro Dosis (alle 3 – 5 Minuten) verabreicht.

Hohe Dosen Adrenalin können allerdings eine lang anhaltende Blutdruckerhöhung und Hirnblutungen verursachen. Auf Grund der eingeschränkten Datenlage sollen hohe Dosierungen bei Neugeborenen und insbesondere bei Frühgeborenen vermieden werden.

- **Volumen**
Wenn das Neugeborene auf adäquate Reanimationsmaßnahmen nicht anspricht und der Verdacht auf eine Hypovolämie oder Zeichen eines Schocks bestehen (Blässe, schlechte periphere Durchblutung, schwache Pulse), soll eine Flüssigkeitsgabe erwogen werden. Auch wenn kein direkter Hinweis auf einen Blutverlust des Neonaten besteht, kann v.a. bei einem Kreislaufversagen, kann eine Hypovolämie eine begleitende Ursache sein. Das Volumen der ersten Wahl sind kristalloide, iostone Flüssigkeiten. Ist bei einem tatsächlichen Blutverlust kein geeignetes Blut verfügbar (d.h. bestrahltes, leukozytendepletiertes, 0-Rh-negatives Erythrozytenkonzentrat), sind zur Erhöhung des intravasalen Volumens ebenfalls isotone-kristalloide Lösungen den albuminhaltigen vorzuziehen. Initial soll ein Flüssigkeitsbolus von **10 ml/kg KG i.v. oder i.o.** (über 5-10 Minuten) verabreicht werden. Die exakte Flüssigkeitsmenge und die Geschwindigkeit der Verabreichung richten sich letztlich nach der Schwere des hypovolämen Schocks. Idealerweise soll Volumen daher nur nach Wirkung verabreicht werden, um die Gefahr einer intrakraniellen Blutung zu reduzieren. Wiederholte Flüssigkeitsgaben können (selten) notwendig sein und sollen unter ständiger klinischer Reevaluation erfolgen.

- **Natriumbikarbonat (NaBic)**
Eine Routinegabe von Natriumbikarbonat ist während der Reanimation von Neugeborenen nicht empfohlen. Natriumbikarbonat ist hyperosmolar und führt zu einer Kohlendioxidproduktion. Dies kann die myokardiale und zerebrale Funktion beeinträchtigen.

- **Glukose**
Glukose ist der Hauptenergielieferant für die Herzmuskelzellen. Nach der Geburt erfolgt eine zunehmende Entleerung der Glykogenspeicher. Kommt es unter suffizienten Reanimationsmaßnahmen und nach Verabreichung von Adrenalin zu keiner Herstellung eines Spontankreislaufes, wird eine nachgewiesene Hypoglykämie mit der Gabe von 2,5 ml/kg einer 10 %igen Glukoselösung therapiert.

4. Besondere Fälle

4.1. Mekonium

Kommt es intrauterin für den Fetus zu einer hypoxiebedingten Stresssituation, kann es zu einem Absetzen von Mekonium in das Fruchtwasser kommen. Dies betrifft v.a. reife und übertragene Neugeborene. Die normalen intrauterinen Atembewegungen sind dabei im Allgemeinen nicht ausreichend um zähes Mekonium in die Lungen zu aspirieren. Wenn ein Fetus jedoch eine intrauterine Asphyxie erleidet, folgt einer primären Apnoephase eine Schnappatmung und Mekonium gelangt so in die Trachea und die unteren Atemwege.

Früher wurde empfohlen bei mekoniumhaltigem Fruchtwasser bereits nach Geburt des Kopfes, intrapartal Mund und Nase des Kindes abzusaugen. Eine große multizentrische

Studie hat gezeigt, dass dieses Vorgehen ein Mekoniumaspirationssyndrom nicht verhindert und das Outcome dieser Kinder nicht verbessert. Das intrapartale Absaugen von Mekonium ist daher bereits seit den Guidelines 2010 nicht mehr empfohlen.

Findet sich Mekonium bei einem nicht vitalen Neugeborenen (Hypotonie, keine Spontanatmung, Hf < 100/min) und wird eine Verlegung der Atemwege durch Mekonium vermutet, kann eine Inspektion des Oropharynx und ein Absaugen unter Sicht in Erwägung gezogen werden. Eine routinemäßige tracheale Intubation wird bei mekoniumhaltigem Fruchtwasser und nicht vitalem Neugeborenen nun nicht mehr generell empfohlen, sondern soll nur bei Verdacht auf eine Obstruktion der Trachea mit Mekonium durchgeführt werden. *Entscheidend ist auch in diesen Situationen, bei einem nicht oder insuffizient atmenden Neugeborenen eine Beatmung nicht unnötig zu verzögern, sondern mit dieser bereits innerhalb der ersten Lebensminute zu beginnen.*

Eine routinemäßige endotracheale Intubation und ein tracheales Absaugen bei avitalen Neugeborenen mit Mekonium kann auf Grund der Datenlage nicht mehr generell empfohlen werden. Im Gegenteil, wiederholte Versuche tracheal abzusaugen, verzögern den Beginn effektiver Ventilationen. Entscheidend ist, auch bei Mekonium, ein nicht atmendes Neugeborenes so schnell wie möglich- innerhalb der ersten Lebensminute- zu beatmen. Ein tracheales Absaugen soll nur in Erwägung gezogen werden, wenn sich das avitale Neugeborene mit Mekonium tatsächlich nicht beatmen lässt.

4.2. Frühgeborene

Frühgeborene benötigen häufiger als Reifgeborene unterstützende Maßnahmen nach der Geburt. Diese Maßnahmen unterscheiden sich jedoch von der Reanimation eines asphyktischen Neugeborenen und dienen eher der Unterstützung der fragilen und unreifen Organsysteme des Frühgeborenen. Frühgeborene kühlen schneller aus, verfügen über weniger Muskelkraft und besitzen geringere Energiereserven. Je kleiner das Frühgeborene ist, desto wahrscheinlicher ist ein Surfactantmangel

Um kleine Frühgeborene besser vor einem Wärmeverlust zu schützen, sollen Kinder unter der 32. Schwangerschaftswoche, unter Aussparen des Gesichtes, komplett, ohne sie vorher abzutrocknen, in eine durchsichtige Plastikfolie gehüllt werden und unter einem Wärmestrahler platziert werden. Eingehüllt in diese Folie können alle Reanimationsmaßnahmen durchgeführt werden. Bei einer länger andauernden Versorgung in dieser Weise muss darauf geachtet werden eine Hyperthermie zu vermeiden.

Unbeeinträchtigte Frühgeborene, die keine Reanimationsmaßnahmen benötigen, sollen verzögert, frühestens nach einer Minute, abgenabelt werden und/oder die Nabelschnur ausgestrichen werden („umbilical cord milking“).

Für die meisten Frühgeborenen ist ein anfänglicher Beatmungsdruck von 20 – 25 cmH_2O ausreichend. Teilweise können gerade für die ersten Beatmungen jedoch auch höhere Beatmungsdrücke notwendig sein. Sind die Lungen eröffnet, kann der Spitzendruck wieder reduziert werden. Werden die Beatmungen in Kombination mit einem positiven endexspiratorischen Druck (PEEP) von ca. 5 cmH_2O durchgeführt, lässt sich die Lunge wahrscheinlich schonender beatmen und Lungenschäden können bereits während dieser initialen Beatmungen vermieden werden.

In einigen Frühgeborenenzentren werden Frühgeborene < 1000 g primär elektiv intubiert. Andere Zentren bevorzugen einen weniger invasiven Ansatz und verabreichen von Beginn an zunächst einen kontinuierlichen PEEP über eine Maske oder Nasenbrille (CPAP).

4.3. Transport des Neugeborenen

Nach der Reanimation muss das Neugeborene umgehend auf eine Neugeborenenintensivstation verlegt werden. Um optimale Bedingungen für den Transport zu gewährleisten, muss dieser von einem erfahrenen und routinierten Team durchgeführt werden. Kinder die von einem erfahrenen neonatologischen Team transportiert werden, erreichen die Intensivstation mit einer höheren Körpertemperatur, in einer besseren Kreislaufsituation und weniger azidotisch, also in einem insgesamt besseren klinischen Zustand. Mortalität und Morbidität sind geringer und die Dauer des Intensivaufenthalts kürzer.

Während des Transports müssen kontinuierlich die Vitalzeichen des Kindes überwacht werden. Klinische Verschlechterungen oder Komplikationen müssen rechtzeitig erkannt werden. Endotrachealtuben, Gefäßzugänge und Drainagen müssen sorgfältig fixiert sein, um keine akzidentelle Extubation, den Verlust eines Zuganges oder einer Drainage während des Transports zu riskieren. Eine Hypothermie und eine Hypoglykämie müssen unbedingt vermieden werden.

Zudem muss die Familie, sobald als möglich, über die Verlegung unterrichtet werden und über den Zustand des Kindes aufgeklärt werden.

4.4. Weitere Versorgung nach erfolgreicher Reanimation (Post-resuscitation care)

Die Phase nach einer Neugeborenenreanimation kann durch eine insgesamt instabile Kreislaufsituation gekennzeichnet sein. Der Zustand des Kindes kann sich zudem jederzeit verschlechtern. Daher müssen kritisch kranke Neugeborene zur weiteren Behandlung umgehend auf eine spezialisierte Neugeborenenintensivstation verlegt werden.

Eine Hypoglykämie (und in geringerem Ausmaß möglicherweise auch eine Hyperglykämie) sind mit einem schlechteren neurologischen Outcome assoziiert. Der Blutzucker soll daher bei reanimierten Neugeborenen immer im Normalbereich gehalten werden.

Mehrere randomisiert-kontrollierte, multizentrische Studien zeigen, dass asphyktische Neugeborene >36 Schwangerschaftswochen, mit einer moderaten oder schweren hypoxisch-ischämischen Enzephalopathie bezüglich ihrer Überlebenswahrscheinlichkeit und ihres entwicklungsneurologischen Outcomes (im Alter von 18 Monaten) von einer Hypothermiebehandlung (33,5°C-34,5°C, Ganzkörper- oder selektive Kopfkühlung) profitieren. Tiefere Körperkerntemperaturen (< 33°C) können zu Arrhythmien, Blutungen, Thrombosen und häufiger zu Infektionen führen. Bei einer moderaten Kühlung wurden diese Komplikationen bisher nicht beschrieben. Reifgeborene und nahezu reife Neugeborene mit moderater bis schwerer hypoxisch-ischämischer Enzephalopathie sollen daher mit einer therapeutischen Hypothermie behandelt werden. Diese muss immer nach standardisierten Protokollen im multidisziplinären Team auf einer neonatologischen Intensivstation erfolgen. Die Therapie soll innerhalb von sechs Stunden postnatal begonnen werden, für 72 Stunden durchgeführt werden und die Wiedererwärmung soll über mindestens vier Stunden erfolgen. Bekannte Nebenwirkungen einer therapeutischen Kühlung, wie eine Thrombozytopenie und eine arterielle Hypotension, müssen engmaschig überwacht und therapiert werden. Um die Hypothermie möglichst rasch beginnen zu können, ist eine frühzeitige und professionelle Transportplanung und- durchführung von reanimierten Neugeborenen zwingend erforderlich.

5. Ethische Entscheidungen

In bestimmten Situationen, z.B. bei extrem unreifen Frühgeborenen oder Neugeborenen mit schweren angeborenen Fehlbildungen, muss vor, während oder kurz nach der Geburt entschieden werden, ob eine Reanimation entweder nicht begonnen oder möglicherweise auch abgebrochen werden soll. Internationale und länderspezifische Protokolle geben Empfehlungen, wie unter diesen schwierigen Umständen vorgegangen werden sollte.

In vielen Ländern wird eine Reanimation nicht begonnen, wenn das gesicherte Gestationsalter < 23 Schwangerschaftswochen oder das Geburtsgewicht < 400g beträgt, ein Anencephalus oder eine gesicherte Trisomie 13 oder 18 vorliegt.

Im Gegensatz dazu sollen Reanimationsmaßnahmen grundsätzlich bei Frühgeborenen mit einem Gestationsalter > 25 Schwangerschaftswochen oder darüber begonnen werden. Die Mehrzahl der angeborenen Fehlbildungen ist ebenfalls kein Grund eine Reanimation nicht durchzuführen.

Die Entscheidung eine Reanimation zu beginnen oder nicht kann schwierig sein, wenn die pränatalen Informationen unzureichend oder nicht sicher sind. Ist die Prognose unsicher oder liegen nur unvollständige Informationen über die Schwangerschaft oder den Zustand des Fetus oder Neugeborenen vor, soll im Zweifelsfall die Entscheidung für eine Reanimation getroffen werden. Dies ermöglicht mitunter einen Zeitgewinn, um weitere Informationen einzuholen und das Vorgehen mit der Familie abzustimmen. Gerade wenn die Prognose unsicher oder eine hohe Morbidität im Falle eines Überlebens zu erwarten ist, sollen die Wünsche der Eltern gehört und die weitere Therapie im Einvernehmen mit ihnen durchgeführt werden. Studien zeigen, dass sich Eltern eine aktive Einbindung in diese Entscheidungsprozesse wünschen.

Ist bei einem gerade geborenen Kind keine Herzfrequenz feststellbar und auch nach zehn Minuten adäquater Reanimationsmaßnahmen nicht nachweisbar, kann es angemessen sein, eine Beendigung der Wiederbelebungsmaßnahmen zu erwägen, da ein Überleben ohne schwere neurologische Beeinträchtigung unwahrscheinlich ist.

Notizen

Dieses ERC Manual konnte mit der freundlichen Unterstützung der ERC Geschäftspartner verwirklicht werden.

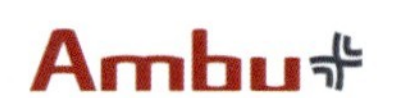

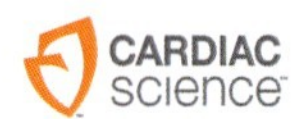

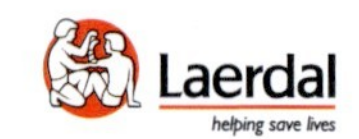

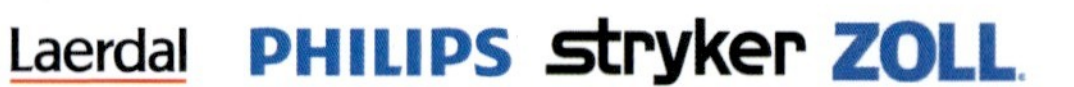

Kontakt:

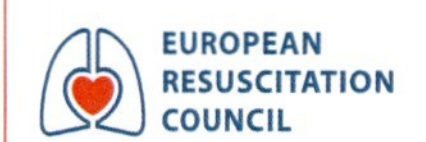

European Resuscitation Council vzw
Emile Vanderveldelaan 35 - 2845 Niel - Belgien
info@erc.edu - www.erc.edu

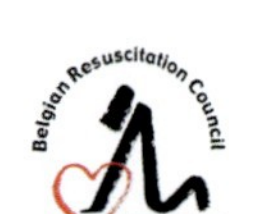

Belgian Resuscitation Council (BRC)
Rue du Château d'Eau 29 - B-1420 Braine-l-Alleud, Belgium
secretariat@resuscitation.be - www.brc.be

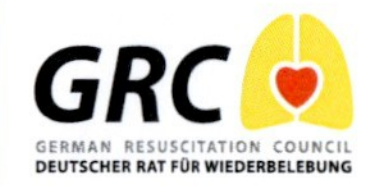

Deutscher Rat für Wiederbelebung - German Resuscitation Council (GRC) e.V.
c/o Sektion Notfallmedizin - Universitätsklinikum Ulm - Pritzwitzstraße 43 -
D-89070 Ulm - Deutschland
info@grc-org.de - www.grc-org.de

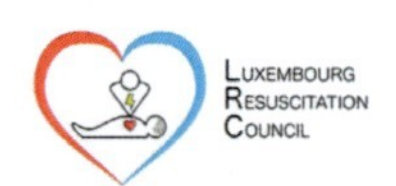

Luxembourg Resuscitation Council (LRC)
29 rue de Vianden - L-2680 Luxembourg
info@lrc.lu - www.lrc.lu

Swiss Resuscitation Council (SRC)
Geschäftsstelle SRC - Gabriela Kaufmann - Wattenwylweg 21 - CH-3006 Bern - Schweiz
info@resuscitation.ch - www.resuscitation.ch

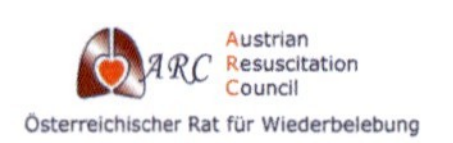

Österreichische Rat für Wiederbelebung - Austrian Resuscitation Council (ARC)
p.a. conventa
Villefortgasse 22, 8010 Graz
office@arc.or.at +43 316 316254

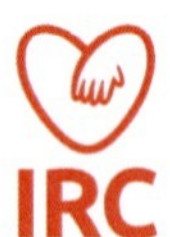

Boris Bujic
Segreteria IRC
Via Della Croce Coperta, 11
40128 Bologna
P. IVA e C.F. 11626470154